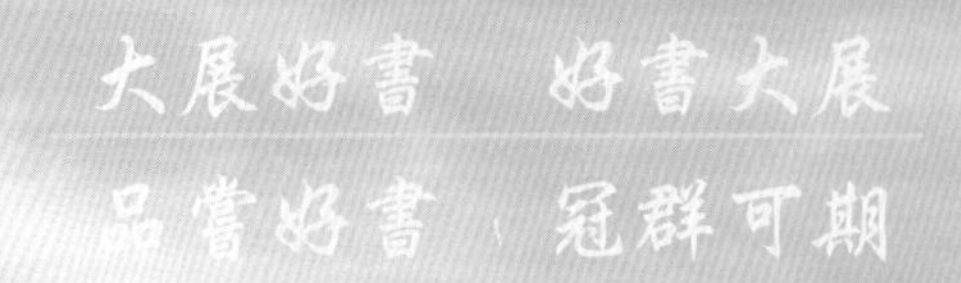
大展好書　好書大展
品嘗好書　冠群可期

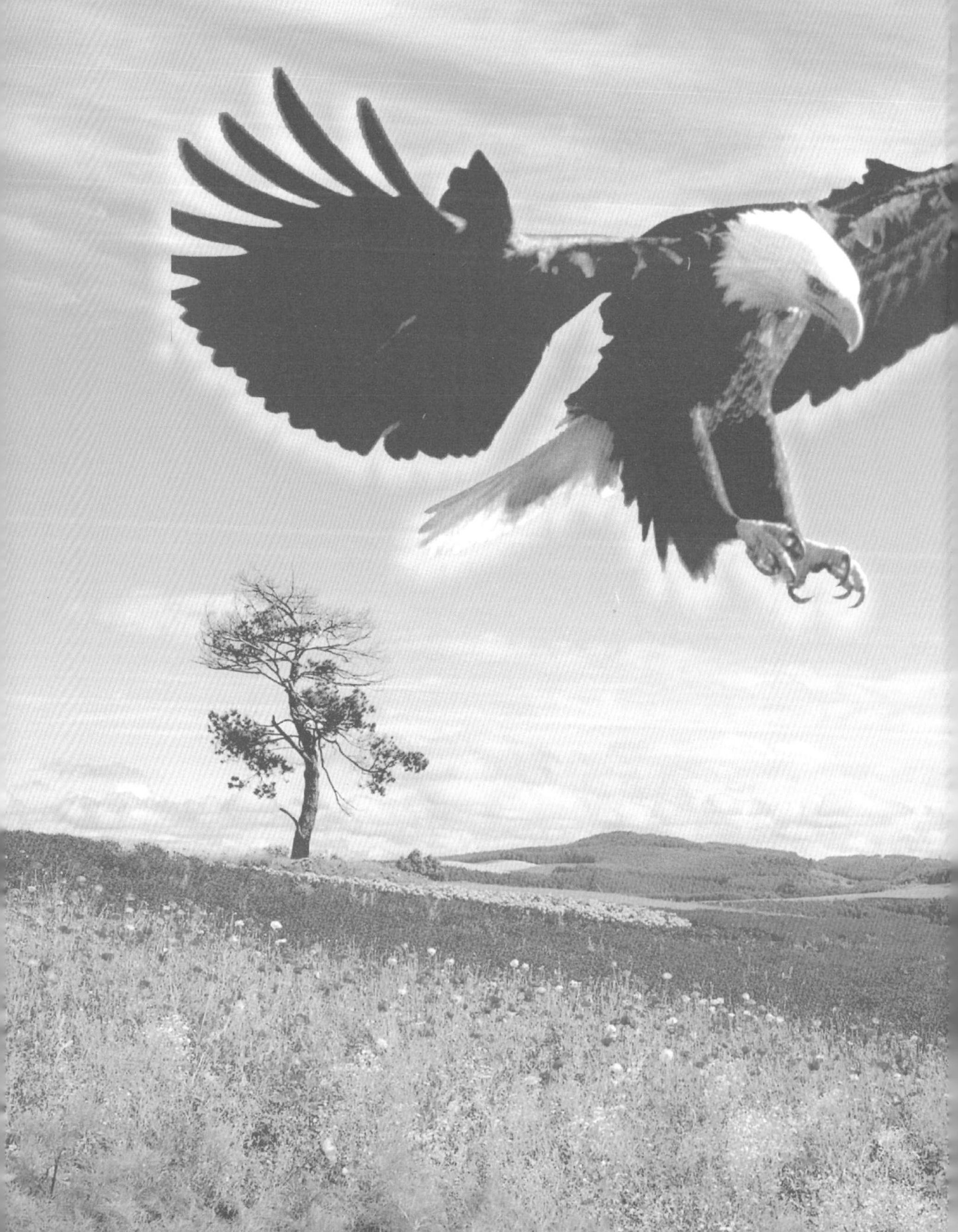

大展好書　好書大展

品嘗好書　冠群可期

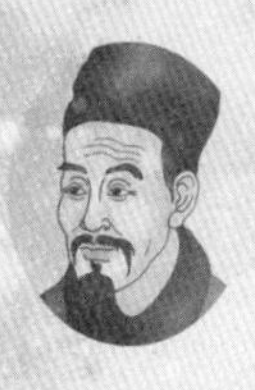

瀕湖脈學

應用新解

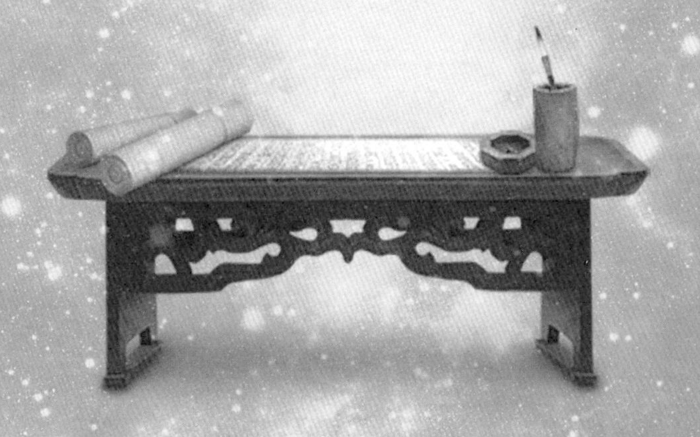

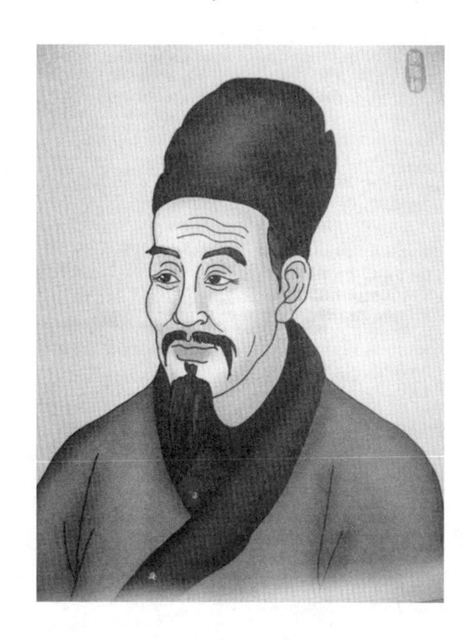

李時珍
中國明代醫藥大家

李時珍（1518—1593），字東壁，號瀕湖，古蘄州（今湖北蘄春）人。瀕湖一生業醫，而且對本草尤有探究，其參考歷代醫藥書籍800餘種，歷時27年所撰《本草綱目》一書是我國醫藥學的集大成巨著。而他所著的《瀕湖脈學》和《奇經八脈考》也是中醫的傳世名著。在《瀕湖脈學》中，他首次將脈象在前人24種的基礎上歸納總結並增補爲27種，並充分論述了各脈及相兼脈的主病，同時詳細地闡述了各相類似脈之間的區別，這一切都對後世醫家研究和應用脈學產生了非常重要的影響。

編著者名單

主　編　周幸來

副主編　周　舉　周　績　孫　冰　白　婧
姜史芳

編著者　周幸來　周　舉　周　績　孫　冰
白　婧　姜史芳　姜子成　周幸圖
周幸強　周幸冬　周幸秋　周幸娜
姜娟萍　鄒珍美　王新建　姜水芳
王　超　祝瑞芝　周成友　陳馨寶
汪衍光　陳建民　徐雄輝　周林娟
張太平　周閩娟　陳潤成　汪灡琪
鄭德巨　徐仁勇　周仁忠　周仁杰
王赤成　許水蓮

主編簡介

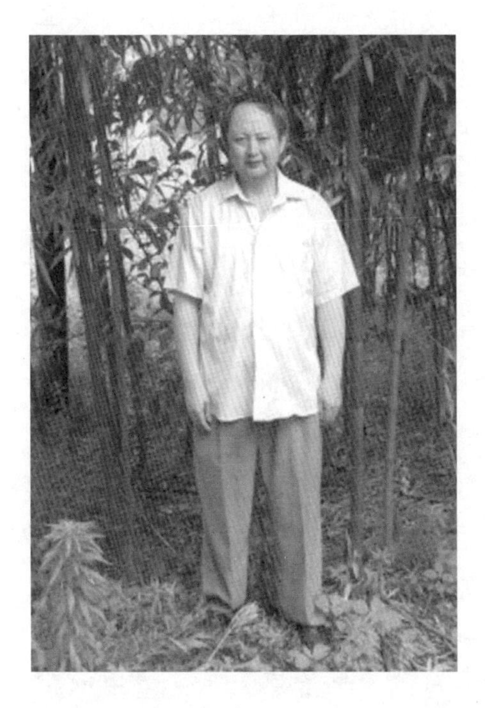

周幸來，男，漢族，浙江省江山市人，中醫主治醫師，潛心研究醫道40餘年。勤求古訓，弘揚創新，自成體系。現爲中華中醫藥學會會員，浙江省特色療法協作網成員，浙江省江山市中醫學會理事，浙江省江山市腫瘤康復協會理事，浙江省江山市幸來特色醫學研究所所長、理事長。曾獲科學技術進步獎2項、科技成果3項，政府科研經費資助項目2項。2005年11月，在全國基層優秀中醫成才規律及臨床經驗總結與推廣工作中，被國家中醫藥管理局會同各級衛生主管部門審評爲「全國基層優秀中醫」。

臨床擅長運用中醫辨證論治及特色診療技術治療

疑難頑症、雜症，每起沉屙，效驗甚豐。其優秀成績先後被《江山市衛生志》、《江山市志·科學技術志》、《衢州市衛生志》、《衢州市志》等志書收載。

臨床心得頗多，先後由人民衛生出版社、人民軍醫出版社、金盾出版社、軍事醫學科學出版社、廣西科學技術出版社、遼寧科學技術出版社和湖南科學技術出版社出版了《中西醫臨床注射療法》、《常見疑難病中醫特色療法》、《中國民間診病奇術》、《呼吸科疑難病症特色療法》、《心血管科疑難病症特色療法》、《實用灸療手冊》、《中國民間診病奇術·第2版》、《中醫望診圖解與簡易治療叢書》、《本草臨證體悟》、《男科疑難頑症特色療法》、《家庭刮痧圖解》、《男科疑難病症特色療法》、《臨證用藥經驗與體會》、《手診手療與手部按摩保健療法》、《注射療法》、《全息望診圖譜》、《望耳診病與耳穴治療圖解》、《望耳診病挂圖及說明書》、《身體的疾病信號——有病早知道、早治療》、《望甲診病圖解》、《舌診快速入門》、《中醫望診彩色圖譜》、《10分鐘望診知健康》、《脈診入門圖解》、《便攜式甲診掛圖》、《電針療法大全》、《婦產科疑難頑症中醫辨治與特色治療精粹》等30部學術著作，計字數1220餘萬，圖片資料6000餘幅。發表醫學論文30多篇。

前言

在中醫四診（望、聞、問、切）中，切脈雖然位於四診之末，但卻是不可忽視的最重要的一環。中醫診斷疾病，四診相互關聯、內外對應。望形色、聞聲息、問環境習慣，皆主要觀察外顯現象；而查內部的氣血、陰陽、虛實、寒熱等病理情況時，則以切脈爲主。簡而言之，望、聞、問三診是診病之現象，而切脈才是診病內部的根本，是醫生下藥製方的依據。雖然診病要四診合參，但中醫的特點是以內治爲主，因此準確地掌握切脈技術，顯得非常重要。

《瀕湖脈學》是明代著名醫藥學家李時珍撰寫的一本中醫普及讀物，它以歌訣的形式推廣脈學，讀起來朗朗上口，好學易記，是學習脈學最有影響力的通俗入門讀物，與《醫學三字經》、《藥性賦》、《湯頭歌訣》並稱爲「四小經典」。凡是學習中醫的人，都離不開《瀕湖脈學》。爲了讓初學者更好地學習切脈診病，更快地在臨床中應用脈學診病，我們編寫了《瀕湖脈學應用新解》一書。

《瀕湖脈學》作爲脈學經典雖爲世人研習參考，但原文皆以四言、七言體裁，言語表述非常精簡，現代人如對古文造詣不深，則很難對原文意思有準確的理解，更常有後世醫家將原文意思誤譯或錯譯，這將中醫脈診正確理論引向歧途不說，耽誤患者得到正確的醫治則爲更甚，缺乏對《瀕湖脈學》進行全面詳細的譯解，更缺乏現代臨床應用新解，有感於此，編寫一本《瀕湖脈學應用新解》實屬必要。

本書介紹了瀕湖脈學的臨床應用，對每一脈象的原文、提要、注釋、語解、應用新解等進行了詳細介紹。與已出版本不同的是，本書強調臨床應用價值，將書中脈象的臨床運用要點和治療方劑專門立項予以介紹。需要說明的是，書中某些治療方劑，爲了保持原著的面貌，仍採用舊制計量單位，讀者如需與現代計量單位折算，可參考附錄2、附錄3進行。

在編寫過程中，本書引用或參考了書末所附的書目，謹向其編者表示衷心的感謝。由於我們水準所限，謬誤、不妥之處在所難免，敬請前輩及廣大同道提出批評，以便再版時修正，我等將不勝感激。

浙江省江山市幸來特色醫學研究所所長、理事長　周幸來
於鳳林杏春書齋

目 錄

附　錄

引　言

●《瀕湖脈學》簡介

《瀕湖脈學》一書，李時珍撰於1564年（明嘉靖四十三年）。全書由兩部分組成，前一部分無總標題，直接分論浮、沉、遲、數等27脈之脈象、主病及相似脈的鑒別等；後一部分標題為「四言舉要」，係其父李言聞（字子郁，號月池）據宋代崔嘉彥《脈訣》刪補而成。

全書以歌訣形式編寫，語言簡潔明瞭，比喻生動，論脈簡要，易於誦記，便於應用，比較全面地論述了脈象的機制、診脈之法、五臟平脈、辨脈提綱、諸脈形態、諸脈主病、雜病脈象等；而「七言脈訣」部分則介紹了27種不同脈象的形態特徵、相類似脈的鑒別以及單脈與多脈相兼所主的病證等。是一部較好的啟蒙性、普及性脈學專著。

●《瀕湖脈學》的醫學價值

在中醫四診（望、聞、問、切）中，切脈雖然位於四診之末，但卻是不可忽視的最重要的一環。中醫診斷疾病，四診相互關聯、內外對應。

望形色、聞聲息、問環境習慣，皆主要觀察外顯現象；而查內部的氣血、陰陽、虛實、寒熱等病理情況時，則以切脈為主。簡而言之，望、聞、問三診是診病之現象，而切脈才是診斷疾病的根本，是醫生下藥製方的決斷依據。雖然診病要四診合參，但中醫的特點是以內治為主，因此，準確地掌握切脈顯得尤為重要。

《瀕湖脈學》在脈診學的最大貢獻，是在西晉王叔和所著《脈經》的基礎上，又增補了3種脈象，將《脈經》所述的24種脈象發展成為「浮、沉、遲、數、滑、澀、虛、實、長、短、洪、微、緊、緩、芤、弦、革、牢、濡、弱、散、細、伏、動、促、結、代」，共計27種脈象，在發展中醫脈診理論以及斷病的準確度等方面又推進了一大步。

之後李士材的《診家正眼》又在此基礎上新加入了「疾脈」，至此，形成了後世醫家沿用至今的28種脈象。

●《瀕湖脈學》的特色與創新

《瀕湖脈學》將複雜的脈象形象化、簡單化地進行描述，是其又一突出的風格特色，使讀者更易理解掌握，並且全書均以歌訣形式編纂，內容簡潔明瞭，朗朗上口。

比如「體狀詩」，其以大量形象生動的比喻，將脈象的形態特徵淺顯地呈現在讀者眼前。以浮脈為例，「七言脈訣」中用「浮脈惟從肉上竹，如循榆莢似毛輕。三秋得令知無恙，久病逢之卻可驚」這樣簡單的四句概括浮脈，形容其脈位——「惟從肉上行」，即脈位淺；形態——「如循榆莢似毛輕」，即手摸如觸羽毛；切脈斷病的意義——「三秋得令知無恙，久病逢之卻可驚」，即醫家推斷預後情況是良好或欠佳。

在對相類似脈象的區分和辨別上，《瀕湖脈學》在「七言脈訣」中以「相類詩」的形式行文。該部分在論述每一個單脈脈象時，將其他與之有相同特點的脈象同列在一起，並指出各自的異同。如用「浮如木在水中浮，浮大中空乃是芤。拍拍而浮是洪脈，來時雖盛去悠悠」如此簡單的四句話，就將浮脈與同其相類似的芤脈、洪脈區別開來，雖然芤脈與洪脈均表現為浮象，但在手下的感覺卻各自不同。以指按脈，感覺像是按在漂浮於水中的木頭，有上頂之感則為浮脈；脈位偏浮、形體較大，脈管上下、周邊堅實而中間空虛則為芤脈；感覺脈搏動部位淺表，但脈體寬大，在搏動時猶如洶湧的波濤，充實有力，即「來盛」，搏動結束時，脈象也如落下的波濤，力度減弱，漸漸消失，即「去悠悠」，此脈即為洪脈。

中醫切脈的要點，首審胃氣、神、根三要，辨明正邪、表裏、虛實、盛衰。《瀕湖脈學》在這一方面也作了大量的闡述，把各單脈及其相兼脈的主病概括得相當全面細緻；在「七言脈訣」中以「主病詩」的形式，將不同形態的脈或相兼脈所反映的疾患以歌訣的形式表達出來，如「浮而有力多風熱，無力而浮是血虛」是指脈象部位表淺且脈搏跳動有力，多屬風邪侵犯機體所致；反之，浮而無力，則多為氣血虛弱。

八綱辨證，其總綱為陰陽，最重要的基礎是脈象，病證的表裏、寒熱、虛實，均可以透過脈象反映出來。八綱六證都遵循太極易理，陰陽互根，陰乎陽秘，陰消陽長，陰陽易變。而由表及裏，裏蓄外發，熱極生寒，寒極生熱，上虛下實，實久致虛，陰盛格陽等病理變化皆不外其理。

《瀕湖脈學》的「四言舉要」部分對辨脈提綱及脈的

形成機制、脈與氣的關係、切脈的方法、五臟四時平脈、諸脈形態、諸脈主病、雜病脈象、奇經八脈診法、真臟脈絕等多項內容作了詳細論述，特別對婦人與小兒脈法進行了單獨講解，從而與「七言脈訣」形成相互補充的關係，使內容更加完善。

縱觀《瀕湖脈學》全書，其特色全在「切脈」與「辨脈」。古代社會，由於沒有先進的診斷儀器，診病全憑醫生的學識與經驗。原書立論，皆源於《內經》、《難經》、《傷寒論》以及《脈經》等經典名著。

李時珍根據上述醫學巨著的經典理論精華及自己的經驗歸納總結，其脈學理論與切脈辨脈方法至今仍在中醫學習和診病中廣泛應用。因此，《瀕湖脈學》自問世以來，被醫家奉為「脈診」圭臬，歷代傳誦不絕，更成為中醫入門的最佳讀物。

一、七言脈訣

（一）浮（陽）

【原文】浮脈，舉之有餘，按之不足（《脈經》）。如微風吹鳥背上毛，厭厭聶聶（輕泛貌），如循榆莢（《素問》）。如水漂木（崔氏）。如捻蔥葉（黎氏）。

（浮脈法天，有輕清在上之象，在卦為乾，在時為秋，在人為肺，又謂之毛。太過則中堅旁虛，如循雞羽，病在外也。不及則氣來毛微，病在中也。《脈訣》言：尋之如太過，乃浮兼洪緊之象，非浮脈也。）

●**體狀詩**　浮脈惟從肉上行，如循榆莢似毛輕。三秋得令知無恙，久病逢之卻可驚。

●**相類詩**　浮如木在水中浮，浮大中空乃是芤。拍拍而浮是洪脈，來時雖盛去悠悠。

浮脈輕平似捻蔥，虛來遲大豁然空。浮而柔細方為濡，散似楊花無定蹤。

（浮而有力為洪，浮而遲大為虛，虛甚為散，浮而無力為芤，浮而柔細為濡。）

●**主病詩**　浮脈為陽表病居，遲風數熱緊寒拘。浮而有力多風熱，無力而浮是血虛。

寸浮頭痛眩生風，或有風痰聚在胸。關上土衰兼木旺，尺中溲便不流通。

（浮脈主表，有力表實，無力表虛，浮遲中風，浮數風熱，浮緊風寒，浮緩風濕，浮虛傷暑，浮芤失血，浮洪虛熱，浮散勞極。）

【提要】該節段講述浮脈的脈象和主病以及相似脈和相兼脈的脈象及主病。

【注釋】

◎**舉之有餘，按之不足：**診脈用三種指力。輕按皮膚為浮取，又稱為「舉」；中等度用力為中取，又稱為「尋」；重度用力為沉取，又稱為「按」。該處是指浮脈脈象浮取顯得搏動有力，沉取就顯得沒有力了。

◎**如循榆莢：**榆莢，指榆錢。厭厭聶聶，如循榆莢，指診脈時指下有輕浮、舒緩之感。

◎**如捻蔥葉：**如捻中間空的蔥葉一樣，指浮脈輕取可明顯觸及，再用力則力度稍減，指下有虛空的感覺。

◎**久病逢之卻可驚：**浮脈主表證，多見於外感病的初起階段。久病之人病位在裏，多見沉脈，若反見浮脈，則應警惕是否為陽氣浮越於外的危重症候。

◎**來時雖盛去悠悠：**是指洪脈的脈象來勢若洪水滔滔盈滿指頭，而去勢卻力度徐減。悠，閑適、自得的意思。形容從容自在的樣子。

◎**虛來遲大豁然空：**是指虛脈遲緩，三部脈舉按時皆無力。

◎**浮而柔細方為濡：**是指濡脈的脈象浮細而軟，主虛證與濕病。

◎**散似楊花無定蹤：**是指散脈舉之浮散而不聚，稍加用力則像楊花一樣，按之若無。

◎**溲便**：溲，泛指排泄二便，亦特指排尿，此指小便而言。

【**語解**】浮脈之脈象，輕按皮膚即可明顯觸及，稍加用力則感覺力度稍減。就像指下如觸及微風吹起鳥背上的羽毛一樣，輕微而舒緩地搏動；也像觸及到輕柔和軟的榆錢一般；又像觸及到水中漂浮的木塊，觸之明顯，按之稍弱；又像按在蔥管之上一樣，浮取即可明顯觸及，但稍加用力則有空虛之感。

◎**脈象**：診察浮脈，輕按皮膚即可明顯觸及，就如觸及到榆錢和鳥毛一樣輕浮。秋三月脈象應浮，故得之應視為常脈，而久病之人反見浮脈，則應高度警惕，是否為陽氣浮越於外的危重之象。

◎**相類脈**：浮脈指下感覺如水中漂木，若浮脈兼見脈體寬大，按之空豁則視為芤脈；若浮脈兼見滔滔滿指，來盛去衰，則應視為洪脈；正常的浮脈力度平和猶如捻蔥，若脈來遲緩，按之空豁無力則為虛脈；若浮脈兼有細軟之象則為濡脈；若脈浮散漫無根，似楊花一樣飄浮不定，那就為散脈。

◎**主病**：浮脈屬陽脈，多主表證。浮脈兼見遲緩多見

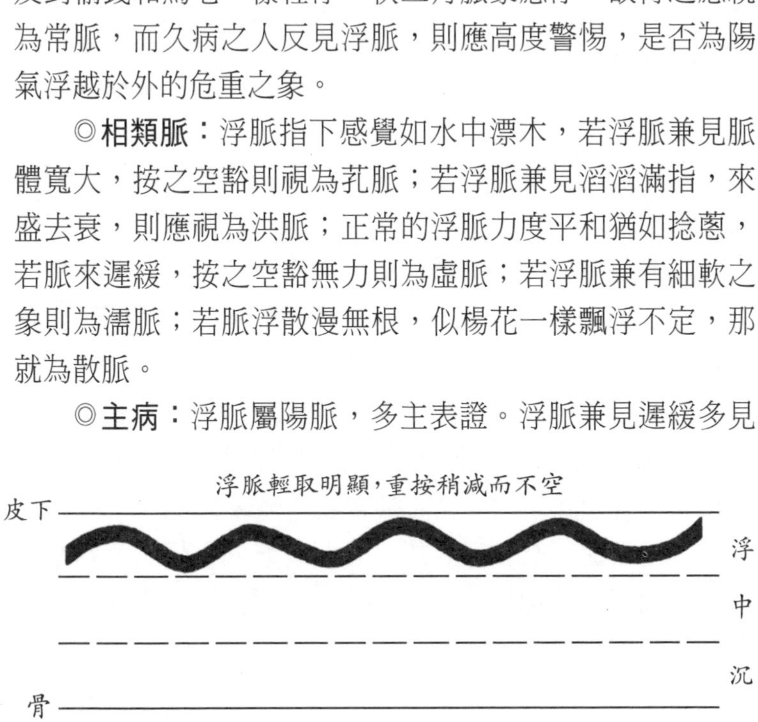

浮脈輕取明顯，重按稍減而不空

皮下

浮

中

沉

骨

浮脈示意圖

外風為病；浮數並見多主風熱，浮緊並見多為風寒，浮脈搏動有力，為外感風熱，浮而無力則又可見於血虛的裏證。

◎**分部主病：**診脈分寸、關、尺三部，可分別體察上、中、下三焦病變。寸部見浮脈多主上焦病變，故可見頭痛、眼花，或見風痰聚積於胸中；關部見浮脈多主木旺乘土、肝旺脾虛之證；而尺部主下焦，若見浮脈，則可見小便不利之證。

【應用新解】浮脈多主陽病，病位較淺（多在體表），最常見於外感風邪所致，且病在體表之時。作為病脈，浮脈往往並不單獨出現，而是以相兼脈的方式出現。浮而兼遲緊，多為風寒所致；浮而兼數，多為風熱所致。風熱病所致的浮脈，常為浮而有力，如見脈浮，且見脈跳無力，那便是屬血虛所致的裏證。

浮脈多主表證，多在得病之初，病位較淺，因此病情較輕。

脈浮而有力，指邪氣侵襲肌表之時，有力說明正氣未衰，正邪交爭激烈，主表實證；如浮而無力，表明正氣虧虛，脈氣無力鼓動脈道，主裏虛證。

脈浮而遲，多為風邪侵襲肌表所致，故主風邪襲表。

脈浮而數，有風邪入侵脈象多為浮脈，有熱邪入侵則脈象會出現數脈。故浮脈而數主風熱侵襲肌表。

脈浮而緊，為風寒表證。表明有寒邪入侵，寒性收引脈管凝滯氣血而出現緊脈，因此，浮脈而緊多主風寒束縛於肌表。

脈浮而緩，為風濕表證。表明有濕邪入侵，濕邪性重濁黏膩，能阻滯氣血的運行而使脈現緩脈，因此，脈浮而緩多主風濕束縛於肌表。

脈浮而虛弱無力，多主暑熱耗氣傷津。暑熱入侵而使氣往外越，脈象顯浮，因耗傷津液而使陰血減少，血為氣之載體，氣血虛弱，無力鼓動脈道，故脈搏跳動無力。

脈浮而中空虛弱，多主營血不足，無以充脈。營血不足，氣就無所依附而外越，脈道在氣的外沖下顯出浮的脈象，脈道內中空的現象是因為營血不足無以充盈脈道所致。

脈浮洪卻按之無力，多主虛熱，陰陽失去平衡，陰不能制陽，陽氣相對亢盛而出現熱象，因此，脈象多表現為浮洪脈，但最終會因為陰血不足而顯得虛弱無力。

脈浮散無根，多主腎虛勞損。腎為先天之本，營血、脈氣都要依賴於它，腎是根本，是基礎，一旦出現虧虛，就會使脈象變得浮散無根，是元氣耗傷的徵兆。

●**脈理病機分析**　表證脈浮，為外邪侵襲肌表，衛陽與邪抗爭，氣血集結於表，脈氣鼓之於外，而致脈浮。一般在發熱、發汗之時，毛細血管擴張，小動脈血管亦見擴張，故脈現浮象。虛證脈浮，多為陰竭陽越，脈氣不能內潛，浮散於外，按之浮大而無力，屬病情嚴重之證。正如古人所曰：「三秋得令知無恙，久病逢之卻可驚。」

●**浮脈診法主病證治**

◎**診法**　輕手按之有餘，重按則不足，為浮脈。用於臨床，誠難實指，必辨兼脈，方可到位。若風寒在表，必浮而兼緊兼數。風濕寒濕浮緊兼緩或兼遲。唯知浮脈而不辨其兼脈，只知病在其表，他如病性、病位則必茫然無知。該脈之提法，實可歸於其他各兼脈之中。

◎主病證治

○風寒感冒

■症狀脈象　發熱無汗，頭痛惡寒，身痛，鼻流清涕，咳痰清稀，舌薄苔白，脈浮，甚或緊數。

■治則治法　辛溫解表，宣肺散寒。

■方藥用法　①**荊防敗毒散**（《醫學正傳》）：柴胡、甘草、桔梗、川芎、茯苓、枳殼、前胡、獨活、荊芥穗、防風各1.2g，上藥為散，每次取15g，加水150mL，煎至105mL，去渣。溫服，每日3次。

②**杏蘇散**（《世醫得效方》）：橘紅、紫蘇葉、杏仁（去皮、尖）、五味子、半夏（湯泡7次）、桑白皮（炙）、貝母（去心）、白朮各30g，甘草(炙)15g。上藥切碎。每次取12g，用水230mL，加生薑5片，煎至180mL，去渣。溫服，不拘時候。

○風寒咳嗽

■症狀脈象　咳嗽痰稀，惡寒發熱，鼻塞清涕，舌薄苔白，脈浮或緊。

■治則治法　疏風散寒，宣肺止咳。

■方藥用法　①**金沸草散**（《博濟方》）：荊芥穗120g，旋覆花90g，前胡90g，半夏（洗淨，薑汁浸）30g，赤芍藥30g，麻黃（去節）90g，甘草（炙）30g。上藥研為細末。每次6g，用水150mL，加生薑、大棗同煎至90mL，去渣，溫服，每日3次。

②**止嗽散**（《醫學心悟》）：桔梗（炒）、荊芥、紫菀（蒸）、百部（蒸）、白前（蒸）各1kg，甘草（炒）360g，陳皮（水洗，去白）500g。上藥為末。每次9g，食

後、臨臥用開水調服；初感風寒，生薑湯調服。還可用杏蘇散治療。

○**外感頭痛**

■症狀脈象　頭痛時作，連及項背，或惡風寒，遇寒更甚，喜以巾裹頭，舌薄、苔白，脈浮或緊。

■治則治法　祛風散寒。

■方藥用法　①**川芎茶調散**（《太平惠民和劑局方》吳直閣增諸家名方）：薄荷葉（不見火）、川芎、荊芥、香附子（炒）（別本作細辛去蘆30g）各240g，防風45g，白芷、羌活、甘草（炙）各60g。上藥為細末。每次6g，食後茶清調下。

②**菊花茶調散**（《丹溪心法附餘》）：菊花、川芎、荊芥穗、羌活、甘草、白芷各60g，細辛（洗淨）30g，防風45g，蟬蛻、僵蠶、薄荷15g。上藥為末。每次6g，食後茶清調下。

此外，風寒失聲、行痹、外邪犯胃、寒濕泄瀉均可見脈象浮緊。

●**浮數脈診法主病證治**

◎**診法**　舉之有餘，按之不足，曰浮；一息六至，曰數。合診為浮數脈。浮者病位在表，病邪為風，病性屬熱。合診為風熱在表。

◎**主病證治**

○**風熱感冒**

■症狀脈象　全身發熱，微見惡風，或有汗出，頭痛，咳痰稠黃，或有咽痛，舌紅、苔黃，脈浮數。

■治則治法　宣肺清熱，辛涼解表。

■方藥用法　①證情輕者：**桑菊飲**（《溫病條辨》）：杏仁6g，連翹4.5g，薄荷2.5g，桑葉8g，菊花3g，桔梗6g，甘草（生）2.5g，葦根6g。水煎，去渣。溫服，日服2次。每日1劑。

②證情重者：**銀翹散**（《溫病條辨》）：連翹、金銀花各30g，苦桔梗、薄荷各18g，竹葉12g，生甘草15g，荊芥穗12g，淡豆豉5g，牛蒡子18g。上藥為散劑。每次取18g，鮮葦根湯煎，候香氣大出即取服，勿過煮。肺藥取輕清，過煮則味厚而入中焦矣。熱服。病重者約4小時1服，日3服，夜1服；輕者6小時1服，日2服，夜1服。病不解者作再服。

○**風熱咳嗽**

■症狀脈象　咳而不爽，咳痰稠黃，咽痛口渴，身熱不揚，頭痛不已，有汗惡風，舌紅、苔黃，脈浮數。

■治則治法　疏風清熱，宣肺止咳。

■方藥用法　①**桑菊飲**；②**銀翹散**。

○**風水腫病**

■症狀脈象　眼瞼浮腫如同臥蠶，繼而腫遍四肢全身，來勢凶猛，肢節酸痛，小便不利，發熱惡風，咳嗽氣喘，舌淡紅、苔薄白夾黃，脈浮數。

■治則治法　祛風發汗，利尿行水。

■方藥用法　**越婢湯**（《金匱要略》）：麻黃9g，石膏18g，生薑9g，大棗5枚，甘草5g。用水600mL，先煎麻黃去上沫，納諸藥，煮取300mL，去渣。每日分2次溫服。

○**風熱目痛**

■症狀脈象　白睛突見赤腫，流淚刺痛，畏光而澀，且兼頭痛發熱，舌紅、苔黃，脈浮數。

■治則治法　疏風清熱。

■方藥用法　**羌活勝風湯**（《內外傷辨惑論》）：羌活、獨活各6g，藁本、防風、炙甘草、川芎各3g，蔓荊子2g。上藥為粗散，作1劑，加水300mL，煎至150mL，去渣。空腹或飯前溫服，日服3次。

○風熱眩暈

■症狀脈象　頭暈目眩，胸中不舒，煩悶欲嘔，舌淡紅、苔黃，脈浮數。

■治則治法　疏風清熱。

■方藥用法　**防風通聖散**（《宣明論方》）：防風、川芎、當歸、白芍藥、大黃、薄荷葉、麻黃、連翹、芒硝各15g，石膏、黃芩、桔梗各30g，滑石90g，甘草60g，荊芥、白朮、梔子各7.5g。上藥為粗末。每次6g，用水300mL，加生薑3片，煎至180mL，去渣。溫服，每日2次。

此外，風熱頭痛、風熱喉痺、風熱驚悸、風熱腰痛、風熱瘡瘍，均可見脈象浮數。

●浮緊脈診法主病證治

◎**診法**　舉之有餘，按之不足，曰浮；如切緊繩，崩急堅緊如同轉索，曰緊。二脈合診，是謂浮緊脈。浮則為表為風，緊則為寒為痛。

◎**主病證治**

○風寒喘證

■症狀脈象　喘急胸悶伴見咳嗽，痰白稀薄而帶涎沫，舌質淡、苔薄白，脈浮緊。

■治則治法　散寒宣肺，止咳平喘。

■方藥用法　**麻黃湯**（《傷寒論》）：麻黃（去節）9 g，桂枝6g，炙甘草3g，杏仁（去皮、尖）9g。用水900 mL，先煮麻黃，減至700mL，去上沫，納諸藥，煮取250mL，去渣。每日分2次溫服。復取微出汗，不需啜粥，餘如桂枝法將息。內有鬱熱而表邪尚在者，以麻黃杏仁甘草石膏湯（《傷寒論》）或與大青龍湯（《傷寒論》）。

○**寒痰哮證**

■症狀脈象　呼吸急促，喉中如拽鋸聲，咳痰清稀，色白呈涎沫之狀，胸悶如窒，面色晦滯，口不見渴，而喜熱飲，舌質淡、苔白滑，脈浮緊。

■治則治法　溫肺散寒，豁痰開竅。

■方藥用法　①**射干麻黃湯**〔（《金匱要略》）：射干6g，麻黃、生薑各9g，細辛3g，紫菀、款冬花各6g，五味子3g，大棗2枚，半夏9g。用水1.2L，先煮麻黃2沸，去上沫，納諸藥，煮取300mL，去渣。分2次溫服〕合三子養親湯〔（《雜病廣要》引《皆效方》）：紫蘇子、白芥子、萊菔子各等份。上藥各洗淨，微炒，杵碎。看何證多，主者為君，餘次之。每劑不過9g，用生絹袋盛之，煮作湯飲，代茶啜用。不宜煎熬太過。每日2次〕。

②**蘇子降氣湯**（《太平惠民和劑局方》）：紫蘇子、半夏（湯洗7次）各9g，川當歸（去蘆）6g，炙甘草6g，肉桂（去皮）3g，前胡（去蘆）、厚朴（去粗皮，薑汁拌炒）各6g。上藥為細末，每服6g，水250mL，入生薑2片，大棗1枚，蘇葉5片，同煮150mL，去渣。溫服，不拘時候，每日2服。

此外，表寒裏熱、風寒痙病、陽明初實、風寒耳聾、風寒眩暈均可見脈象浮緊。

●浮滑脈診法主病證治

◎**診法**　舉之有餘，按之不足，曰浮；往來流利，如盤走珠，曰滑。合診為浮滑脈。

◎**主病證治**

○**風痰中風**

■症狀脈象　手足麻木，肌膚不仁，突見口眼喎斜，言語不利，甚則半身不遂，或寒熱往來，肢體拘急，舌白苔膩，脈浮滑。

■治則治法　祛風通絡除痰，養血和營榮筋。

■方藥用法　①**大秦艽湯**（《素問・病機氣宜保命集》）：秦艽90g，石膏、甘草、川芎、當歸各60g，川羌活30g，川獨活60g，防風、黃芩各30g，白芍藥60g，吳白芷、白朮、生地黃、熟地黃、白茯苓各30g，細辛15g。上藥銼。每次30g，水煎，去渣。溫服。

②**半夏白朮天麻湯**（《脾胃論》）：黃柏15g，乾薑22.5g，天麻、蒼朮、白茯苓、黃蓍、澤瀉、人參各37.5g，白朮、炒神麴各3g，半夏（湯洗7次）、大麥芽面、橘皮各4.5g。上藥切碎。每次15g，用水300mL，煎至150mL，去渣。食前趁熱服。

○**痰熱喘咳**

■症狀脈象　面赤自汗，胸膈煩悶，呼吸急促，甚或喉中哮鳴，痰質稠黃，舌質紅絳，脈浮滑或浮滑而數。

■治則治法　清熱化痰，止咳定喘。

■方藥用法　①**瀉白散**（《小兒藥證直訣》）：地骨

皮、桑白皮（炒）各30g，甘草（炙）30g。上藥為散。加粳米15g，用水300mL，飛煎至210mL，去渣。食前服。

②**桑白皮湯**（《聖濟總錄》）：桑根白皮（銼）、人參、知母（切、焙）、麥冬（去心，焙）、枇杷葉（去毛微炙）、黃連（炒）、葛根（銼）、地骨皮、淡竹根各15g。上藥為粗末。每次12g，用水230mL煎至150mL，去渣。食前服，每日2次。

●浮遲脈診法主病證治

◎**診法**　舉之有餘，按之不足，曰浮；一息四至以下，曰遲。合診為浮遲脈。浮蓋為外感風邪之證；遲緩多屬衛氣不固之候。亦有外感風濕、裏有鬱熱而見該脈象者。

◎**主病證治**

○**風寒表虛**

■症狀脈象　發熱汗出惡風，鼻鳴乾嘔，舌淡、苔白，脈見浮遲或浮緩。

■治則治法　解肌發表，調和營衛。

■方藥用法　**桂枝湯**（《傷寒論》）：桂枝（去皮）、白芍藥各9g，甘草（炙）6g，生薑（切）9g，大棗（擘）12枚。上藥前3味切碎，用水700mL，微火煮取300mL，去渣。每服100mL。服已須臾，啜熱稀粥適量，以助藥力。溫覆令一時許，遍身染染微似有汗者益佳，不可令如水流漓，病必不除。若一服汗出病癒，停後服，不必盡劑；若不汗，更服依前法，又不汗，後服小促其間，半日許令3服盡。若病重者，一日一夜服，周時觀之。服1劑盡，病證猶在者，更作分服，若不汗出，乃服至2～3劑。

○風寒鬱閉

■症狀脈象　面有熱色，全身瘙癢，發熱惡寒，熱多寒少，一日二三度而發，舌淡、苔白，脈象浮遲。

■治則治法　調和營衛，解表發汗。

■方藥用法　**桂枝麻黃各半湯**（《傷寒論》）：桂枝（去皮）5g，白芍藥、生薑（切）、炙甘草、麻黃（去節）各3g，大棗（擘）4枚，杏仁（湯浸，去皮、尖及兩仁者）24枚。用水500mL，先煮麻黃1～2沸，去上沫，納諸藥，煮取180mL，去渣。溫服，每日2次。調養如桂枝湯法。

●浮虛脈診法主病證治

◎**診法**　舉之有餘，按之不足，曰浮；浮、遲、大、軟，四合為虛。

◎**主病證治**

○傷暑後期

■症狀脈象　神疲體倦，胸滿氣短，身熱心煩，渴而不食不飲，頭重身痛，或有吐瀉，脈象浮虛。

■治則治法　清暑益氣，清陰生津除煩。

■方藥用法　**清暑益氣湯**（《溫熱經緯》）：西洋參、石斛、麥冬、黃連、竹葉、荷梗、知母、甘草、粳米、西瓜翠衣各適量。水煎，去渣。溫服，每日2次。

●浮洪脈診法主病證治

◎**診法**　舉之有餘，按之不足，曰浮；滔滔滿指，來盛去衰，曰洪。合診為浮洪脈。該脈象總主溫證、火證，然火有虛火、實火之分，故洪中亦有盛衰之別，臨症須參究望、聞、問診。

◎**主病證治**

○**虛火熱證**

■症狀脈象　低熱或午後潮熱，手足心熱，口乾盜汗，唇舌嫩紅或絳，脈象浮洪而虛。

■治則治法　壯水之主，以制陽光。

■方藥用法　**知柏地黃丸**，遵醫囑服用。

○**心小腸火**

■症狀脈象　心煩不已，口舌生瘡，尿赤或有刺痛，甚或帶血，舌尖紅，苔薄黃，脈象浮洪。

■治則治法　清心導赤。

■方藥用法　**導赤散**（《小兒藥證直訣》）：生地黃、甘草（生）、木通各等份。上藥為末。每次9g，用水150mL，加竹葉3g，同煎至75mL，食後溫服，每日3次。

此外，陽明溫病、溫毒發斑，均可見脈象浮洪。

●**浮弦脈診法主病證治**

◎**診法**　舉之有餘，按之不足，曰浮；端直如按琴瑟之弦，曰弦。合診為浮弦脈。浮脈主病在表，弦脈為飲為燥，或為肝膽有患，臨症應全面考慮，方無掛一漏萬之虞。

◎**主病證治**

○**痰飲**

■症狀脈象　全身疼痛，而無汗出，咳嗽哮喘，咳痰清稀，溲清而長，口不見渴，或發熱惡寒，舌淡、苔白，脈象浮弦。

■治則治法　化飲解表。

■方藥用法　**小青龍湯**（《傷寒論》）：麻黃（去節）、白芍藥各9g，細辛、乾薑、甘草（炙）各3g，桂枝（去皮）9g，五味子3g，半夏9g（洗）。用水1L，先煮麻黃減去200mL，去上沫，納諸藥，煮取800mL，去渣。分3次溫服。

●浮芤脈診法主病證治

◎**診法**　浮取有力，沉取無力，中取較之沉候更加無力，前人所謂空豁，今謂浮芤。設沉取有力，浮取無力，中取更無力，是謂沉芤。其浮芤、沉芤之辨，臨診之時，當細作揣摩。

◎**主病證治**

○**傷津竭液**

■症狀脈象　口乾舌燥，眼球下陷，皮膚失其彈性，甚則虛脫，脈呈芤象。

■治則治法　增津補液。

■方藥用法　**增液湯**（《溫病條辨》）：玄參30g，麥冬（連心）24g，細生地黃24g。用水1.6L，煮取600 mL，去渣。口乾則飲令盡，每日3次。失血失水兩證，服用中藥有鞭長莫及之虞，應結合西醫之輸血、輸液搶救。

●浮微脈診法主病證治

◎**診法**　舉之有餘，按之不足，曰浮；極細而軟，似有似無，欲絕非絕，曰微。合診為浮微脈。此乃氣血大衰之候，勞極虛損之診，以陽虛多見。

◎**主病證治**

○**勞極**

◇久臥傷氣

■症狀脈象　氣短乏力，力不支身，食不知味，甚或麻木，汗出如洗，脈象浮微。

■治則治法　補氣養血。

■方藥用法　十全大補湯／丸，遵醫囑服用。

○虛損

◇心肝虛損

■症狀脈象　吐血便血，或婦人崩漏，頭暈眼花，或成乾血癆。脈象浮微。

■治則治法　益心養肝。

■方藥用法　①**四物湯**（《仙授理傷續斷秘方》）：白芍藥、川當歸、熟地黃、川芎各等份。每次9g，用水225mL，煎至160mL，去渣。空腹熱服，每日2次。

②**當歸補血湯**（《內外傷辨惑論》）：黃耆30g，當歸（酒洗）6g。上藥切碎，作1服。用水300mL，煎至150mL，去渣。空腹，食前溫服，日服3次。

◇脾腎虛損

■症狀脈象　食慾不佳，飲食減少，大便溏薄，或完穀不化，腰膝軟弱，神疲乏力，畏寒肢冷，陽痿滑精，小便清長，舌淡、苔白，脈象浮微。

■治則治法　溫補脾腎。

■方藥用法　**附子理中丸**，遵醫囑服用。

●浮濡脈診法主病證治

◎**診法**　舉之有餘，按之不足，曰浮；再兼柔細，曰濡。濡本含浮意，該浮字作為陪襯字。浮濡相兼，仍有不到位之嫌，如濡數為陰虛，為濕熱；濡緩為衛虛，為氣虛，為陽虛等，不一而足耳。

◎**主病證治**

○**陰虛盜汗**

■症狀脈象　睡時汗出，夜夜如此，脈象浮濡。《內經》謂其寢汗。

■治則治法　清骨滋陰退熱。

■方藥用法　①**清骨散**（《證治準繩・類方》）：銀柴胡4.5g，胡黃連、秦艽、鱉甲（醋炙）、地骨皮、青蒿、知母各3g，甘草1.5g。用水400mL，煎至320mL，去渣。食遠服，每日2次。

②**當歸六黃湯**（《蘭室秘藏》）：當歸、生地黃、熟地黃、黃芩、黃柏、黃連各等份，黃蓍量加1倍。上藥為末，煉蜜為丸，如梧桐子大。每服15g，用水300mL，煎至150mL，飯前服，小兒減半。

○**婦女崩漏**

■症狀脈象　陰道突然下血，血色紅黑，淋漓不絕，神疲肢倦，脈象浮濡。

■治則治法　竣補陰血，濃縮血液。

■方藥用法　**當歸補血湯**（《內外傷辨惑論》）：黃蓍30g，當歸（酒洗）6g。上藥切碎，作1服。用水300mL，煎至150mL，去渣。空腹，食前溫服，日服3次。倍加熟地黃、麥冬。

●**浮散脈診法主病證治**

◎**診法**　舉之有餘，按之不足，曰浮；渙散而無統紀，不能數其至，曰散。合診為浮散脈。此多為生命垂危之脈。

◎**主病證治**

○**虛劇**

■症狀脈象　呼吸急迫，不能平臥，脈象浮散，病屬垂危。

■治則治法　補益氣陰，收斂心氣。

■方藥用法　①**生脈散**（《醫學啟源》）：麥冬9g，五味子15粒，人參9g。水煎，去渣。溫服，不拘時候，每日2次。

②**大劑獨參湯**（《醫方類聚》引《十藥神書》）：大人參（去蘆）60g。上藥切碎。用水300mL，加大棗5枚，煎至150mL。緩緩溫服。服後熟睡一覺。

●**浮促脈診法主病證治**

◎**診法**　舉之有餘，按之不足，曰浮；一息六至以上，時而一止，止無常數，且能自還者，曰促。合診為浮促脈。本書雖只載陽明溫病一證，他如喘咳痰積、癲狂、斑疹、毒疽、食積等，皆可見及該脈象，須予注意。

◎**主病證治**

○**陽明溫病**

■症狀脈象　面目俱赤，語聲重濁，呼吸俱粗，大便閉塞秘結，小便色赤短澀，舌苔老黃起芒刺，並兼見外邪症狀。脈象浮促。

■治則治法　辛涼透熱解表。

■方藥用法　**竹葉石膏湯**（《傷寒論》）：竹葉15g，石膏30g，半夏（洗）9g，麥冬（去心）15g，人參15g，甘草（炙）3g，粳米15g。以水1L，煎取600mL，去渣，納粳米，煮至米熟，去米。每日分3次溫服。

●浮洪數脈診法主病證治

◎**診法**　舉之有餘，按之不足，曰浮；滔滔滿指，來盛去衰，曰洪；一息六至，曰數。三脈合診為浮洪數脈。該脈屬大實大熱之證。

◎**主病證治**

○**實熱**

■症狀脈象　高熱不退，煩渴而飲，大便秘結，舌紅、苔黃，脈象浮洪而數。

■治則治法　瀉其實火。

■方藥用法　**黃連解毒湯**（《肘後備急方》）：黃連9g，黃柏、黃芩各6g，梔子14枚。用水1L，煎取400mL，去渣。分2次服。

●浮澀脈診法主病證治

◎**診法**　舉之有餘，按之不足，曰浮；細如絲線，一息五至以下，寸尺俱短，至至帶止，曰澀。二脈合診為浮澀脈。浮則為風，為虛；澀則為血少，為血瘀，或為寒濕風濕侵襲經脈。

◎**主病證治**

○**風濕痹阻**

■症狀脈象　全身疼痛劇烈，轉側艱難，脈呈浮澀之象。

■治則治法　溫經助陽，袪風除濕。

■方藥用法　**桂枝加附子湯**（《傷寒論》）：桂枝、白芍藥、甘草（炙）、生薑（切）各9g，大棗（擘）12枚，炮附子3g。水煎，去渣。每日分2次溫服。

○亡血

■症狀脈象　突然暈厥，面色發白，四肢厥逆，脈象浮澀。

■治則治法　益氣固脫。

■方藥用法　**大劑獨參湯**，參見虛劇。

●左寸浮脈診法主病證治

◎**診法**　左寸脈，乃心、心包部位。左寸舉之有餘，按之不足，曰浮。然單診浮脈，誠難實指，必兼見他脈，方可到位。如浮而兼虛，乃暑入心經；浮而兼滑數，為痰火擾心；浮而兼散，乃心氣極虛；浮而兼澀，為心血瘀阻。

◎**主病證治**

○頭痛目眩

■症狀脈象　頭痛腦鳴，眩暈不已，或偏側頭痛，胸脘滿悶，嘔吐痰涎，心煩喜怒，面紅目赤，舌黃苔膩，脈左寸浮洪滑數。

■治則治法　祛痰瀉火。

■方藥用法　**滾痰丸**（《玉機微義》引王隱君方）：大黃（酒蒸）、黃芩（酒洗淨）各250g，沉香15g，青礞石（硝煅，焰硝同入小沙罐內蓋之，鹽泥固濟，曬乾，火煅紅，候冷取出）30g。藥為細末，水泛為丸，如梧桐子大，每次40～50丸，量虛實加減，茶清、溫開水調下，臨臥、食後服（《丹溪心法附餘・卷九》）。

●左關浮脈診法主病證治

◎**診法**　左關脈，屬肝、膽部位。舉之有餘，按之不足，曰浮。若脈浮弦而緩，多屬肝氣犯脾；浮而弦數，為柴胡證，屬少陽有餘，總為肝膽病居多。

◎**主病證治**

○**肝鬱脅痛**

■症狀脈象　脅肋脹痛，胸悶不適，飲食減少，疼痛走竄不定，時痛時止，噯氣則舒，遇煩加重，右關脈浮弦。

■治則治法　疏肝理氣。

■方藥用法　**柴胡疏肝散**，遵醫囑服用。

●左尺浮脈診法主病證治

◎**診法**　左尺屬腎、膀胱、小腸部位。舉之有餘，按之不足，曰浮。若單以浮脈診病，實難斷明，必兼以他脈，方可斷之。

◎**主病證治**

○**膀胱風熱**

■症狀脈象　小腹硬滿，大便色黑，小便自利，譫語不已，煩渴發狂，左尺脈浮數。

■治則治法　破血化瘀。

■方藥用法　**桃仁承氣湯**（《傷寒論》）：桃仁、大黃、桂枝各12g，炙甘草、芒硝（沖服）各6g。前4味藥物水煎去渣後沖服芒硝，溫服，每日3次。

○**溲赤淋痛**

■症狀脈象　少腹急滿，小便色赤，甚則淋痛或不通，左尺脈浮滑而數。

■治則治法　清熱利濕。

■方藥用法　**八正散**（《太平惠民和劑局方》）：車前子、瞿麥、萹蓄、滑石粉、梔子仁、甘草（炙）、木通、大黃（麵裹煨，去麵，切，焙）各500g。上藥為散。

每次6g，用水150mL，加燈心草3g，煎至100mL，去渣。食後、臨臥溫服。

●右寸浮脈診法主病證治

◎**診法**　右寸屬肺、胸中部位。輕取有力，重按無力，曰浮。但若不辨兼脈，究難實指。如感冒風邪，脈浮兼數；咳嗽多痰，浮滑兼數；胸滿氣短，浮兼洪數等。

◎**主病證治**

○**感冒風邪**

■症狀脈象　惡寒發熱，頭痛無汗，鼻塞流涕，咳嗽痰稀，四肢酸痛，舌淡、苔白，脈浮，右寸更甚。

■治則治法　辛溫解表，宣肺散寒。

■方藥用法　**荊防敗毒散**，參見風寒感冒。

●右關浮脈診法主病證治

◎**診法**　右關屬脾、胃部位。浮脈，輕按有餘，重按不足。但若不辨兼脈，究難實指。如腹脹脘滿之證，右關脈呈浮而兼大；若為食積，脈浮兼滑數；胃痛灼心，脈浮兼細數；風痰化熱，脈浮而滑數，臨診須當明察。

◎**主病證治**

○**腹脹脘滿**

■症狀脈象　發熱惡寒，胸脘滿悶，頭痛腹痛，嘔吐泄瀉，苔膩，右關脈浮大。

■治則治法　解表和中，理氣化濕。

■方藥用法　**藿香正氣散**，遵醫囑服用。

●右尺浮脈診法主病證治

◎**診法**　右尺脈，屬腎、命門、大腸部位。舉之有餘，按之不足，曰浮。不辨兼脈，實難可指。如濕熱下注，則右尺浮而濡數；若心火熾盛，則脈浮洪而數；風寒濕痹，則脈浮而緩。

◎**主病證治**

○**心火尿血**

■症狀脈象　舌咽疼痛，尿血點滴而出，舌質絳，脈象洪數。

■治則治法　清心涼血。

■方藥用法　①**導赤散**（《小兒藥證直訣》）：生地黃、甘草（生）、木通各等份。上藥為末。每次9g，用水150mL，加竹葉3g，同煎至75mL，食後溫服，每日3次。

②**小薊飲子**（《玉機微義》引《濟生方》）：生地黃、小薊根、通草、滑石粉、梔子仁、蒲黃（炒）、淡竹葉、當歸、藕節各等份。上藥切碎。每次15g，水煎，去渣。空腹服，每日2次。

（二）沉（陰）

沉脈，重手按至筋骨乃得（《脈經》）。如綿裹砂，內剛外柔（楊氏）。如石投水，必及其底。

（沉脈法地，有淵泉在下之象，在卦為坎，在時為冬，在人為腎。又謂之石，亦曰營。太過則如彈石，按之益堅，病在外也。不及則氣來虛數，去如數者，病在中也。《脈訣》言緩度三關，狀如爛綿者，非也。沉有緩數及各部之沉，爛綿乃弱脈，非沉也。）

●**體狀詩**　水行潤下脈來沉，筋骨之間軟滑勻。女人寸兮男人尺，四時如此號為平。

●**相類詩**　沉幫筋骨自調勻，伏則推筋著骨尋。沉細如綿真弱脈，弦長實大是牢形。

●**主病詩** 沉潛水蓄陰經病，數熱遲寒滑有痰。無力而沉虛與氣，沉而有力積並寒。

寸沉痰鬱水停胸，關主中寒痛不通。尺部濁遺並泄痢，腎虛腰及下元痌。

（沉脈主裏，有力裏實，無力裏虛。沉則為氣，又主水蓄，沉遲痼冷，沉數內熱，沉滑痰食，沉澀氣鬱，沉弱寒熱，沉緩寒濕，沉緊冷痛，沉牢冷積。）

【**提要**】該節段講沉脈的脈象和主病以及相似脈和相兼脈的脈象及主病。

【**注釋**】

◎**如綿裹砂**：形容沉脈的脈象。觸之感覺猶如棉絮包裹著沙石一樣。

◎**女人寸兮男人尺**：男屬陽，女屬陰。診脈寸部為陽，尺部屬陰。反映在脈象上，女人寸脈多沉，男人尺脈多沉，當為個體差異所致，一般不作病脈論。另有一說：男人以氣為本，氣屬陽易升浮，應於脈則不足於尺而沉。女人以血為本，血屬陰易沉，應於脈則不足於寸而沉，可參考。

◎**伏則推筋著骨尋**：是指伏脈極沉，必須重按推筋至骨始得。

◎**沉細如綿真弱脈**：是指弱脈的脈象沉細軟弱如同綿狀。

◎**弦長實大是牢形**：是指牢脈的脈象沉兼弦長，並實大有力。

◎**沉潛水蓄陰經病**：是指沉脈主水飲內停。水飲為有形之邪，阻礙氣血不得外達，故見沉脈，一般表現為沉實而有力。

◎**數熱遲寒滑有痰**：數脈主熱證，遲脈主寒證易解。而滑脈主痰飲是因痰飲為有形之邪，壅盛於內，氣實血湧，故可見往來流利、應指圓滑之滑脈。

◎**沉而有力積並寒**：積，是指氣、血、痰、食等聚積於腹內而成的有形包塊，固定不移的病證。這類病證多為實證，故脈象多見沉實有力。沉脈主寒證必為裏實寒證。《靈樞・百病始生》曰：「積之始，得寒乃生，厥乃成積也。」

◎**寸沉痰鬱水停胸**：脈診的寸、關、尺三部分別主上、中、下三焦病證。若寸部見沉脈，則可見痰飲停於胸部的上焦病證。

◎**關主中寒痛不通**：關部可反映中焦病變。中焦脾胃的寒凝氣滯而致脘腹疼痛則可見關部沉脈。

◎**尺部濁遺並泄痢**：尺部可反映下焦病證。淋濁、遺尿、遺精、泄瀉、痢疾等下焦病證，可在尺部觸及沉脈。

◎**腎虛腰及下元痌**：尺脈可反映腎之病變，如腎虛腰痛則可觸及尺部沉脈。下元：下焦，包括腎。痌，作疼痛解。

【語解】沉脈的脈象要重按至筋骨之間才能觸及，指下感覺猶如棉絮包裹著沙石一樣，裏面堅硬而外表柔軟，又如投石入水，須深及水底，才可觸及。

◎**脈象**：水的特性是滋潤下行，沉脈也如同水性下行一樣重按始得，若沉脈兼見柔滑均勻可視為常脈。女人寸部沉脈、男人尺部沉脈，是因性別差異所致，四季均如此也可視為常脈。

◎**相類脈**：沉脈的脈象在筋骨之間柔和、均勻地搏動，若重按至筋骨始得則為伏脈；若沉細柔軟如同綿狀，則為弱脈；若脈沉而弦大有力，則為牢脈。

◎**主病**：沉脈可主水停於內的陰經病證，沉數主裏熱、沉遲主裏寒而沉滑主痰飲水腫。沉而無力為裏虛，沉而有力主積滯及實寒。

◎**分部主病**：寸部的沉脈可見水停於胸，關部沉脈可見脾胃寒凝氣滯，尺部沉脈可見淋濁、遺尿；泄痢，也可見於腎精氣不足所致之腰痛。

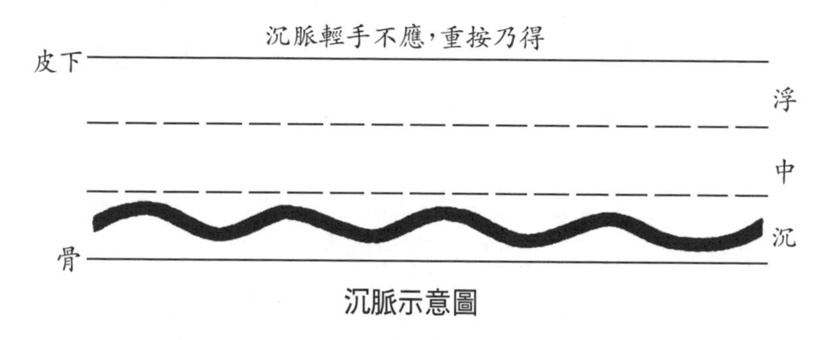

沉脈示意圖

【應用新解】沉脈屬陰，多反映機體內在的病證，如水濕停聚和三陰病。沉而數的脈反映體內有熱，而遲沉的脈反映體內有寒，沉而滑的脈則反映體有痰飲積聚。

沉脈主裏，也有虛實之分，與之對應的是有力與無力的差異，有力為實證，無力為虛證。

●**脈理病機分析**　沉脈的形成大多是因陽氣衰微，無力統運營氣於表，或是氣血會聚於裏，體表氣血減少，不能鼓動脈氣所致。正如張璐所曰：「沉為臟腑筋骨之應，蓋緣陽氣式微，不能統運營氣於表，脈顯羅象而沉者。」

如邪氣侵裏，正邪相爭於裏，氣血集結在內，脈氣向內鼓搏以致脈沉，脈必沉而有力。

●**沉脈診法主病證治**

◎**診法**　舉之不足，按之有餘，曰沉。然單診沉脈，實難明指，應辨兼脈，方能就位。如腫瘍毒閉，脈沉必兼數；下虛尿濁，脈多沉遲而弱；寒濕腰痛，脈沉遲或澀。

◎**主病證治**

○**寒濕腰痛**

■症狀脈象　腰部冷痛重著，陰雨天加重，靜臥時疼痛不減，舌白、苔膩，脈沉。

■治則治法　溫經通絡，散寒化濕。

■方藥用法　①**腎著湯**（《千金要方》）：甘草、白朮各28g，乾薑、茯苓各56g。用水1L，煎取600mL，去渣。上為1日量，分3次溫服。

②**五積散**（《仙授理傷續斷方》）：蒼朮、桔梗各600g，枳殼、陳皮各180g，芍藥、白芷、川芎、當歸、甘草、肉桂、茯苓、半夏（湯泡）各90g，厚朴、乾薑各120g，麻黃（去根、節）180g。上除枳殼、肉桂外，餘藥細銼，用慢火炒令色變，攤冷，入枳殼、肉桂研勻。每次9g，用水200mL，加生薑3片，煎至100mL，去渣。熱服，每日2次。

●**沉細脈診法主病證治**

◎**診法**　舉之不足，按之有餘，曰沉；狀若絲線，曰細。合診為沉細脈。弱脈雖沉而柔細，但無浮候，是其區別。沉細之脈，本以兩兼，然仍有不到位之嫌，必兼至數，方能正確辨證。

◎主病證治

○腎虛喘證

■症狀脈象　喘促日久，呼多吸少，形體消瘦，神疲體倦，汗出少氣，動則益甚，四肢發冷，面呈青色，舌淡、苔薄，脈象沉細。

■治則治法　補腎納氣。

■方藥用法　**金匱腎氣丸、生脈散、參附湯**，遵醫囑服用。

○火衰陽痿

■症狀脈象　陽痿不舉，性交不能，面白無華，頭暈目眩，腰酸肢寒，精神委靡，陰囊寒冷，甚或五更泄瀉，脈象沉細。

■治則治法　溫補下元。

■方藥用法　**五子衍宗丸、贊育丹、大補元煎**，遵醫囑服用。

○腎虛遺尿

■症狀脈象　或夜間尿床，或日間尿不自禁，或尿意頻頻，或尿後餘瀝，形體羸瘦，腰足酸軟，神疲乏力，怯懼風寒，頭暈目眩，或五更泄瀉，舌質淡，脈沉細。

■治則治法　溫腎助陽固澀。

■方藥用法　①**濟生菟絲子丸**（《濟生方》）：菟絲子、肉蓯蓉、煅牡蠣各60g，鹿茸、製附子、山藥、益智仁、烏藥、五味子、桑螵蛸各30g，雞內金15g。製成水丸。口服，1次9g，每日1～2次，空腹，溫開水送下。

②**鞏堤丸**（《景岳全書》）：菟絲子、白朮各60g，熟地黃、北五味子、益智仁、補骨脂、製附子、茯苓、韭

子各30g。製水丸。每日3次，空腹，溫開水送下。

○腎虛帶下

■症狀脈象　婦女白帶清冷，狀若蛋清，日久不止，精神委靡不振，面色晦暗無華，或下腹疼痛，舌淡苔白，脈沉細。

■治則治法　固腎止帶。

■方藥用法　**內補丸**（《女科切要・卷二》）：鹿茸、菟絲子、沙苑蒺藜、紫菀、黃耆、肉桂、桑螵蛸、肉蓯蓉、製附子、茯神、白蒺藜。為細末，煉蜜為丸，綠豆大，每服20丸，食鹽溫酒送下。

○陽虛腰痛

■症狀脈象　腰膝無力，少腹拘急，小便頻頻，陽痿遺精，畏懼寒冷，脈象沉細。

■治則治法　溫陽補腎。

■方藥用法　①**右歸飲**（《景岳全書》）：熟地黃6～9g（或加至30～60g），山藥（炒）6g，山茱萸3g，枸杞子6g，甘草（炙）3～6g，杜仲（薑製）6g，肉桂3～6g，製附子3～9g。用水400mL，煎取280mL，去渣。空腹溫服，每日2次。

②**青娥丸**（《攝生眾妙方》）：補骨脂（洗淨，酒浸少頃，紙炒香為度）120g，萆薢120g（切片分作4份，用鹽水30g，童便30g，米泔30g，無灰好酒30g，各浸1宿，曬乾），杜仲（薑汁炒，去絲）120g，胡桃肉（湯泡，去皮）250g，黃柏（蜜炒）120g，知母（蜜炒）90g，牛膝（酒洗）120g。上藥為細末，春、夏用糊，秋、冬用蜜，其糊用糯米一碗煮粥，將胡桃仁搗爛為膏，和勻，石臼

搗，為丸如梧桐子大。每次50～80丸，空腹用鹽湯或鹽酒送服，以乾物壓之。

此外，陽虛所致的眩暈、消渴、癃閉、呃逆、自汗、頭痛等，均可見脈象沉細。

●沉弦脈診法主病證治

◎**診法**　舉之不足，按之有餘，曰沉；如琴瑟弦之端直，曰弦。二脈合診為沉弦脈。但知弦脈不過尺寸部，一過尺寸部，則屬長脈。此沉弦業已兩兼，若不兼至數，則病性難辨，須細為揣摩。

◎**主病證治**

○**氣滯胃痛**

■症狀脈象　胃脘滿痛，噯氣吞酸，嘔吐不止，攻痛引及胸脅，飲食不下，按之較舒，矢氣痛減，舌薄、苔白，脈象沉弦。

■治則治法　疏肝解鬱。

■方藥用法　**柴胡疏肝散**，遵醫囑服用。

○**食傷泄瀉**

■症狀脈象　腹痛腸鳴，噯氣不舒，食慾缺乏，瀉下臭如敗卵，瀉後痛減，脘腹脹悶而痞，舌苔垢濁，脈沉弦。滑數及氣口脈緊，亦有傷食者。

■治則治法　通因通用，消食導滯。

■方藥用法　①**保和丸**，遵醫囑服用。

②**枳實導滯丸**（《內外傷辨》）：大黃30g，枳實（麩炒，去瓤）、神麴（炒）各15g，茯苓（去皮）、黃芩（去腐）、黃連（揀淨）、白朮各9g，澤瀉6g。上藥為細末，湯浸蒸餅為丸，如梧桐子大。每次50～70丸，每日

2～3次，用溫開水送服。

○氣滯痛經

■症狀脈象　經期或許提前，腰腹部脹痛，甚連胸脅，時欲太息，經量少而夾帶血塊，或先後無有定期，舌質淡、苔微黃，脈象沉弦。

■治則治法　理氣佐以行血。

■方藥用法　**宣鬱通經湯**（《傅青主女科》）：白芍（酒炒）、丹皮（酒洗）、丹皮各15g，炒梔子9g，白芥子（炒研）6g，柴胡、香附（酒炒）、鬱金（醋炒）、黃芩（酒炒）、生甘草各3g。水煎服，連服4劑。

此外，飲留胃腸、氣厥實證、淋證、寒疝腹痛、月經不調、產後惡露不絕、懸飲等，均可見脈沉弦。

●沉緊脈診法主病證治

◎**診法**　舉之不足，按之有餘，曰沉；按之如切緊繩，曰緊。兩脈合診為沉緊脈。但單診沉緊，仍難斷證，再兼他脈，方可實指。如飲證，脈象沉緊還兼弦遲；若月經後期，脈沉緊而遲；若實寒痛經，脈沉緊而長；若少陽脅脹，脈沉緊而數；若痰水結胸，脈沉緊而滑。

◎**主病證治**

○寒邪內積腹痛

■症狀脈象　腹痛急暴，遇冷更甚，得熱痛減，小便清長，大便溏薄，口不見渴，舌薄苔白，脈象沉緊。

■治則治法　溫裏散寒。

■方藥用法　①**良附丸**，遵醫囑服用。

②**正氣天香散**（《醫學綱目》引劉河間方）：烏藥60g，香附末240g，陳皮、紫蘇、乾薑各30g。上藥為細

末。每次9g，開水調服，每日2次。下腹痛用暖肝煎（《景岳全書》）：當歸6g，枸杞子9g，小茴香6g，肉桂3g，烏藥6g，沉香（木香亦可）3g，茯苓6g。水煎。溫服，每日2次。

○實寒痛經

■症狀脈象　月經或提前或中期，小腹疼痛拒按，得熱則緩，或夾帶血塊，脈象沉緊。

■治則治法　溫經散寒。

■方藥用法　**吳茱萸湯**（《傷寒論》）：吳茱萸、人參各9g，大棗12枚（擘），生薑（切）18g。以水1L，煮取400mL，去渣。溫服，每次100mL，每日3次。

○寒凝閉經

■症狀脈象　經停數月未至，小腹疼痛，面色發青，四肢發冷，胸悶噁心，大便不實，舌淡、苔白，脈象沉緊。

■治則治法　溫經散寒化滯。

■方藥用法　①**溫經湯**（《婦人大全良方》）：當歸、川芎、肉桂、莪朮（醋炒）、牡丹皮各6g，人參、牛膝、甘草各9g。水煎，溫服，每日2次。

②**琥珀散**（《普濟本事方》）：荊三棱、蓬莪朮、赤芍藥、劉寄奴、牡丹皮、官桂、生地黃、菊花、真蒲黃、當歸（細研）各30g。上前5味藥用黑大豆270g，生薑（切片）250g，米醋2.4L，同煮豆爛為度，焙乾，入後5味藥，同為細末。每次取6g，空腹，食前用溫酒調服，每日2次。

此外，咳喘、月經後期、胸水、腹水等，均可見脈象沉緊。

●沉遲脈診法主病證治

◎**診法**　舉之不足，按之有餘，曰沉；一息三至四至，曰遲。二脈合診為沉遲脈。沉遲脈屬內寒之證，臟腑有虛實之別，寒有虛實之分，故脈又當兼細兼緊之殊。或夾瘀夾濕者，脈當兼澀；夾痰飲者，脈又當兼滑兼弦。

◎**主病證治**

○**腎陽虛虛勞**

■症狀脈象　惡寒肢冷，下利清穀或雞鳴泄瀉，尿頻或不禁，舌淡、苔白，或胖舌邊有齒痕，脈象沉遲。

■治則治法　溫補命門，益腎助陽。

■方藥用法　**右歸飲**，見腎虛帶下。

○**產後腎虛小便閉**

■症狀脈象　小便不能，少腹脹滿而痛，腰酸而脹，坐立不安，面色晦黯，神疲體倦，大便溏薄，舌質淡、苔薄白，脈象沉遲。

■治則治法　溫腎化氣利水。

■方藥用法　①**五苓散**（《傷寒論》）：豬苓（去皮）9g，澤瀉15g，白朮、茯苓各9g，桂枝6g。上藥為散。每次3～6g，以白飲和服，每日3次。多飲暖水，汗出癒。

②**腎氣丸**（《金匱要略》）：生地黃240g，山藥120g，山茱萸120g，澤瀉、茯苓、牡丹皮各90g，桂枝、附子（炮）各30g。上藥為末，煉蜜為丸，如梧桐子大。每次15丸，加至25丸，用酒送服，每日2次。

○**婦女虛寒不孕**

■症狀脈象　小腹寒冷，月經遲後，腹痛時作，腰酸腿軟，經量減少，小便頻數，性慾減退，脈象沉遲。

■治則治法　補虛驅寒，溫養腎氣。

■方藥用法　①**艾附暖宮丸**（《仁齋直指附遺》）：艾葉（大葉者，去枝、梗）90g，香附子（去毛，用醋3L，石罐煮1晝夜，搗爛為餅，慢火焙乾）180g，吳茱萸（去枝、梗）、川芎、白芍藥（酒炒）、黃蓍各60g，當歸（酒洗）90g，續斷（去蘆）45g，生地黃30g（酒洗，焙乾），官桂15g。上藥為細末，米醋打糊為丸，如梧桐子大。每次50～70丸，空腹用淡醋湯送服，每日2次，

②**毓麟珠**（《景岳全書》）：人參、白朮（土炒）、茯苓、白芍藥（酒炒）各60g，川芎、炙甘草各30g，當歸、熟地黃（蒸，搗）各120g，菟絲子（製）120g，杜仲（酒炒）、鹿角霜、川椒各60g。上藥為末，煉蜜為丸，如彈子大。每次1～2丸，空腹嚼，用酒或白湯送服。

此外，虛人冷秘、陰黃、寒邪壅盛、濕痹等，均可見脈象沉遲。

●沉滑脈診法主病證治

◎**診法**　舉之不足，按之有餘，曰沉；往來流利，如盤走珠，曰滑。二脈合診為沉滑脈。囫圇而論，沉主裏，滑為痰。然欲辨其虛實寒熱，又非沉滑所能勝任。如痰熱，其脈沉滑必兼數。若痰寒，其脈沉滑必兼遲。飲食所傷，其脈沉滑多兼緊。有物格拒者，其脈沉滑必兼結、促等。

◎**主病證治**

○**邪入臟腑陰陽**

■症狀脈象　突然昏仆，不省人事，兩手握固，牙關緊閉，靜而不煩，面白無華，口唇青紫，痰涎壅塞，四肢

不溫，舌苔滑膩，脈象沉滑。

■治則治法　辛溫開竅，息風豁痰。

■方藥用法　①**蘇合香丸**，遵醫囑服用。

②導痰湯（《證治準繩》）：半夏、橘紅各15g，茯苓9g，炙甘草4.5g，生薑7片，枳實6g，炮天南星6g。水煎分3次溫服，每日1劑。

●沉弱脈診法主病證治

◎**診法**　舉之不足，按之有餘，曰沉；沉而柔細，曰弱。二脈合診為沉弱脈。沉弱脈與弱脈的區別點，沉弱脈浮候可診，而弱脈浮候全無。弱脈以虛證居多，欲辨虛寒虛熱，又當審弱中兼遲兼數否。

◎**主病證治**

○**腎氣不固滑精**

■症狀脈象　非夢而精遺或見色而溢，即謂之滑精。面白無華，精神委靡不振，腰酸背痛，頭暈耳鳴，或有心悸，脈象沉弱。

■治則治法　培補腎陽，固澀精關。

■方藥用法　**金鎖固精丸**（《北京市中藥成方選集》）：熟地黃120g，山藥、茯苓各60g，牡丹皮45g，菟絲子60g，山茱萸（炙）45g，蓮子30g，芡實（炒）60g，牡蠣（煅）、龍骨（煅）各24g，補骨脂（炙）、沙苑子各60g，巴戟肉（炙）90g，杜仲炭（炒）60g，人參、龜甲膠各30g，鹿茸（去毛）、澤瀉各45g。上藥為細末，煉蜜為丸，每丸重0.21g。每次40丸，溫開水送服，每日2次。

○**腎陽不振**

■症狀脈象　身寒畏冷，腰酸滑精，陽痿夜尿，精神委靡不振，身疲體倦，五更泄瀉，脈象沉弱。

■治則治法　溫腎壯陽。

■方藥用法　**八味腎氣丸**，遵醫囑服用。

●沉澀脈診法主病證治

◎**診法**　舉之不足，按之有餘，曰沉；一息四至以下，不及尺寸，至至帶止，曰澀。澀脈的構成，具有四大要素，即細、遲、短、滯，故唯能與浮沉脈相兼。澀脈為病，多為瘀血，偶有寒凝、濕滯、血少、精傷，當留意診察。

◎**主病證治**

○**瘀血脅痛**

■症狀脈象　脅痛如刺，著著不移，夜劇晝緩，或有痞塊，舌色紫黯，脈象沉澀。

■治則治法　化瘀通絡，調氣養血。

■方藥用法　①**旋覆花湯**（《金匱要略》）：旋覆花30g，蔥14莖，新絳少許。用水900mL，煮取300mL，去渣。頓服。

②**復元活血湯**（《醫學發明》）：柴胡15g，天花粉、當歸各9g，紅花、甘草、穿山甲（炮）各6g，大黃（酒浸）30g，桃仁（酒浸，去皮、尖，研如泥）50枚。上藥除桃仁外，銼片。每次30g，用水225mL，加酒75mL，同煎至210mL，去渣，食前溫服。以利為度，得利痛減，不盡服。

○**瘀血痛經**

■症狀脈象　經前或經初之時，小腹疼痛，按之有塊，月經量少，色黑夾塊，塊下痛減，舌有瘀點、瘀斑，脈象沉澀。

■治則治法　活血化瘀，佐以理氣。

■方藥用法　①**桃紅四物湯**（《醫壘元戎》）：當歸（去蘆，酒浸，炒）9g，川芎6g，熟地黃（酒蒸）12g，白芍9g，桃仁9g，紅花6g。水煎，去渣。每日溫服2次。

②**失笑散**（《太平惠民和劑局方》）：五靈脂（酒研，淘去沙土）、蒲黃各6g。共為細末，每服6g，用黃酒或醋沖服。或每日取8～12g，紗布包煎，作湯劑服，每日2次。

○**瘀血癥瘕**

■症狀脈象　腹部癥塊堅硬，固定不移，疼痛拒按，時有潮熱，面色紫黯，月經後期，皮膚乾燥，口乾而不欲飲，甚則面色黧黑，肌膚甲錯，舌色紫黯，月經停閉，脈象沉澀。

■治則治法　破血消堅。

■方藥用法　**桂枝茯苓丸、大黃蟅蟲丸**，遵醫囑服用。

○**瘀血崩漏**

■症狀脈象　婦女陰道下血，有如山崩，或如水漏，經色紫黑有塊，小腹疼痛拒按，塊下痛減，舌色紫黯，或有瘀點、瘀斑，脈象沉澀。

■治則治法　瘀者消之。

■方藥用法　①**佛手散**（《普濟本事方》）：當歸45g，川芎30g。用水1.2L，酒適量，煎至600mL，去渣。上為1日量，每次200mL，溫服，每日3次。

②**失笑散**（《太平惠民和劑局方》）：五靈脂（酒研，淘去沙土）、蒲黃各6g。共為細末，每服6g，用黃酒或醋沖服。或每日取8～12g，紗布包煎，作湯劑服，每日2次。

○**瘀血產後腹痛**

■症狀脈象　產後小腹劇痛，捫之有塊，按之痛劇，惡露少或不行，面色青紫，胸腹脹滿，或大便色黑，小便自利，舌質略紫，脈象沉澀。

■治則治法　活血化瘀。

■方藥用法　①**生化湯**（《景岳全書》引錢氏方）：當歸15g，川芎6g，甘草（炙）1.5g，焦薑0.9g，桃仁（去皮、尖，雙仁）10粒，熟地黃9g（一方無熟地黃）。上藥切碎。用水400mL，加大棗2枚，煎至320mL，去渣。溫服。

②**失笑散**，見瘀血崩漏。

此外，月經先期、月經後期、經閉、惡露不下、腰痛等，均可見脈象沉澀。

●**沉弦細脈診法主病證治**

◎**診法**　舉之不足，按之有餘，曰沉；端直似琴瑟之弦，不過尺寸，曰弦；如絲線應指，曰細。雖已三脈相兼，但仍虛、實、寒、熱難辨，若陰虛兼數，陽虛兼遲，不可不知。

◎**主病證治**

○**腎陰虛虛勞**

■症狀脈象　腰酸遺精，咽痛顴紅，耳鳴耳聾，潮熱盜汗，兩足痿弱，頭暈目眩，舌光絳少津，脈象沉弦而細。

■治則治法　補腎益精，滋陰潛陽。

■方藥用法　①**大補元煎**（《景岳全書》）：人參少則用3～6g，多則用30～60g，山藥（炒）6g，熟地黃少則用6～9g，多則用60～90g，杜仲6g，當歸6～9g，山茱萸

3g，枸杞子6～9g，炙甘草3～6g。用水400mL，煎取280mL，去渣。食遠溫服，每日2次。

②**河車大造丸**，遵醫囑服用。

○脾腎陽虛臌脹

■症狀脈象　肚腹脹滿，朝寬暮急，面色蒼黃，或面白無華，脘悶不適，食滯納呆，神倦怯寒，下肢水腫，舌質淡紫，脈象沉弦而細。

■治則治法　溫補脾腎。

■方藥用法　**附子理中丸、濟生腎氣丸**，遵醫囑服用。

○腎陽虛虛勞

■症狀脈象　肢冷惡寒，下利清穀，甚或雞鳴泄瀉，腰膝酸痛，陽痿遺精，尿多甚或不禁，脈象沉弦而細。

■治則治法　溫脾補腎。

■方藥用法　①**腎氣丸**（《金匱要略》）：生地黃240g，山藥、山茱萸各120g，澤瀉、茯苓、牡丹皮各90g，桂枝、附子（炮）各30g。上藥為末，煉蜜為丸，如梧桐子大。每次15丸，加至25丸，用酒送服，每日2次。

②**四神丸**（《內科摘要》）：肉豆蔻、補骨脂、五味子、吳茱萸。上藥為末，用生薑120g，大棗50枚，水250mL，煮至水乾，取棗肉和藥末為丸，如梧桐子大。每次50～70丸，空腹、食前白湯送服，每日2次。〈右歸飲，見腎虛帶下。

●**沉數脈診法主病證治**

◎**診法**　舉之不足，按之有餘，曰沉；一息六至以上，曰數。二脈合診為沉數脈。沉主裏，數主熱，醫者共知。但亦有局限，還須三兼四兼則更能到位。如濕熱壅盛者，脈多沉數兼滑；如腎陰不足者，脈則沉數兼細；如溫病、熱病，則脈沉數兼長，兼脈之多，在此難以盡述。

◎**主病證治**

○**濕熱壅盛水腫**

■症狀脈象　遍身水腫，皮膚潤澤光亮，胸腹脹滿，煩熱不已，小便短赤，大便秘結，或有稀溏，舌苔黃膩，脈象沉數。滑數、濡數亦主濕熱。

■治則治法　清熱利濕。

■方藥用法　①**疏鑿飲子**（《濟生方》）：澤瀉、赤小豆、商陸、羌活、大腹皮、椒目、木通、秦艽、檳榔、茯苓皮各等份共為粗末，生薑5片，水煎去渣，溫服，不拘時候。

②**葶藶大棗瀉肺湯**（《金匱要略》）：葶藶子（熬令黃色）9g，大棗12枚。用水600mL，煮棗取400mL，去棗，納葶藶子煮取200mL，去渣。趁熱頓服。

○**下消消渴**

■症狀脈象　尿頻量多，如同脂膏，尿甘如飴，日後異臭，口乾舌紅，口泛甜水，身或瘡癤，脈象沉數。

■治則治法　滋陰固腎。

■方藥用法　①**六味地黃丸**（《正體類要》）：熟地黃18g，山茱萸、乾山藥各12g，澤瀉、牡丹皮、白茯苓各9g。上藥為末，煉蜜為丸，如梧桐子大。每次3丸，空腹用溫水送服，每日3次。

②**生脈散**（《醫學啟源》）：麥冬9g，五味子15粒，人參9g。水煎，去渣。溫服，不拘時候，每日2次。

此外，黃蓍湯、腎氣丸、地黃飲子、六味丸、桑螵蛸散，對下消消渴有效。

○溫病熱伏下焦

■症狀脈象　口乾舌燥，牙齒發黑，手指唯覺蠕動，脈象沉數。

■治則治法　滋陰潛陽增液。

■方藥用法　**三甲復脈湯**（《溫病條辨》）：炙甘草、生地黃、生白芍藥各18g，麥冬（不去心）15g，阿膠、火麻仁各9g，生牡蠣15g，生鱉甲24g，生龜甲30g。用水1.6L，煮取600mL，去渣。上為1日量，分3次溫服。

○溫病熱伏中焦

■症狀脈象　面目俱赤，語聲重濁，呼吸俱粗，大便閉塞，小便艱澀，舌苔老黃，甚則黑有芒刺，但惡熱，不惡寒，日晡甚，脈沉數有力。

■治則治法　急下存陰。

■方藥用法　**大承氣湯**（《仙授理傷續斷秘方》）：大黃120g，川芒硝、甘草、陳皮、紅花、當歸、蘇木、木通各60g，枳殼120g，厚朴少許。上藥切碎。每次6g，用水225mL，煎10～15分鐘，去渣。溫服，不拘時候。

●沉實脈診法主病證治

◎**診法**　恰似牢脈而非牢脈，以其牢脈浮候全無。似實脈而非實脈，以其實脈浮沉皆得大而長。該脈象舉之不足，按之有力，然必兼數，邪熱入裏所致之便秘、腹痛拒按、尿赤、苔黃乾，均可見及該脈象，實非產後實熱大便閉塞一證已也。該脈象還須與實脈、洪脈、牢脈之病因、病理同參，方得十全之功。

◎**主病證治**

○**產後實熱大便閉**

■症狀脈象　產後便閉，或艱澀難下，發熱煩躁，小腹硬痛，日晡熱甚，甚則譫語，至夜即緩，苔黃而糙，脈沉實有力。

■治則治法　瀉熱養血。

■方藥用法　**黃龍湯**（《傷寒六書》）：大黃、芒硝各6g，枳實、厚朴、人參、當歸各4.5g，甘草3g。用水400mL，加生薑3片，大棗2枚，同煎數沸，再加桔梗少許，煎1沸，去渣。趁熱服之，每日2次。

●**沉伏脈診法主病證治**

◎**診法**　但診伏脈即可，此沉並非脈名，乃為襯字。伏為隱伏，更於下沉，推筋著骨，乃得其形。但有遲數之兼，而無浮沉之兼，須予細審。

◎**主病證治**

○**傷食腹痛**

■症狀脈象　噯腐吞酸，矢氣臭穢，胸悶惡食，腹痛拒按，痛而欲瀉，瀉後痛減，大便酸臭，脈象沉伏。

■治則治法　初期宜予攻下，後期宜予消導健胃。

■方藥用法　①**小承氣湯**（《傷寒論》）：大黃（酒洗）12g，厚朴（炙，去皮）6g，枳實（大者，炙）9g。用水800mL，煮取400mL，去渣。分2次溫服。初服湯當大便，不便者盡飲之；若大便者，勿再服。

②**香砂平胃丸**（《保命歌括》）：蒼朮（米泔浸，炒）150g，厚朴（酒炒）、陳皮各90g，甘草、香附子（鹽水浸透）、神麴（炒）、砂仁各30g。上藥為細末，荷葉水

煮粳米粉為丸，如梧桐子大。每次50丸，生薑、大棗湯送服，每日2次。

○水飲停著

■症狀脈象　背寒如同掌大，脅下疼痛，久咳不已，短氣而渴，歷節疼痛，脈象沉伏。

■治則治法　攻決逐水。

■方藥用法　**控涎丹**（《三因極一病證方論》）：甘遂（去心）、紫大戟、白芥子各等份。上藥為末，煮糊丸如梧桐子大，曬乾。後，臨臥，淡薑湯或熟水下五七丸至10丸。如痰猛氣實，加數丸不妨（現代用法：共為細末，水泛為丸，如綠豆大。每服1～3g，晨起以溫開水送服）。

●沉緩脈診法主病證治

◎**診法**　舉之不足，按之有餘，曰沉；一息四至五至，曰緩。二脈合診為沉緩脈。乍看沉緩脈似乎已無餘步，然若實指則更有諸脈相兼，如水濕水腫，則脈多沉緩而細；如虛寒為病，則脈沉緩兼微；如脾肺生痰，則脈沉緩而兼滑；如肝脾不調，則脈必沉緩兼弦；如虛寒血結，則脈沉緩兼微或澀。

◎**主病證治**

○水濕水腫

■症狀脈象　肢體水腫，按之沒指，小便短少，身體困倦而重著，舌淡苔膩，脈象沉緩。

■治則治法　通陽利水。

■方藥用法　**五苓散**〔（《傷寒論》）：豬苓（去皮）9g，澤瀉15g，白朮、茯苓各9g，桂枝6g。上藥為散。每次3～6g，以白飲和服，每日3次。多飲暖水，汗出癒。〕

合五皮飲〔（《三因極一病證方論》）：生薑皮、桑白皮、陳橘皮、大腹皮、茯苓皮各等份。上藥為粗末。每次10g，用水230mL，煎至200mL，去渣。溫服，不拘時候，日服2次〕。

○**虛寒痛經**

■症狀脈象　月經期中或延後，少腹綿綿作痛，得熱得按痛減，經色淡紅量少，面色蒼白或萎黃，唇淡體瘦，手足不溫，頭暈目眩，心悸不寐，大便或溏，舌質淡紅，苔白，脈沉緩無力。

■治則治法　補氣養血。

■方藥用法　**十全大補湯**（《太平惠民和劑局方》）：人參6g，肉桂3g，川芎6g，熟地黃12g，茯苓、白朮各9g，甘草3g，黃蓍12g，當歸、白芍藥各9g。上藥為細末，每服9g，加生薑3片、大棗2枚，同煎。去渣，不拘時候溫服，日服2次。現常製成丸劑服（十全大補丸）。

●沉細數脈診法主病證治

◎**診法**　舉之不足，按之有餘，曰沉；如絲線之應指，曰細；一息六至以上，曰數。三脈合診為沉細數脈。該脈象幾無他脈可兼。沉主裏，細主虛，數主熱，合診為內部虛熱。其成因多為陰分不足，津血虧損。

◎**主病證治**

○**少陰虛熱**

■症狀脈象　心煩不寐，口燥咽乾，或疼痛或生瘡，腹滿下利，舌尖紅赤，或見腹痛，小便難排，大便膿血，脈沉細數。

■治則治法　滋陰清熱。

■方藥用法　**黃連阿膠湯**（《傷寒論》）：黃連12g，黃芩、白芍藥各6g，雞子黃2枚，阿膠9g。以水1.2L，先煎前3味，取600mL，去渣，入阿膠烊盡，稍冷，入雞子黃攪勻。每次溫服200mL，每日3次。

●沉微脈診法主病證治

◎**診法**　舉之不足，按之有餘，曰沉；極細而軟，欲絕非絕，似止非止，曰微。二脈合診為沉微脈。該脈象極易與散脈相混，微脈尚能數其至，而散脈則無統計，不能計其數，須宜細辨。該脈象多屬陽衰之證，故微脈中多兼遲緩脈。

◎**主病證治**

○**少陰虛寒**

■症狀脈象　無熱惡寒，下利清穀，小便色白，手足逆冷，口中尚和，脈象沉微。

■治則治法　溫陽祛寒。

■方藥用法　①**四逆湯**（《傷寒論》）：甘草6g（炙），乾薑6～9g，附子（生用，去皮，破8片）9～12g。以水600mL，先煎附子1小時，再入餘藥，同煎取240mL，去渣。溫服，每日2次。

②**附子理中丸**，遵醫囑服用。

○**虛寒下利**

■症狀脈象　形體消瘦，面目神萎，納穀不香，或食後即瀉，脈象沉微。

■治則治法　溫補脾腎。

■方藥用法　①**參苓白朮散**，遵醫囑服用。

②**補中益氣湯**（《胎產指南》）：人參、白朮各6g，

茯苓、白芍藥各3g，陳皮0.6g，木瓜2.4g，木通、紫蘇、蒼朮、厚朴、大腹皮各1.2g。水煎，去渣。溫服，每日3次。

③香砂六君子湯（《古今名醫方解》柯韻伯方）：人參3g，白朮、茯苓各6g，甘草2.1g，陳皮2.4g，半夏3g，砂仁2.4g，木香2.1g。加生薑2片，水煎，去渣。溫服，每日2次。

●沉短脈診法主病證治

◎**診法**　舉之不足，按之有餘，曰沉；關部突起，寸尺稍俯，一息四至以下，曰短。二脈合診為沉短脈。沉短兼滑脈，主實，主宿食痰滯。短脈本已含遲，前人書載有兼數者，此與邏輯相悖，實難苟同。

◎**主病證治**

○**胸腹痞滿**

■症狀脈象　面色萎黃，精神不振，身倦怠慢，懶言少語，呼吸少氣，動輒氣喘，食不知味，胸腹痞滿，脈象沉短。

■治則治法　補中益氣。

■方藥用法　**①補中益氣湯**（《內外傷辨惑論》）：黃蓍3g，甘草（炙）1.5g，人參、升麻、柴胡、橘皮、當歸身（酒洗）、白朮各0.9g。上為粗散，都作1服。用水300mL，煎至150mL，去渣，早飯後溫服。

②半夏瀉心湯（《傷寒論》）：半夏（洗）9g，黃芩、乾薑、人參、甘草（炙）各6g，黃連3g，大棗（擘）4枚。以水1L，煮取600mL，去渣，再煎取300mL。每次溫服200mL，每日服3次。

○宿食不消

■症狀脈象　胸腹痞脹，形體消瘦，宿食不化，大便溏薄，脈象沉短。

■治則治法　健脾和胃。

■方藥用法　**健脾丸**（《醫方集解》）：人參、白朮（土炒）各60g，陳皮、麥芽（炒）各60g，山楂（去核）45g，枳實90g。上藥為細末，神麴糊為丸，如梧桐子大。每次10丸，每日2次，米飲送服。

●左寸沉脈診法主病證治

◎**診法**　左寸，屬心、心包之部位。舉之不足，按之有餘，曰沉。但若不辨兼脈，則終難到位。如痰火擾心，則脈左寸沉滑而數；如胸中寒飲，則左寸沉弦而遲；如寒痰氣壅，則左寸沉滑而遲；如心血瘀阻，則左寸沉澀；如左寸沉細而數，則心悸氣短。

◎**主病證治**

○寒痰氣壅

■症狀脈象　痰白清稀，遇寒涼而咳喘更甚，舌白苔潤，左寸脈沉遲而滑。

■治則治法　溫肺化痰。

■方藥用法　**小青龍湯**（《傷寒論》）：麻黃（去節）、白芍藥各9g，細辛、乾薑、甘草（炙）各3g，桂枝（去皮）9g，五味子3g，半夏（洗）9g。用水1L，先煮麻黃減去200mL，去上沫，納諸藥，煮取800mL，去渣。分3次溫服。

○痰火怔忡

■症狀脈象　頭目漲痛，頭暈目眩，心悸怔忡，噁心吐涎，心煩口苦，舌黃苔膩，左寸脈沉而滑數。

■治則治法　化痰降火。

■方藥用法　①**金箔鎮心丸**（《萬病回春·卷四》）：膽南星1兩，朱砂、琥珀、天竺黃各五錢，牛黃、雄黃、珍珠各2錢，麝香5分。為末，煉蜜為丸，金箔為衣，薄荷煎湯送下。

②**黃連溫膽湯**（《六因條辨》）：黃連3g，半夏、竹茹、枳實各6g，橘皮9g，茯苓4.5g，炙甘草3g，生薑5片。水煎分3次溫服，每日1劑。

●左關沉脈診法主病證治

◎**診法**　左關屬肝、膽之部位。舉之不足，按之有餘，曰沉。若單診沉脈，則難實指。若肝鬱脅痛，則脈沉而兼弦緩。若肝鬱化火，則脈沉弦而兼數。若肝經有寒，則脈沉弦而兼遲象。

◎**主病證治**

○**心煩**

■症狀脈象　心煩，氣短，坐臥不安，脈呈左關沉象。

■治則治法　補心陽，活氣血。

■方藥用法　**離照湯**（《醫醇賸義·卷四》）：琥珀、陳皮、青皮各1錢，丹參、茯神各3錢，朱砂、沉香、生薑皮各5分，柏子仁、鬱金各2錢，燈心3尺。水煎服。

○**善怒**

■症狀脈象　又稱善怒，是指容易發怒。

■治則治法　肝實氣滯者，宜於疏泄；血少肝燥者，宜養血柔肝；水虧火旺者，宜滋補腎陰。

■方藥用法　**柴胡疏肝散**，遵醫囑服用。

●左尺沉脈診法主病證治

◎**診法**　左尺，屬腎、膀胱、小腸之部位。舉之不足，按之有餘，曰沉。但又須辨析其兼脈，方可辨脈到位。若腎寒腰疼，則脈沉而兼遲；若少腹脹痛，則脈沉兼弦；若膀胱結石，則脈沉兼結；若下焦瘀血，則脈沉而澀。

◎**主病證治**

○**腎寒腰疼**

■症狀脈象　腰背拘急，不能轉側，畏冷怕涼，得溫則減，左尺脈沉緊而遲。

■治則治法　溫腎散寒。

■方藥用法　杜仲，薑汁炒為末，每服1錢，酒下。

○**少腹脹痛**

■症狀脈象　少腹脹痛，或左或右，或兩側皆痛，脈象沉弦而緩。

■治則治法　疏肝理氣。

■方藥用法　**金鈴子散**（《袖珍方》引《太平聖惠方》）：川楝子、延胡索各30g。上藥為末。每次6～9g，用酒或溫開水調服，每日3次。

●右寸沉脈診法主病證治

◎**診法**　右寸，屬肺與胸中之部位。舉之不足，按之有餘，曰沉。若不辨其兼脈，則究難於實指。若肺寒停飲，則脈沉而弦遲；若肺熱氣喘，則脈沉滑而數；若肺虛至極，則脈多沉微或散；若肺冷寒痰，則脈沉遲而滑。

◎**主病證治**

○**不足以息**

■症狀脈象　呼吸困難，喘促氣短，張口抬肩，脈沉而數。

■治則治法　益氣固脫。

■方藥用法　**參附湯**（《醫方類聚》引《濟生續方》）：人參15g，附子（炮，去皮、臍）30g。上藥切碎，分作3服。用水300mL，加生薑10片，煎至240mL，去渣。食前溫服。

●右關沉脈診法主病證治

◎**診法**　右關，屬脾與胃之部位。舉之不足，按之有餘，曰沉。但若不辨其兼脈，則終難實指。如脾胃不和，則脈沉兼緩；如飲食不消，則脈沉滑；如食鬱而吐，則脈沉而兼促。

◎**主病證治**

○**胃中積滯**

■症狀脈象　胃脘脹痛，拒按，噯氣則舒，大便或秘結，脈右關沉弦而緩或沉滑而數。

■治則治法　行氣化滯。

■方藥用法　**保和丸**（《丹溪心法》）：山楂180g，神麴60g，半夏、茯苓各90g，陳皮、連翹、萊菔子各30g。上藥為末，飲餅為丸，如梧桐子大。每次70～80丸，白湯送服，每日2次。

●右尺沉脈診法主病證治

◎**診法**　右尺，屬腎、命門、大腸之部位。舉之不餘，曰沉。但還須辨其兼脈，方可辨脈到位。如腰痹者，則脈多沉遲或澀；疝痛者，則脈多沉弦遲緩；少腹脹急，小便不暢者，則脈多沉滑而數，甚或結促。

◎主病證治

○小便不暢

■症狀脈象　小便澀滯，僅下點滴而已，小腹墜脹不舒，左尺脈象沉澀。

■治則治法　清泄肺熱，提壺掣蓋。

■方藥用法　梔子、黃芩、竹葉、通草、桑白皮、桔梗，水煎服。

(三)遲(陰)

遲脈，一息三至，去來極慢（《脈經》）。

（遲為陽不勝陰，故脈來不及。《脈訣》言：重手乃得，是有沉無浮。一息三至，甚為易見。而曰隱隱、曰狀且難，是澀脈矣，其謬可知。）

●**體狀詩**　遲來一息至惟三，陽不勝陰氣血寒。但把浮沉分表裏，消陰須益火之源。

●**相類詩**　脈來三至號為遲，小駃於遲作緩持。遲細而難知是澀，浮而遲大以虛推。

（三至為遲，有力為緩，無力為澀，有止為結，遲甚為敗，浮大而軟為虛。黎氏曰：遲小而實，緩大而慢；遲為陰盛陽衰，緩為衛盛營弱，宜別之。）

●**主病詩**　遲司臟病或多痰，沉痼癥瘕仔細看。有力而遲為冷痛，遲而無力定虛寒。

寸遲必是上焦寒，關主中寒痛不堪。尺是腎虛腰腳重，溲便不禁疝牽丸。

（遲脈主臟，有力冷痛，無力虛寒。浮遲表寒，沉遲裏寒。）

【提要】該節段講遲脈的脈象和主病以及相似脈和相兼脈的脈象及主病。

【注釋】

◎**一息三至**：古人多用呼吸次數計算脈搏次數。一息，即為一次呼吸。常人一般一次呼吸脈搏應跳四次，間或五次（70～80次/分鐘）。每次呼吸脈跳三次，應視為遲脈。

◎**陽不勝陰氣血寒**：是指陽氣虛弱，陽不制陰，陰寒之氣亢盛，導致寒凝血滯，故出現遲脈。

◎**但把浮沉分表裏**：診察遲脈時還應分清病位之表裏。浮遲為表寒，沉遲為裏寒。

◎**消陰須益火之源**：是指對於陽虛不能制陰，而使陰寒之氣相對偏盛的病證，宜採用「補陽以抑陰」的治則治法。唐・王冰稱之為「益火之源，以消陰翳」。「益火」，即補陽。「陰翳」，即由陽虛失煦所致的各種虛寒證象。

◎**小駃於遲作緩持**：是指緩脈的脈象比遲脈稍快而比常人之脈緩慢。駃，本意為駿馬，此處作「快」解。

◎**遲細而難知是澀**：是指澀脈的脈象沉細兼澀滯不暢。

◎**浮而遲大以虛推**：是指虛脈的脈象遲緩兼浮大而軟。

◎**沉痼癥瘕仔細看**：癥瘕，病名，是指腹腔內包塊，多由於氣滯血瘀所致。痰濁阻滯，氣滯血瘀，有形之邪積聚於內，脈不利，故見遲脈。

◎**有力而遲為冷痛**：遲脈主寒，有力為實寒，寒凝血滯，氣血不通，不通則痛。

◎**遲而無力定虛寒**：遲脈主寒，遲而無力為虛寒，陽氣虛衰，陰寒之氣相對亢盛，此稱之為虛寒，當採用補陽的治則治法。

◎**寸遲必是上焦寒**：寸部主上焦病變，遲脈主寒證，寸部遲脈當主上焦寒性病變。

◎**關主中寒痛不堪**：關脈主中焦病變。關部見遲脈，可見於脾胃或肝膽寒凝氣滯的痛證。

◎**尺是腎虛腰腳重**：尺部見遲脈，可見於腎陽虛衰證，症見腰膝酸軟，兩足沉重無力。

◎**溲便不禁疝牽丸**：腎司二便，尺部遲脈，可主腎陽虛衰，封藏不固，故見大、小便失禁，也可見於寒疝，症見少腹疼痛，牽引睾丸。

【語解】遲脈的脈象是一次呼吸時間內僅觸及三次跳動，所以脈搏的起落均極其緩慢。

◎**脈象**：遲脈的脈跳是一次呼吸之間僅三次。其成因可能是陽虛陰勝，氣血不足，虛寒內生。診察遲脈還應注意浮沉變化以辨清病位的表裏，而治療虛寒證，則應採用補陽以抑陰的治則治法。

◎**相類脈**：一次呼吸之間，脈跳只有三次即為遲脈，而比遲脈稍快些的稱為「緩」脈；遲脈兼細小且往來艱澀的稱為「澀」脈；而遲脈兼浮大無力的即為虛脈。

◎**主病**：遲脈多主內部五臟病證，也有的是痰飲內停。還應仔細分析病機是否為沉寒痼疾、癥瘕積聚等。若遲而有力則常見於積寒疼痛的實寒證，而遲而無力則必定是虛寒證了。

◎**分部主病**：寸部見遲脈多主上焦寒性病變；關部見遲脈多主脾胃失調，脘腹冷痛或脅肋疼痛；尺部的遲脈多

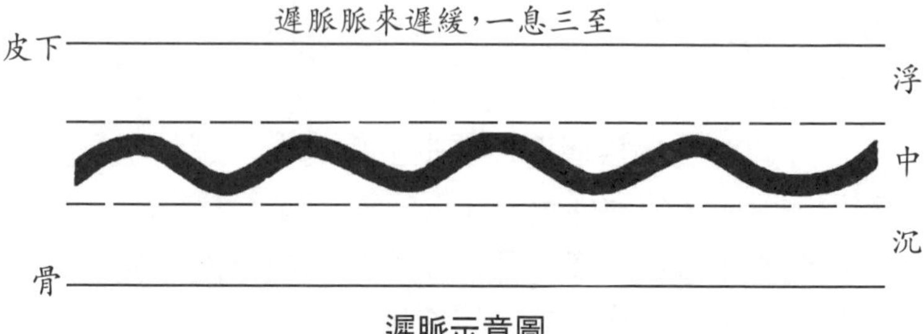

遲脈示意圖

主腎虛腰酸腿軟，兩足沉重無力，或見於二便失禁及寒疝作痛的下焦病變。

【應用新解】遲脈屬陰，五臟也屬陰。因此，遲脈多主五臟寒證及痰飲內停。對於沉寒痼疾、癥瘕積聚等證則要仔細分辨。遲脈主寒，如遲而有力，多是陰寒過盛，阻遏陽氣所致，屬實寒證，即有形的寒邪之氣致病，寒凝血滯，氣血不通；如遲而無力，則多是陽氣不足而虛寒內生所致的虛寒證，這種寒是因為陽寒引起的，如冬日的寒冷是因為陽光弱，並非實在的寒邪，所以脈象遲而無力。久經鍛鍊的運動員，脈遲而有力，則不屬病脈。浮遲脈則多屬表寒證，即寒邪侵襲機體時病位較淺，病情也較輕；沉遲脈主裏寒證，即寒邪侵襲機體病位較深，病情也較為複雜。

寸部如出現遲脈，多主上焦心肺寒性病變；關部如出現遲脈，多主脾胃失調，脘腹冷痛；尺部如出現遲脈，多主肝腎寒性病變。腎虛則見腰酸腿軟，兩足沉重無力，腎開竅於二陰（尿道、肛門），腎陽虛衰，不能起到固護的作用，因而可見大、小便失禁。足厥陰肝經繞外陰一周而夾腹上行，肝經如被寒邪所侵，自然就會累及其所經過的地方，故常會引起疝痛，甚至痛牽睾丸。

●**脈理病機分析**　脈遲無力大多是因陽氣衰微，無力推動血行，脈來遲緩。若脈搏跳動有力而來去遲慢，多因寒濕阻滯或實邪內結，以致氣血壅塞，運行遲緩而致脈遲。

●**遲脈診法主病證治**

◎**診法**　遲脈。一息三至以下。然亦有謂一息二至為敗脈；一息一至為損脈。一息四至至五至曰緩脈。蓋遲脈若不辨兼脈，不可言診之到位。如遲而兼浮為表寒；遲而兼沉為裏寒；遲而兼滑為癰，或為寒痰；遲而浮滑為風痰；遲而滑大為頑痰膠固。另有陽明病，濕熱病得遲脈，然外症各異，此病之所必然，而症之所必然，亦脈之所必然，非餘故弄玄虛者也。

◎**主病證治**

○**腎虛子腫**

■症狀脈象　妊娠數月，面色晦黯而浮腫，四肢水腫，下肢畏冷，心悸氣短，腹脹腹滿，腰酸腿軟，舌質淡、苔薄而潤，脈遲。

■治則治法　溫腎利水。

■方藥用法　**真武湯**（《傷寒論》）：茯苓、白芍藥、生薑（切）各9g，白朮6g，炮附子9g。用水800mL，煎煮取300mL，去渣。每日分2次溫服。

○**寒濕困陽**

■症狀脈象　食慾缺乏，夜睡不寐，大便窒塞，腹部疼痛，甚則肢冷，舌苔白滑，甚則灰色，脈遲。

■治則治法　通三焦之陽，急袪濁陰。

■方藥用法　**椒附白通湯**（《溫病條辨・卷二》）：生

附子（炒黑）3錢，川椒（炒黑）、淡乾薑各2錢，蔥白3莖，豬膽汁一半燒酒杯（去渣後調入），用水5杯，煮成2杯，分2次涼服。

●遲緩脈診法主病證治

◎**診法**　一息三至，曰遲。一息四至五至，曰緩。以此而論，遲緩二脈絕不能相兼。其要旨可概括為三，一乃或遲或緩；二乃五至以下脈之概指；三乃和緩之義。其證，為寒，為濕，為陽虛，為氣虛，為痰阻，為濕滯，為物格拒，推之可十，數之可百，讀者切不可以三病以拘。

◎主病證治

○胃寒呃逆

■症狀脈象　呃聲沉緩而有力，胃脘不舒，得熱則減，得寒愈甚，舌質淡、苔白潤，脈象遲緩。

■治則治法　溫中化寒。

■方藥用法　**丁香散**（《太平聖惠方》）：丁香15g，伏龍肝（細研）30g，白豆蔻（去皮）15g。上藥為細散。每次3g，以桃仁、吳茱萸煎湯調服。隔20分鐘再服。

○陽虛泄瀉

■症狀脈象　黎明之前，臍下作痛，腸鳴即瀉，瀉後則安，肚腹惡寒或脹，下肢發冷不適，舌淡、苔白，脈象遲緩或沉細。

■治則治法　溫補命門，兼溫脾陽。

■方藥用法　**四神丸**（《內科摘要》）：肉豆蔻、補骨脂、五味子、吳茱萸。上藥為末，用生薑120g，大棗50枚，水250mL，煮至水乾，取棗肉和藥末為丸，如梧桐子大。每次50～70丸，空腹、食前白湯送服，每日2次。

●弦遲脈診法主病證治

◎**診法**　弦脈端直，如按琴弦，挺然指下，不過尺寸；遲脈，一息三至以下。二脈合診為弦遲脈。但欲實指，則三兼四兼不可不辨，如證屬虛寒，則脈弦遲而細；如懸飲之證，則脈沉而弦遲；如支飲之證，則脈浮而弦遲；如脈弦遲兼滑，則內有痰飲；如脈沉弦而牢，則多痼冷積滯。

◎**主病證治**

○**肝寒犯胃**

■症狀脈象　脘腹疼痛，四肢厥冷，全身畏寒，口不見渴，乾嘔吐沫，舌淡苔白，脈象弦遲。

■治則治法　溫胃暖肝。

■方藥用法　**吳茱萸湯**（《傷寒論》）：吳茱萸、人參各9g，大棗（擘）12枚，生薑（切）18g。以水1L，煮取400mL，去渣。溫服，每次100mL，每日3次。

○**寒濕血凝**

■症狀脈象　肢體冷痛，血脈暴突隆起，陰雨天加重，得熱痛減，舌質淡、苔白而潤，脈象弦遲。

■治則治法　驅寒祛濕。

■方藥用法　①**大活絡丹**（處方略）。

②**三痹湯**（《張氏醫通》）：人參、黃蓍（酒炒）、白朮、當歸、川芎、白芍藥、茯苓各3g，甘草（炙）、桂心、防己、防風、烏頭（炮）各1.5g，細辛1g，生薑3片，紅花2枚。水煎，去渣。熱服，不拘時候。服藥忌吸菸。

●細遲脈診法主病證治

◎**診法**　如絲線之應指，曰細；一息三至以下，曰遲。二脈合診為細遲脈。該脈象雖已兩兼，然仍有不到位之嫌。如脈細遲兼浮，則肌腠經絡有寒濕停滯；如脈細遲兼沉，則主臟腑虛寒；如脈細遲兼滑，則內有寒痰。

◎**主病證治**

○**產後血虛腹痛**

■症狀脈象　少腹綿綿作痛，得熱痛減，頭暈目眩，耳鳴耳聾，惡露淡紅而無血塊，面部、指甲毫無血色，舌質淡紅，脈象細遲。

■治則治法　益氣養血。

■方藥用法　①**當歸生薑羊肉湯**（《金匱要略》）：當歸9g，生薑15g，羊肉50g。以水800mL，煮取300mL。每日分2次溫服。

②**前胡散**（《楊氏家藏方》）：柴胡、前胡、胡黃連、烏梅肉各等份。上藥切碎。每次15g，水酒、童便共225mL，豬膽1枚取汁，豬脊髓1條，蔥、薤白各10cm，同煎取180mL，去渣。食前冷服。

●**遲緊脈診法主病證治**

◎**診法**　一息三至，曰遲；如切繃緊之繩索，曰緊。二脈合診為遲緊脈。古人曰：遲緊為寒。浮而遲緊為表寒，沉而遲緊為裏寒。總屬寒邪作寇而為患。

◎**主病證治**

○**腸癰**

■症狀脈象　少腹腫脹，內有痞塊，按之即痛，時時發熱，復有惡寒，脈象遲緊。

■治則治法　化瘀消腫。

■方藥用法　**大黃牡丹皮湯**（《雜病證治新義》）：大黃18g，牡丹皮9g，桃仁12g，瓜子30g，芒硝9g。以水

1L，煮取200mL，去渣，納芒硝，再煎沸。頓服之。有膿當下；如無膿，當下血。

○寒痹

■症狀脈象　又稱痛痹，四肢關節疼痛，遇寒更甚，或手足拘攣，脈象遲緊。

■治則治法　溫經散寒，疏風祛濕。

■方藥用法　①**烏頭湯**（《千金要方》）：烏頭10g（熬，去皮，不切碎）。以蜜200mL，煎減半，去渣，以桂枝湯100mL，相和，令得200mL。初服40mL；不效，即服至60mL；又不效，復加至100mL。其效者如醉狀，得吐者為中病。

②**五積散**（《仙授理傷續斷方》）：蒼朮、桔梗各600g，枳殼、陳皮各180g，白芍藥、白芷、川芎、當歸、甘草、肉桂、茯苓、半夏（湯泡）各90g，厚朴、乾薑各120g，麻黃（去根、節）180g。除枳殼、肉桂外，餘藥細銼，用慢火炒令色變，攤冷，入枳殼、肉桂研勻。每次9g，用水200mL，加生薑3片，煎至100mL，去渣。熱服，每日2次。

●左寸遲脈診法主病證治

◎**診法**　左寸，屬心、心包之部位。一息三至，曰遲。脈見遲而兼浮，是謂胸中寒；脈見遲而兼沉，乃心上有寒，精神多慘；脈見遲而兼細，乃屬心中氣血不足；脈見遲而兼澀，乃心血瘀阻。

◎**主病證治**

○胸中滿痛

■症狀脈象　身無寒熱，胸滿唇痿，口燥舌青，漱水不欲咽下，左寸遲或澀脈。

■治則治法　活血化瘀。

■方藥用法　**血府逐瘀湯**（《醫林改錯》）：當歸、生地黃各9g，桃仁12g，紅花9g，枳殼、赤芍藥各6g，柴胡、甘草各3g，桔梗、川芎各4.5g，牛膝10g。水煎，去渣。溫服，日服2次。每日1劑。

●左關遲脈診法主病證治

◎**診法**　左關，屬肝、膽之部位。遲脈，一息三至。古人謂主筋攣急、手足冷、脅下痛、胸滿脅脹、痛心煩悶等。

◎**主病證治**

○**肢體拘急**

■症狀脈象　四肢拘急，不能伸直，左關遲脈。

■治則治法　溫經散寒。

■方藥用法　**薏苡仁散**（《太平聖惠方》）：薏苡仁60g，附子（炮裂，去皮、臍）10g，甘草（炙微赤，銼）30g。上藥為散。每次9g，用水150mL，加生薑3片，煎至90mL，去渣。稍熱頓服。

●左尺遲脈診法主病證治

◎**診法**　左尺，屬腎、膀胱、小腸之部位。一息三至，曰遲。本部脈遲，多屬腎、膀胱、小腸虛寒。古人謂主腎虛、便濁、婦人不月、小便不禁、疝痛牽陰等。

◎**主病證治**

○**腎虛便瀉**

■症狀脈象　泄瀉長久不癒，常於黎明前作瀉，或洞泄清水，或完穀不化，腹部畏寒，舌淡苔白，左尺脈遲而兼細。

■治則治法　溫暖下元。

■方藥用法　**四神丸**（《內科摘要》）：肉豆蔻、補骨脂、五味子、吳茱萸。上藥為末，用生薑120g，大棗50枚，水250mL，煮至水乾，取棗肉和藥末為丸，如梧桐子大。每次50～70丸，空腹，食前白湯送服，每日2次。

○**腰膝酸痛**

■症狀脈象　神疲乏力，氣短氣淺，全身畏寒，四肢發冷，腰膝酸痛，小便頻數，左尺脈遲細。

■治則治法　扶陽益腎。

■方藥用法　①**無比山藥丸**（《太平惠民和劑局方》）：山藥60g，肉蓯蓉120g，五味子180g，菟絲子、杜仲各90g，牛膝、澤瀉、生地黃、山茱萸、茯神、巴戟天、赤石脂各30g。上藥為細末，煉蜜為丸，如梧桐子大。每次20～30丸，食前用酒送服，每日2次。

②**煨腎丸**（《素問・病機氣宜保命集・卷下》）：牛膝（浸酒）、萆薢、杜仲、肉蓯蓉、菟絲子、防風、白蒺藜、胡盧巴、補骨脂各等份，肉桂量減半。為細末，酒煮豬腎為丸，每服50～70丸，空腹酒送下。

●右寸遲脈診法主病證治

◎**診法**　右寸，屬肺、胸中之部位。一息三至，曰遲。該脈象多主上焦有寒，肺氣寒冷，胸膈悶痛，痰滯氣短。但其病證不同，則兼脈各有所異。如肺氣寒冷者，則脈浮而遲；如痰滯咳逆者，則脈遲而滑。若不知兼脈，不明病位，不辨病性，欲使病癒則難。

◎**主病證治**

○**肺氣寒冷**

■症狀脈象　面白無華，全身畏寒，口不見渴，胸膈不利，咳痰清稀，舌苔白滑，右寸脈遲。

■治則治法　溫肺固氣。

■方藥用法　**玉屏風散**，遵醫囑服用。

○**痰滯咳逆**

■症狀脈象　胸悶不適，動則氣喘或咳嗽，右寸脈沉遲而滑。

■治則治法　解鬱滌痰。

■方藥用法　**痰鬱湯**（《雜病源流犀燭・內傷外感門・卷十八》）：蘇子、半夏、前胡、炙甘草、當歸、陳皮、沉香、瓜蔞仁、膽南星、枳實、香附、海浮石（原方未注明劑量）。水煎服。虛者加黃蓍，寒冷者加肉桂。

●**右關遲脈診法主病證治**

◎**診法**　右關，屬脾胃之部位。一息三至，曰遲。然須辨析兼脈，方能實指。如屬脾寒胃冷，則右關脈多沉遲；如屬飲食積滯，則脈沉而遲滑；如屬胃冷吞酸，則脈多弦遲；如屬寒邪留蓄而痛泄，則脈多遲緊。

◎**主病證治**

○**脾胃寒冷**

■症狀脈象　唇舌皆白，喜熱不溫，或有吐瀉，下利清穀，腹痛綿綿，四肢厥逆，胃脘脹滿，右關脈沉遲。

■治則治法　溫暖脾胃，散寒除冷。

■方藥用法　①**附子理中丸**，遵醫囑服用。

②**香砂六君子湯**（《古今名醫方解》柯韻伯方）：人

參3g，白朮、茯苓各6g，甘草2.1g，陳皮2.4g，半夏3g，砂仁2.4g，木香2.1g。加生薑2片，水煎，去渣。溫服，每日2次。

○飲食積滯

■症狀脈象　胸脘痞悶，腹脹時痛，時常噯氣，吐瀉不停，右關脈遲滑。

■治則治法　消食導滯。

■方藥用法　**保和丸**（《丹溪心法》）：山楂180g，神麴60g，半夏、茯苓各90g，陳皮、連翹、萊菔子各30g。上藥為末，飲餅為丸，如梧桐子大。每次70～80丸，白湯送服，每日2次。

●右尺遲脈診法主病證治

◎**診法**　右尺，屬腎、命門、大腸之部位。一息三至，曰遲脈。臨症時須辨析兼脈，方能實指到位。如腎陽虛，則脈沉遲而細，甚則遲而兼微；如臟寒泄瀉，少腹冷痛腰腳沉重，脈遲而弱；如女人不月，則脈遲或澀。

◎**主病證治**

○尿血

■症狀脈象　形寒肢冷，腰腿酸軟，小便頻數，陽痿早泄，先尿後血，右尺脈遲而細。

■治則治法　補腎壯陽。

■方藥用法　金匱腎氣丸，遵醫囑服用。

○腰痛

■症狀脈象　肢體寒冷，陽痿早泄，陰囊濕冷，腰膝酸痛，或五更泄瀉，右尺脈細而沉遲。

■治則治法　益火之源。

■方藥用法　**金匱腎氣丸**，遵醫囑服用。

（四）數（陽）

數脈，一息六至（《脈經》）。脈流而薄疾（《素問》）。

（數為陰不勝陽，故脈來太過。浮、沉、遲、數，脈之綱領。《素問》、《脈經》皆為正脈。《脈訣》立七表、八裏，而遺數脈，止謌於心臟，其妄甚矣。）

●**體狀詩**　數脈息間常六至，陰微陽盛必狂煩。浮沉表裏分虛實，惟有兒童作吉看。

●**相類詩**　數比平人多一至，緊來如索似彈繩。數而時止名為促，數見關中動脈形。

（數而弦急為緊，流利為滑，數而有止為促，數甚為疾，數見關中為動。）

●**主病詩**　數脈為陽熱可知，只將君相火來醫。實宜涼瀉虛溫補，肺病秋深卻畏之。

寸數咽喉口舌瘡，吐紅咳嗽肺生瘍。當關胃火並肝火，尺屬滋陰降火湯。

（數脈主腑，有力實火，無力虛火。浮數表熱，沉數裏熱，氣口數實肺癰，數虛肺痿。）

【提要】該節段講數脈之脈象、主病，以及其相似脈。

【注釋】

◎**一息六至：**是指一次呼吸時間內脈跳6次。常脈一般一息不超過5次。

◎**脈流而薄疾：**數脈主熱，熱迫血行，故脈跳急快，氣血運行加速。薄，通「迫」。疾，快、迅速、猛烈之意。

◎**陰微陽盛必狂煩：**數脈主陰虛或陽勝導致的熱證。

邪熱擾動心神，故見心煩，甚或躁狂。

◎**浮沉表裏分虛實**：診察到數脈時，還應注意分清部位的深淺和力度的強弱。浮數為表熱，沉數為裏熱；數而有力為實熱，無力而數為虛熱。

◎**惟有兒童作吉看**：小兒為純陽之體，脈率比常人為快，故一息六至可視為正常之脈。

◎**數比平人多一至**：常脈一般一息五至，數脈則一息六至以上。

◎**緊來如索似彈繩**：是指緊脈的脈象來勢緊急，有如牽繩轉索，左右彈指。

◎**數而時止名為促**：是指促脈的脈象是脈來急數，伴有無規律間歇。

◎**數見關中動脈形**：是指動脈的脈象為關部觸及數脈，脈體短而小。

◎**數脈爲陽熱可知**：數脈屬陽，主熱證。

◎**只將君相火來醫**：人體之火分為君火和相火，君火即心火，相火在這裏可理解為腎火。數脈主火熱，多表現在心火與腎火方面。

◎**實宜涼瀉虛溫補**：若實熱證則當用苦寒直折其熱，而虛火則可用溫補之法。火熱之證何以用溫補之法？其說法有二：一是治療腎陰虛之相火妄動，宜用溫熱藥以「引火歸原」；二是認為脾陽氣不足而下陷，鬱而化熱，治療宜以溫補之法，即「甘溫除熱」也。

◎**肺病秋深卻畏之**：秋天燥氣最盛，肺為嬌臟，肺熱本已傷陰，加之秋燥傷肺，自然病勢愈重。

◎**寸數咽喉口舌瘡**：寸部數脈主上焦火盛，故可見咽喉腫痛，口舌生瘡。

◎**吐紅**：這裏是指咯血，係由邪熱犯肺所致。

◎**當關胃火並肝火**：診脈左關候肝膽、右關候脾胃。關部見數脈，可見於肝火及胃火之證。

◎**尺屬滋陰降火湯**：尺部見數脈，多主陰虛火旺，自然應采用滋陰降火之方藥用法。如知柏地黃丸等。

【語解】數脈的脈象一次呼吸時間內，脈跳6次。血流加速，脈搏增快。

◎**脈象**：數脈在一次呼吸時間內，脈跳常達6次。陰虛陽亢、火熱內擾，故可見心煩狂躁。還應注意脈位的深淺和力度大小，以分清熱的表裏虛實。只有兒童見數脈可視為正常。

◎**相類脈**：數脈與常脈比較一息多一至，而脈來繃急如牽繩轉索則為「緊」脈，數脈見無規律間歇的稱為「促」脈；而關部見數脈則為「動」脈。

◎**主病**：數脈主熱證故當屬陽，多表現為心經、腎經的火熱。實熱宜苦寒清熱，而虛火則可用溫補，但肺病陰傷之人，若在深秋觸及數脈，則恐怕預後不良。

◎**分部主病**：寸部的數脈主上焦病變，可見咽喉腫痛，

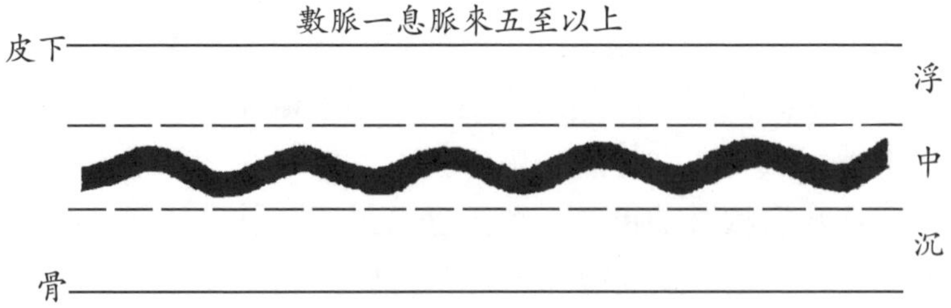

數脈一息脈來五至以上
皮下
浮
中
沉
骨

數脈示意圖

口舌生瘡，或因肺熱膿瘍而出現咳嗽、咯血。關部主胃火和肝火，而尺部數脈多主陰虛火旺，應採用滋陰降火方藥以治。

【應用新解】數脈屬陽，是熱病的反映，多表現為心經、腎經的火熱。實熱宜用苦寒清熱治療，而虛火則可用溫補之法治療。肺病陰傷的患者在深秋出現數脈，多是由於陰分耗竭，而表現出陽氣外脫的徵兆，這種情況是脈證不符，屬逆證，預示病情凶險，預後不良。

寸部的數脈多主上焦病變，可見咽喉腫痛，口舌生瘡，或因肺熱膿瘍而出現的咳嗽、咯血等；關部的數脈多主胃火和肝火所致的病變；尺部的數脈則多主陰虛火旺、腎陰虧損的病變，故應採用滋陰降火的方法來進行治療。

切脈診病時，數脈常與浮脈、細脈、弦脈、滑脈等脈相兼出現：如數脈與浮脈相兼則主表熱，如數脈與沉脈相兼則為裏熱，如數脈與細脈相兼則主陰虛火旺，如數脈與弦脈相兼則主肝火上炎，如數脈與滑脈相兼則為痰熱。其兼脈較多，主病也各不相同。

數脈屬陽而六腑也屬陽，因此數脈主腑證。數而有力則屬實熱證，這多是由正邪相爭所致；數而無力為虛熱證，這大多是由於陰分不足而使陽氣亢盛所致。浮數脈屬表熱證，即指熱邪犯表，病位較為輕淺，病情也不嚴重；沉數脈屬裏熱證，即指熱邪犯裏，病位較深且病情也較複雜。寸口脈數而有力，一般多見於肺癰病。寸口脈數而無力，則一般多見於肺痿病。

●脈理病機分析　數脈為陽，大多是因邪熱鼓動，使其氣盛，而血隨氣行，今氣盛則血流加速，故致脈數有力；亦有因精血虧虛，虛陽亢越，以致血行加速，故脈數而無力。正如《脈訣啟悟》曰：「數為陽盛陰虧，熱邪流傳於經絡之象，所以脈道數盛，火性善動而躁急也。」

●數脈診法主病證治

◎**診法**　一息六至，曰數。數脈主熱證，熱有虛熱實熱之別，故脈有虛實之分。倘若不辨兼脈，乃如盲人騎坐瞎馬，茫然而無頭緒。如文中之肺熱，脈必浮數；心火之脈，則必洪數。至於其他兼脈，下文自有詳論，在此不予多述。

◎**主病證治**

○**肺熱鼻衄**

■症狀脈象　鼻燥而衄，口乾口渴，咳嗽少痰，或有身熱，舌質紅，脈數。

■治則治法　泄肺清熱。

■方藥用法　**桑菊飲**（《溫病條辨》）：杏仁6g，連翹4.5g，薄荷2.5g，桑葉8g，菊花3g，桔梗6g，甘草（生）2.5g，葦根6g。加牡丹皮、白茅根，水煎，去渣。溫服，每日2服。

○**心火尿血**

■症狀脈象　小便熱赤，尿血點滴，心煩不寐，舌赤口瘡，怔忡懊憹，脈數。

■治則治法　清心降火涼血。

■方藥用法　**導赤散**（《小兒藥證直訣》）：生地黃、甘草（生）、木通各等份。上藥為末。每次9g，用水150mL，加竹葉3g，同煎至75mL，食後溫服，每日3次。

○胃熱嘈雜

■症狀脈象　嘈雜口渴，喜於冷飲，心煩不已，口苦口臭，苔黃脈數，右關為甚。

■治則治法　清瀉肝胃之火。

■方藥用法　**左金丸**（《丹溪心法》）：黃連180g，吳茱萸30g或15g。上藥為末，水和蒸餅為丸。每次50丸，白湯送服，每日2次。

●濡數脈診法主病證治

◎**診法**　濡，浮而柔細之象；數，一息六至。二脈合診為濡數脈。濡數脈主病最多，究其病因，不外風、濕、痰、熱。病屬痰者，於濡數脈中多兼滑脈。

◎**主病證治**

○風熱兼濕咳嗽

■症狀脈象　咳嗽多痰，胸悶汗出，苔白膩，中黃，脈濡數。

■治則治法　宣氣祛濕。

■方藥用法　**桑菊飲**（《溫病條辨》）：處方見肺熱鼻衄方藥用法。

○濕熱下注尿濁

■症狀脈象　小便混濁，或莖中熱痛，心煩少寐，口渴不飲，舌淡紅、苔黃膩，脈濡數。

■治則治法　健脾化濕。

■方藥用法　**萆薢分清飲**（《丹溪心法》）：益智仁、萆薢、石菖蒲、烏藥各等份。上藥為細末。每次9g，用水230mL，入鹽1拈，同煎至160mL，去渣。食前溫服，每日2次。

○濕熱腰痛

■症狀脈象　腰髖馳痛，痛有熱感，胸痞腹脹，肢體酸軟重著，或午後熱重，或皮膚發黃，大便或溏薄，小便短赤，或頭如蒙，時欲眠睡，苔黃膩，脈濡數。

■治則治法　清熱化濕，通利脈絡。

■方藥用法　**當歸拈痛湯**（《醫學啟源》）：羌活15g，防風9g，升麻3g，葛根6g，白朮3g，蒼朮、當歸身各9g，人參6g，甘草15g，苦參6g（酒浸），黃芩（炒）3g，知母（酒洗）9g，茵陳（酒炒）15g，豬苓、澤瀉各9g。水煎服，每次30g，每日2次。

此外，暑濕咳嗽、痰濕咳嗽、便血、遺精、泄瀉等，均可見脈象濡數。

●**弦數脈診法主病證治**

◎**診法**　弦脈端直，如按琴弦，不過尺寸；數脈，一息六至。二脈合診為弦數脈。該脈象已有兩兼，但尚有不到位之虞。如外感風邪、邪入少陽、熱瘧等疾病，則脈多弦數兼浮；如氣鬱化火、肝熱肝火等疾病，則脈多弦數兼沉。如水不涵木，肝陰血虛，則脈多弦數兼細。

◎**主病證治**

○肝火犯胃吐血

■症狀脈象　吐血，口苦脅痛，心煩易怒，寐少夢多，躁擾不寧，舌質紅絳，苔黃燥，脈象弦數。

■治則治法　瀉肝清胃。

■方藥用法　**丹梔逍遙散**（《內科摘要》）：當歸、芍藥、茯苓、白朮（炒）、柴胡各6g，牡丹皮、梔子（炒）、甘草（炙）各3g。水煎，每日2次。溫服。

○肝陽上亢眩暈

■症狀脈象　如騰雲霧之中，如坐舟車之上，心中熱煩，面如醉酒，或頭痛發熱，目脹耳鳴，甚則顛僕，每因煩勞或惱怒增劇，舌紅苔黃，脈象弦數。

■治則治法　平肝潛陽，滋肝益腎。

■方藥用法　**天麻鈎藤飲**（《雜病證治新義》）：天麻9g，鈎藤（後下）12g，石決明（先煎）18g，梔子、黃芩各9g，川牛膝12g，杜仲、益母草、桑寄生、夜交藤、朱茯神各9g。水煎，去渣。溫服，每日2次。

○肝火鼻衄

■症狀脈象　頭痛不已，眩暈鼻衄，面唇色青，口乾口渴，喜善發怒，目赤有眵，脅肋脹痛，舌質紅，脈象弦數。

■治則治法　清肝瀉火。

■方藥用法　**龍膽瀉肝湯**（《醫方集解》引《太平惠民和劑局方》）：龍膽草（酒炒）6g，黃芩（炒）、梔子（酒炒）各9g，澤瀉12g，木通、車前子、當歸（酒洗）各9g，生地黃（酒炒）20g，柴胡10g，甘草（生用）6g。水煎，去渣。溫服，每日2次。

○血熱痛經

■症狀脈象　經前腹痛拒按，痛引少腹，或經期超前，經血量多，其色紅或紫，黏而發臭，或夾血塊，唇紅口乾，心煩不寐，大便秘結，舌紅苔少，脈象弦數。

■治則治法　**清熱活血**，理氣止痛。

■方藥用法　清熱調血湯（《古今醫鑒》）：當歸、川芎、白芍藥、生地黃、黃連、香附、桃仁、紅花、延胡索、牡丹皮、蓬莪朮。水煎，去渣。溫服，每日2次。

此外，肝火引起的咳嗽、咯血、耳鳴、吐酸、胃痛、月經先期、黃疸等，均可見脈象弦數。

●滑數脈診法主病證治

◎**診法**　往來流利，如盤走珠，曰滑；一息六至，曰數。二脈合診為滑數脈。該脈象雖已兩兼，但仍難實指。如風痰之證，脈浮滑而數；如宿食嘔吐，脈則沉滑而數；如中風癱瘓，脈則滑數兼散。滑數兼短，乃飲酒之後。

◎**主病證治**

○**熱痰哮證**

■症狀脈象　呼吸急促，喉中哮鳴，嗆咳陣作，痰濁黃稠，咳吐不利，面赤自汗，口渴喜飲，舌質紅、苔黃膩，脈象滑數。

■治則治法　宣肺清熱，豁痰降逆。

■方藥用法　**桑白皮湯**（《聖濟總錄》）：桑根白皮（銼）、人參、知母（切，焙）、麥冬（去心，焙）、枇杷葉（去毛，微炙）、黃連（炒）、葛根（銼）、地骨皮、淡竹根各15g。上藥為粗末。每次12g，用水230mL煎至150mL，去渣。食前服，每日2次。

○**熱結肺癰**

■症狀脈象　頭痛胸痛，發熱而不惡寒，口燥而渴，咳痰粘稠，呼吸不利，甚則不能平臥，舌質淡紅、苔薄黃，脈象滑數。

■治則治法　清肺散邪，泄熱化瘀。

■方藥用法　**千金葦莖湯**（《金匱要略》）：葦莖（切）30g，薏苡仁30g，桃仁（去皮、尖，雙仁者）、冬瓜子各

9g。以水1.5L，先煮葦莖令得600mL，去渣，納諸藥，煮取240mL。溫服，每日2次。若夾寒邪，用射干麻黃湯（《金匱要略》）：射干6g，麻黃、生薑各9g，細辛3g，紫菀、款冬花各6g，五味子3g，大棗2枚，半夏9g。用水1.2L，先煮麻黃2沸，去上沫，納諸藥，煮取300mL，去渣。分2次溫服。

○濕熱痢疾

■症狀脈象　痢疾，古謂腸澼，亦曰滯下，腹痛裏急後重，瀉下赤白，日數十行，肛門灼熱，小便短赤，舌質淡紅、苔黃膩，脈象滑數。

■治則治法　清熱解毒，活血理氣。

■方藥用法　**芍藥湯**（《素問·病機氣宜保命集》）：白芍藥30g，當歸、黃連各15g，檳榔、木香、甘草（炙）各6g，大黃9g，黃芩15g，官桂7.5g。上藥切碎。每次15g，用水300mL，煎至150mL，去渣。食後溫服，每日2次。

○血熱崩漏

■症狀脈象　驟然下血，量多或淋瀝不斷，日久不止，顏色深紅，頭暈目眩，煩悶口渴，睡眠不穩，舌質紅，脈象滑數。

■治則治法　清熱涼血，佐以止血。

■方藥用法　**清熱固經湯**（《簡明中醫婦科學》，成都中醫學院）：生地黃、地骨皮、炙龜甲、牡蠣、阿膠（烊化）、焦梔子、地榆、黃芩、藕節、棕櫚炭、甘草（原方未注明劑量）。水煎服。氣虛者加沙參、黃蓍；口渴者加麥冬、天花粉。

○**濕熱下注陰癢**

■症狀脈象　女人陰內或外陰部瘙癢，甚則疼痛不已，時流黃水，心煩少寐，坐臥不安，口苦苔膩，胸悶不舒，小便黃赤，淋瀝不盡，白帶量多，脈象滑數。

■治則治法　清熱除濕殺蟲。

■方藥用法　**龍膽瀉肝湯**（《醫方集解》引《太平惠民和劑局方》）：龍膽草（酒炒）6g，黃芩（炒）、梔子（酒炒）各9g，澤瀉12g，木通、車前子、當歸（酒洗）各9g，生地黃（酒炒）20g，柴胡10g，甘草（生用）6g。水煎，去渣。溫服，每日2次。外用桃仁研膏，合雄黃末，雞肝切片，蘸藥納玉戶中，其蟲一聞肝腥，皆鑽肝內吮食，將肝提出，病即癒。若有配偶，應夫婦同治，單治女方，恐無癒日。

此外，胃熱吐血、痰熱驚悸、失眠、失聲、熱痹、呃逆、暑溫等，均可見脈象滑數。

●**細數脈診法主病證治**

◎**診法**　細脈，如絲線之應指；數脈，一息六至。二脈合診為細數脈。該脈象已經兩兼，然仍未盡底蘊。如細數兼浮，則多為陰虛盜汗；如細數兼沉，則少陰虛熱；如細數兼弦，則勞怯困殆；如細數兼滑，則熱邪內鬱；如細數兼浮而無根，則為虛陽上越。該脈象多屬陰虛之證。

◎**主病證治**

○**肺陰虛虛勞**

■症狀脈象　咽乾口燥，乾咳多日，失聲難語，甚或咯血，舌面光潔，津液減少，脈象細數。

■治則治法　養陰補肺。

■方藥用法　**拯陰理勞湯**（《醫宗必讀・卷六》）：牡丹皮、當歸身（酒洗）、麥冬（去心）、橘紅各1錢，炙甘草4分，薏苡仁、蓮子（不去皮）各3錢，白芍藥（酒洗）7分，五味子3分，人參6分，生地黃（酒、薑汁炒透）2錢。加大棗1枚，水煎，分2次服。

○**陰虛火旺尿血**

■症狀脈象　尿血伴頭暈耳鳴，腰膝酸軟，面憔顴紅，咽燥口乾，潮熱盜汗，脈象細數。

■治則治法　補腎益陰。

■方藥用法　**大補陰丸**（《醫學正傳》）：川黃柏（炒褐色）、知母（酒浸，炒）各120g，熟地黃（酒蒸）、龜甲（酥炙）各180g。上藥為末，用豬脊髓煉蜜為丸。每次70丸，空腹時用鹽開水送服，日服1～2次。

○**腎精虧耗健忘**

■症狀脈象　健忘，俗稱忘事，或稱記憶力減退，並兼見腰酸乏力，遺精早泄，舌質紅、苔少，脈象細數。

■治則治法　益腎填精。

■方藥用法　**歸脾湯**（《濟生方》）：白朮、茯苓（去木）、黃蓍、龍眼肉、酸棗仁（炒，去殼）各30g，人參、木香（不見火）各15g，甘草（炙）7.5g。上藥切碎。每次取12g，用水230mL，加生薑5片，大棗1枚，煎至160mL，去渣。溫服，不拘時候。

○**產後血虛發熱**

■症狀脈象　產後發熱，面紅口渴，身有微熱，自汗臻臻，頭眩目暈，手足麻木，舌紅苔黃，小便短赤，大便秘結，午後身熱，脈象細數。

■治則治法　養陰清熱。

■方藥用法　**青蒿鱉甲湯**（《溫病條辨》）：青蒿6g，鱉甲15g，細生地黃12g，知母6g，牡丹皮9g。用水1L，煮取600mL，去渣。每日分2次溫服。

○**產後血虛大便難**

■症狀脈象　面色蒼白，甚則唇甲皆白，飲食尚可，甚則不欲飲食，大便秘結，但無脹滿之苦，舌質淡紅，脈象細數。

■治則治法　養血潤燥。

■方藥用法　**四物湯**（《仙授理傷續斷秘方》）：白芍藥、川當歸、熟地黃、川芎各等份。並隨症加味，每次9g，用水225mL，煎至160mL，去渣。空腹熱服，每日2次。

此外，肺腎陰虛所致的失聲、肺勞、虛勞、齒衄、驚悸、不寐，胃陰不足所致的嘔吐、呃逆等，均可見脈象細數。

●洪數脈診法主病證治

◎**診法**　來盛去衰，來大去長，滔滔滿指，狀若洪水，曰洪；一息六至，曰數。二脈合診為洪數脈。若欲實指，則還須辨析兼脈。如脈浮洪數，則為表熱；如脈沉洪數，則為裏熱；如脈洪數滑大，則為熱陷氣分；如脈洪數而長，則主壯熱。該脈象多主陽明經熱證、癰疽蒸膿、血熱痰熱之證。

◎**主病證治**

○**胃熱鼻衄**

■症狀脈象　鼻衄而見口乾鼻燥，口渴而不欲飲，煩躁口臭，舌紅苔黃，脈象洪數。

■治則治法　清瀉胃火，涼血止血。

■方藥用法　**清胃散**（《脾胃論》）：生地黃、當歸身各0.9g，牡丹皮1.5g，黃連1.8g（夏日倍之），升麻3g。上藥為細末，都作1服。用水225mL，煎至160mL，去渣。放冷服之，每日2次。

○腸癰膿液已成

■症狀脈象　腹痛劇烈，腹皮拘急拒按，右下腹觸及硬塊，壯熱自汗，大便秘結，舌質紅、苔黃膩，脈象洪數。

■治則治法　活血化瘀，解毒排膿。

■方藥用法　**仙方活命飲**（《校注婦人良方》）：白芷3g，貝母、防風、赤芍藥、當歸尾、甘草節、皂角刺、穿山甲（炙）、天花粉、乳香、沒藥各6g，金銀花、陳皮各9g。以酒1大碗，煎5～7沸，每日2次。現代用法：水煎服，或水酒各半煎服。如精神欠佳，速行手術治療。

○血熱經行吐衄

■症狀脈象　婦人月經提前或中期，衄血或見吐血，色紅或紫，面色發紅，口乾咽燥，煩躁易怒，臥睡不寧，大便秘結，小便短赤，舌紅苔乾，脈象洪數。

■治則治法　清熱涼血，引血下行。

■方藥用法　**茜根散**（《雞峰普濟方・卷七》）：茜草根、側柏葉、小薊、羚羊角、阿膠、白芍藥、白朮、黃耆、當歸、黃芩各30g，甘草、乾地黃、伏龍肝各60g，血餘15g。為粗末，每服12g，加竹茹0.3g，水煎，去渣。不拘時服。

○**消渴上消**

■症狀脈象　口乾舌燥，大渴引飲，隨飲隨渴，多飲亦渴，大便如常，小便頻數，或飲一溲一，舌邊尖紅，脈象洪數。

■治則治法　清潤肺金，生津止渴。

■方藥用法　**人參白虎湯**（《雜病源流犀燭·六淫門·卷十七》）：人參、石膏、知母、甘草（原方未注明劑量）。水煎服。每日1劑。

●**虛數脈診法主病證治**

◎**診法**　狹義之虛脈，以浮、遲、大、軟取象，故不能與數脈兼見。該處所提之虛，是屬廣義，泛指一切無力之脈。診該脈象應與細脈、微脈、弱脈、濡脈相互參見，方不致誤。

◎**主病證治**

■**虛熱肺痿**

■症狀脈象　咳唾濁涎，咳聲不揚，氣急喘促，皮毛乾枯，口渴鼻乾，形體瘦削，舌紅而乾，脈象虛數。

■治則治法　滋陰清熱，潤肺生金。

■方藥用法　**麥門冬湯**（《聖濟總錄》）：麥冬（去心，焙）、黃連（去鬚）、乾冬瓜各60g。上藥為末。每次9g，用水150mL，煎至105mL，去渣。溫服，每日2次。

○**心腎不交不寐**

■症狀脈象　心煩不已，心悸不安，多夢而不得睡臥，舌質紅，脈象虛數。

■治則治法　交通心腎。

■方藥用法　①**交泰丸**（《韓氏醫通》）：川黃連15g，肉桂心1.5g。上藥為末，煉蜜為丸。每次1.5～2.5g，空腹時淡鹽湯送服，日服3次。②**磁珠丸**。

●弦細數脈診法主病證治

◎**診法**　弦脈端直，如按琴瑟之弦，且不過尺寸；細脈，如絲線應指；數脈，一息六至。三脈合診為弦細數脈。該脈象辨認的難點，乃琴弦與絲線難於分別。該處曰細是謂琴弦之細，非謂與細脈相兼。

◎**主病證治**

○**相火亢盛遺精**

■症狀脈象　夢中遺精，頭暈目眩，腰酸不適，耳鳴耳聾，神疲乏力，形體瘦削，舌紅少津，脈弦細數。

■治則治法　壯水之主，以制陽光。

■方藥用法　**金鎖固精丸**，遵醫囑服用。

○**陰虛火旺鬱證**

■症狀脈象　頭暈目眩，心悸不安，少寐多夢，心煩易怒，腰酸遺精，婦人月經不調，舌質紅，脈弦細數。

■治則治法　滋陰清熱，養血柔肝。

■方藥用法　**滋水清肝飲**（《醫宗己任編・卷六》）：熟地黃、山藥、山茱萸、牡丹皮、茯苓、澤瀉、柴胡、白芍藥、梔子、酸棗仁、當歸（原方未注明劑量）。水煎服。每日1劑。

○**血虛肝熱不寐**

■症狀脈象　虛煩不寐，胸脅疼痛，耳鳴耳聾，頭昏腦漲，眼黑欲仆，肢體麻木，甚或痙攣，舌光紅無苔，脈弦細數。

■治則治法　清肝養血。

■方藥用法　**琥珀多寐丸**（《古今醫統》）：琥珀、羚羊角（細鎊）、人參、白茯神、遠志（製）、甘草各等份。上藥為細末，豬心血和煉蜜為丸，如芡實大，金箔為衣。每次1丸，嚼破用燈心草湯送服，每日2次。

●細弱而數脈診法主病證治

◎**診法**　細弱而數脈，可診為濡而數、弱而數、浮細數、沉細數四脈。若問該四脈診法何異？是曰：濡而數取於浮分，沉分則無；弱而數取於沉分，浮分則無；浮細數乃舉之有餘，按之稍減；沉細數乃舉之不足，按之有餘。

◎**主病證治**

○**心陽不振驚悸**

■症狀脈象　頭暈目眩，心悸不安，神疲乏力，胸脘痞悶，形寒肢冷，舌淡苔白，脈細弱而數。

■治則治法　振奮心陽，益氣利水。

■方藥用法　**苓桂朮甘湯**（《金匱要略》）：茯苓12g，桂枝9g（去皮），白朮、甘草（炙）各6g。上藥用水1.2L，煮取600mL，去渣。每日分3次溫服。

○**火亢水虧不寐**

■症狀脈象　寤多寐少，悸動不安，甚則驚惕不已，脈細弱而數。

■治則治法　滋養心腎。

■方藥用法　**朱砂安神丸**，遵醫囑服用。

●弦大滑數脈診法主病證治

◎**診法**　弦脈，如按琴弦，端直而挺於指下；大脈，動勢強大；滑脈，往來流利；數脈，一息六至。四脈合診為弦大滑數脈。該脈象中間夾一「大」字，只可以動勢而言，不可以脈幅之闊窄而論。

◎**主病證治**

○**痰火上擾發狂**

■症狀脈象　妄言亂語，叫罵不絕，起病急驟，面紅目赤，狂亂無知，踰垣上房，不避親疏，毆人毀物，不知穢潔，裸體棄衣，不顧羞恥，氣力超人，舌質紅絳，舌苔黃膩，脈弦大滑數。

■治則治法　鎮心豁痰，瀉肝清火。

■方藥用法　**生鐵落飲**（《證治準繩・類方》）：生鐵落30g，石膏、龍齒（研）各15g，白茯苓（去皮）、防風（去蘆）各4.5g，玄參、秦艽各3g。上藥除生鐵落外，研為粗散，先將生鐵落加水2L，煮取1L，再入石膏等藥，煮取500mL，去渣，入竹瀝100mL，和勻。每日分5次溫服，不拘時候。

○**溫瘧**

■症狀脈象　熱多寒少，或但熱不寒，汗出不暢，頭身酸痛，口渴引飲，大便秘結，小便短赤；甚則高熱不退，頭痛劇烈，噁心嘔吐，煩躁不安，神志昏聵，譫言亂語，四肢抽搐，二便失禁，舌質紅絳或垢黑，脈弦大滑數。

■治則治法　清熱解毒，益氣生津。

■方藥用法　**白虎加桂枝湯**（《金匱要略》）：知母9g，甘草（炙）3g，石膏30g，粳米6g，桂枝5～9g。上藥銼。每次15g，用水225mL，煎至180mL，去渣。溫服，每日2次。汗出癒。

●弦滑數脈診法主病證治

◎**診法**　如按琴弦，曰弦；往來流利，曰滑；一息六至，曰數。三脈合診為弦滑數脈。此多屬風痰化熱之證。

◎**主病證治**

○**陰虛火亢中風**

■症狀脈象　頭眩漲痛，語言不清，足酸不用，目睛模糊，耳鳴耳聾，甚則口眼喎斜，舌強言謇，或手足重滯，半身不遂，舌質紅，脈弦滑數。

■治則治法　滋腎息風，平肝潛陽，化痰通絡。

■方藥用法　**天麻鉤藤飲**（《雜病證治新義》）：天麻9g，鉤藤（後下）12g，石決明（先煎）18g，梔子、黃芩各9g，川牛膝12g，杜仲、益母草、桑寄生、夜交藤、朱茯神各9g。水煎，去渣。溫服，每日2次。

○**邪入臟腑陽閉**

■症狀脈象　突然昏仆，人事不省，牙關緊閉，兩手握固，面赤氣粗，舌淡紅、苔黃膩，脈弦滑數。

■治則治法　辛涼開竅，清痰瀉火。

■方藥用法　**羚羊角湯**（《幼幼心書》引《石壁經》）：黃芩、羚羊角屑各等份。上藥為粗末。每次6g，用水150mL，煎至75mL，去渣。每日分2次服。

●洪大數脈診法主病證治

◎**診法**　脈象滔滔滿指，來盛去衰，曰洪；脈幅寬闊，曰大；一息六至，曰數。三脈合診為洪大數脈。多屬陰陽實熱之證。

◎主病證治

○癰疽毒易潰

■症狀脈象　癰腫疼痛，按之其痛更甚，腫處熱甚灼手，苔黃，脈洪大數。

■治則治法　透膿，穿破。

■方藥用法　**透膿散**（《外科正宗・卷一》）：黃蓍12 g，川芎9g，當歸6g，炒穿山甲3g，皂角刺6.5g。水煎服，或對入酒1杯服。

●濡滑數脈診法主病證治

◎**診法**　浮而柔細，曰濡；往來流利，曰滑；一息六至，曰數。三脈合診為濡滑數脈。濡主濕，滑主痰，數主熱，總由脾氣虛弱而不能勝濕，濕盛生痰，痰濕化熱。或為濕熱作祟，釀成該脈象。濡脈取於浮分，古人有謂沉濡、弱濡者，實難於苟同。

◎主病證治

○濕熱泄瀉

■症狀脈象　身體沉重，倦怠乏力，脘腹脹滿，腸鳴泄瀉，舌淡紅、苔黃膩，脈象濡滑數。

■治則治法　清熱化濕。

■方藥用法　**黃芩湯**（《宣明論方》）：白朮、黃芩各等份。上藥為末。每次9g，用水300mL，同煎至150 mL，去渣。稍溫服，每日2次。

●大數脈診法主病證治

◎**診法**　脈幅寬闊，來大去大，來盛去盛，曰大；一息六至，曰數。二脈合診為大數脈。大數脈主疫癘，而疫癘豈止疫痢一病，還有如疫瘧、疫咳、疫疹、疫喉、疫痧、爛喉丹痧等。

◎**主病證治**

○**疫毒痢**

■症狀脈象　發病急驟，痢下鮮紅，甚則時下膿血，高熱煩渴，頭痛不已，煩躁不安，腹痛劇烈，裏急後重，甚或譫語嗜睡，舌質紅絳，脈象大數。

■治則治法　清熱解毒，涼血止痢。

■方藥用法　**白頭翁湯**（《傷寒論》）：白頭翁15g，黃柏12g，黃連4g，秦皮12g。以水1.4L，煮取400mL，去渣。每日分2次溫服。

●**數有力脈診法主病證治**

◎**診法**　有力之脈，毫無規矩權衡可準，其實可歸於洪、大、緊、弦、實等脈之範疇。

◎**主病證治**

○**淋病血淋**

■症狀脈象　尿血，其色紫紅，如絲似條，疼痛滿急，尿澀刺痛，舌淡紅、苔薄黃，脈數有力。

■治則治法　清熱涼血通淋。

■方藥用法　**小薊飲子**（《玉機微義》引《濟生方》）：生地黃、小薊根、通草、滑石、梔子仁、蒲黃（炒）、淡竹葉、當歸、藕節、甘草各等份。上藥切碎。每次15g，水煎，去渣。空腹服，每日2次。

●**細數無力脈診法主病證治**

◎**診法**　細如絲者，曰細；一息六至，曰數。該脈象診其細數即可。

◎主病證治

○虛損經閉

■症狀脈象　月經數月不行，且伴一派陰虛之狀，脈細數無力。

■治則治法　益心氣，養肝腎，佐以活血。

■方藥用法　**柏子仁丸**〔（《奇效良方》）：柏子仁、枸杞子（炒）各30g，地膚子45g，韭子（須十霜後採者，酒浸，曬乾，微炒）90g。上藥為細末，以煮棗肉為丸，如梧桐子大。每次30丸，空腹及晚食前用粥湯送服，每日2次〕合澤蘭湯〔（《醫學心悟》）：澤蘭9g，牡丹皮、牛膝各6g，桃仁（去皮、尖，研）10粒，紅花1.5g，當歸尾15g，廣三七3g，赤芍藥4.5g。水煎，去渣。熱酒沖服，每日2次〕。

●細滑數脈診法主病證治

◎**診法**　如絲線之應指，曰細；往來流利，曰滑；一息六至，曰數。三脈合診為細滑數脈。該脈象主陰虛夾濕熱，或為陰虛夾痰熱之證。

◎主病證治

○血淋尿血

■症狀脈象　全身發熱，口渴欲飲，心煩不寐，小便不利，血淋，尿血，脈細滑數。

■治則治法　滋陰清熱，利尿化濕。

■方藥用法　**豬苓湯**（《傷寒論》）：豬苓（去皮）、茯苓、澤瀉、滑石、阿膠各30g。水1.2L，先煮前4味藥，取600mL，去渣，後納入阿膠烊化。每次200mL，溫服，每日3次。

●左寸數脈診法主病證治

◎**診法**　左寸，屬心、心包之部位。數脈，一息六至。倘若不兼他脈，則誠難實指。如暑熱傷心，則脈浮濡而數；如心小腸火，則脈洪而數；如心血虛衰，則脈細而數；如心經痰火，則脈滑而數；如心經熱厥，則脈沉而數。

◎**主病證治**

○**暑熱傷心**

■症狀脈象　頭痛不已，體倦乏力，心煩口渴，嘔吐腹瀉，舌苔黃厚，脈浮濡而數。

■治則治法　清暑滲濕。

■方藥用法　**白虎湯**（《傷寒論》）：知母9g，石膏30g，甘草（炙）3g，粳米9g。以水1L，煎至米熟湯成，去渣。每日分3次溫服。

○**心小腸火**

■症狀脈象　面見色赤，煩躁不安，口舌生瘡，小便赤而澀痛，吐血衄血，舌質紅，左寸脈象洪數。

■治則治法　涼心導火。

■方藥用法　**導赤散**（《小兒藥證直訣》）：生地黃、甘草（生）、木通各等份。上藥為末。每次9g，用水150mL，加竹葉3g，同煎至75mL，食後溫服，每日3次。

●左關數脈診法主病證治

◎**診法**　左關，屬肝、膽之部位。一息六至，曰數脈。倘若不辨其兼脈，則究難實指。如肝經實火，則脈來弦數；如肝陰不足，則脈數弦細；如膽經實證，則脈弦數而大。

◎主病證治

○肝經實火

■症狀脈象　目赤腫痛，耳聾口苦，胸膈煩悶，脅痛多怒，甚則躁擾發狂，小便色赤，大便秘結，脈左關弦數。

■治則治法　清膽瀉火。

■方藥用法　**龍膽瀉肝丸**，遵醫囑服用。

○肝經虛火

■症狀脈象　面色憔悴，身體虛羸，雙顴色赤，時發潮熱，喉痛目澀，腰膝酸軟，頭暈目眩，舌紅少苔，脈左關弦細而數。

■治則治法　滋水涵木。

■方藥用法　**知柏地黃丸**，遵醫囑服用。

●**左尺數脈診法主病證治**

◎**診法**　左尺，屬腎、膀胱、小腸之部位。倘若不辨其兼脈，則究難實指。如膀胱實熱，則脈數而大；如腎陰不足，則脈來細數；如尿赤淋濁，則脈多滑數；如腎、膀胱有瘀塞，則脈多呈促象；如大便澀結，則脈實而數。其中虛實之不同，不可不察。

◎主病證治

○肺熱癃閉

■症狀脈象　小便不通，咽乾或咳，口渴引飲，舌苔色黃，脈左尺滑數。

■治則治法　通調水道。

■方藥用法　**清肺散**（《萬病回春》）：連翹、川芎、白芷、黃連、苦參、荊芥、桑白皮、黃芩、梔子、貝母、甘草各等份。水煎，去渣。臨臥服。

○膀胱積熱

■症狀脈象　少腹脹滿，小便不通，舌苔乾黃，脈左尺數大。

■治則治法　清熱利尿。

■方藥用法　**八正散**（《太平惠民和劑局方》）：車前子、瞿麥、萹蓄、滑石、梔子仁、甘草（炙）、木通、大黃（面裹煨，去面，切，焙）各500g。上藥為散。每次6g，用水150mL，加燈心草3g，煎至100mL，去渣。食後、臨臥溫服。

●右寸數脈診法主病證治

◎**診法**　右寸，屬肺、胸中之部位。一息六至，曰數。倘若不辨其兼脈，則難得到位。如風熱犯肺，則脈多浮數；如燥熱犯肺，則脈多小數；如濕熱侵肺，則脈多濡數；如肺陰虛損，則脈多細數；如痰熱阻肺，則脈多滑數。

◎**主病證治**

○風熱

■症狀脈象　發熱重，惡寒輕，咳嗽不停，口乾口渴，舌邊尖紅，苔黃，右寸脈浮數。

■治則治法　清熱散風。

■方藥用法　**桑菊飲**（《溫病條辨》）：杏仁6g，連翹4.5g，薄荷2.5g，桑葉8g，菊花3g，桔梗6g，甘草（生）2.5g，葦根6g。水煎，去渣。溫服，每日2服。

○燥熱

■症狀脈象　咽喉乾痛，齒齦腫痛，耳鳴不停，乾咳不止，或見鼻衄，咯血，脈右寸小數。

■治則治法　清肺潤燥。

■方藥用法　**桑杏湯**（《溫病條辨》）：桑葉3g，杏仁4.5g，沙參6g，象貝、香豉、梔子皮、梨皮各3g。水煎，去渣。頓服之，重者再作服。

○**濕熱**

■症狀脈象　發熱，或不發熱，頭身重痛，腹脹腸鳴，食滯納呆，小便短黃，脈右寸濡數。

■治則治法　清熱化濕。

■方藥用法　**三仁湯**（《溫病條辨》）：杏仁15g，飛滑石18g，白通草、白豆蔻仁、竹葉、厚朴各6g，生薏苡仁18g，半夏15g。用甘瀾水1.6L，煮取900mL，去渣。每次300mL，日服3次。每日1劑。

○**陰虛**

■症狀脈象　五心發熱，長久低熱，午後潮熱，夜間盜汗，咽乾口燥，舌紅少苔，右寸脈細數。

■治則治法　滋陰退熱。

■方藥用法　**月華丸**（《醫學心悟》）：天冬（去心，蒸）、麥冬（去心，蒸）、生地黃（酒洗）、熟地黃（九蒸九曬）、山藥（乳蒸）、百部（蒸）、沙參（蒸）、川貝母（去心，蒸）、阿膠各30g，茯苓（乳蒸）、獺肝、廣三七各15g。用白菊花（去蒂）60g、桑葉（經霜者）60g熬膏，將阿膠化入膏內和藥，煉蜜為丸。每次1丸，噙化，每日3次。

●右關數脈診法主病證治

◎**診法**　右關，屬脾胃之部位。一息六至，曰數脈。

倘若不辨其兼脈，則究難實指。如熱性吞酸，則脈多弦數；如熱性嘔血，則脈多芤數；如痰火客於胃府，則脈多滑數；如濕熱蘊於脾胃，則脈多滑而濡數。

◎**主病證治**

○**唇瘡**

■症狀脈象　口唇四周乾燥，甚則泛發疱疹並流出黃水，右關脈滑數。

■治則治法　清熱燥濕，又兼疏風。

■方藥用法　黃芩12g，黃連10g，薄荷、玄參、當歸、白芍藥各12g，甘草10g，石膏30g，防風、石斛、生地黃各12g，水煎服。每日1劑。

●**右尺數脈診法主病證治**

◎**診法**　右尺，屬腎、命門、大腸之部位。一息六至，是謂數脈。倘若不辨其兼脈，則究難實指。如大便下血，證屬風熱者，則脈多濡數；如膏淋，證屬濕熱者，則脈濡滑而數；如熱淋，則脈多洪數；如相火妄動而遺精，則脈多弦數；如濕熱腰痛，則脈多濡數。

◎**主病證治**

○**腎囊風**

■症狀脈象　陰囊乾燥極癢，甚則泛起疙瘩，形如赤栗，痲癢，搔之泛流脂水，痛如火燎，右尺脈弦滑而數。

■治則治法　清肝化濕，兼瀉腎火。

■方藥用法　**萆薢化毒湯**（《瘍科心得集・方匯》）：萆薢、當歸、牡丹皮、牛膝、防己、木瓜、薏苡仁、秦艽（原方未注明劑量）。水煎服。

(五)滑(陽中陰)

滑脈，往來前卻，流利展轉，替替然如珠之應指(《脈經》)。漉漉如欲脫。

(滑為陰氣有餘，故脈來流利展轉。脈者，血之府也。血盛則脈滑，故腎脈宜之；氣盛則脈澀，故肺脈宜之。《脈訣》云：按之即伏，三關如珠，不進不退，是不分浮滑、沉滑、尺之滑也，今正之。)

●**體狀相類詩**　滑脈如珠替替然，往來流利卻還前。莫將滑數為同類，數脈惟看至數間。

(滑則如珠，數則六至。)

●**主病詩**　滑脈為陽元氣衰，痰生百病食生災。上為吐逆下蓄血，女脈調時定有胎。

寸滑膈痰生嘔吐，吞酸舌強或咳嗽。當關宿食肝脾熱，渴痢癩淋看尺部。

(滑主痰飲，浮滑風痰，沉滑實痰，滑數痰火，滑短宿食。《脈訣》言：關滑胃寒，尺滑臍似水。與《脈經》言關滑熱，尺滑血蓄，婦人經病之旨相反，其謬如此。)

【提要】該節段講滑脈的脈象、主病，以及相似脈、相兼脈的脈象及主病。

【注釋】

◎**往來前卻**：一來一往，一前一後。卻：退後之意。

◎**流利展轉**：指滑脈往來流利，連續不斷。

◎**替替然如珠之應指**：滑脈往來流利，應指圓滑，如珠走盤。替替，意指交替不斷。

◎**漉漉如欲脫**：滑脈的搏動有如水珠滲脫之狀。漉漉，意指不斷滲出的水珠。

◎**滑脈如珠替替然**：比喻滑脈的脈象有如珍珠在玉盤中滾動，連續不斷。

◎**往來流利卻還前**：滑脈應指圓滑流利，前後不斷。

◎**莫將滑數為同類**：滑脈和數脈不可混淆。數脈是指跳動次數快，而滑脈除次數可能較快外，還應兼有往來流利、應指圓滑之象。

◎**數脈惟看至數間**：強調數脈的特徵是一息六至，跳動次數快。

◎**滑脈為陽元氣衰**：滑脈為陽脈，一般認為主痰飲、食積等實證，為何又稱元氣虛衰？其說不一，如《脈學求真》云：「或以氣虛不能統攝陰火，脈見滑利者有之。」也有人認為是因元氣衰微，不能攝持肝腎之火，以致血分有熱，而脈象見滑。錄此作為備參。

◎**痰生百病食生災**：痰飲、食積等實邪壅盛於內，氣實血湧，故見往來流利、應指圓滑之滑脈。

◎**上為吐逆下蓄血**：滑脈主痰飲可導致胃失和降，胃氣上逆的嘔吐；也可主氣血運行不利而見血蓄於下焦的蓄血證。

◎**女脈調時定有胎**：滑脈不可盡視為病脈。如女人妊娠期，因氣血充盛，常可觸及滑脈。

◎**寸滑膈痰生嘔吐**：寸部見滑脈可主胸膈以上的上焦痰飲，肺的宣降失常而導致咳喘、嘔吐痰涎等證。

◎**吞酸舌強或咳嗽**：寸部主心肺之上焦病變。心開竅於舌，痰濁阻滯心竅，可見舌強、言語不利；心肝火旺，胃失和降，可見嘔吐酸水。在肺則可見咳嗽、氣喘證。

◎**當關宿食肝脾熱**：關部滑脈反映中焦病變，肝的陽氣亢奮，木旺乘土，肝脾不和或肝氣犯胃而致脾胃升降運化失常，故可見食積於內。

◎**渴痢㿗淋看尺部**：尺部滑脈多主下焦病變。可見消穀善饑，多飲多尿之「消渴證」；也可見濕熱蘊結膀胱，小便不利之「淋證」；又可見濕熱阻滯大腸之痢疾；還可見於陰囊墜脹疼痛之「㿗疝」。「㿗疝」，為一病名，是指寒濕下傳引起的陰囊腫大。

【語解】滑脈的脈象，往來流利，應指圓滑，如盤走珠，持續不絕，又像不斷滾動的水珠樣。

◎**脈象及相類脈**：滑脈如盤走珠，往來流利，持續不斷，不要將滑脈與數脈相混淆，數脈的體察唯有看一息幾至。

◎**主病**：滑脈為陽脈，主人體元氣虛衰，或主痰飲、食積，或主在上的嘔吐或在下的瘀血。育齡婦女無病見滑脈可能為受孕。

◎**分部主病**：寸部見滑脈主上焦病變，可見痰飲、咳喘，或反酸嘔吐，或舌體僵硬、語言不利；關部滑脈主中焦病變，可見宿食停滯，肝脾內熱；尺部滑脈多主下焦病

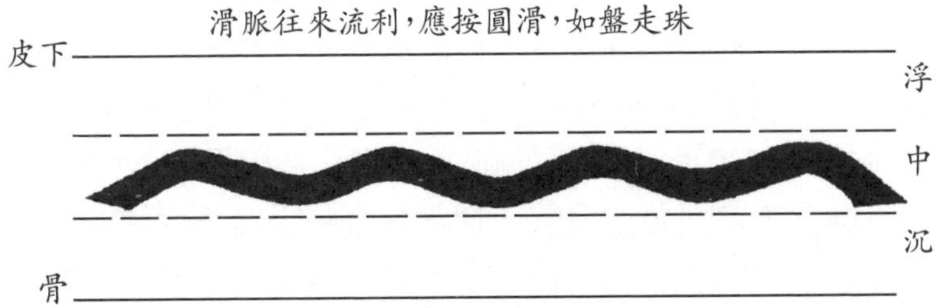

滑脈示意圖

變，可見消渴、痢疾、小便不利及癲疝等。

【應用新解】滑脈屬陽脈，多提示為實證，如痰飲、食積、嘔吐或瘀血等。另外，元氣虧虛亦可見及該脈。若女人無病而見滑脈，可判斷為妊娠，這是因為孕婦聚血以養胎，血盛而使脈道充盈，故見應指滑利的脈象。正常人脈滑而緩和（稍有滑象），是營衛調和、氣血充盈的徵象。腎的平脈沉而軟滑，因腎藏精，五臟六腑之精都聚積於腎中，並由腎封藏起來，腎為封藏之本，因而脈表現為沉脈，滑為陽，腎脈中見軟滑之象，多是因陽熱之氣侵入腎中的緣故。

寸部如出現滑脈，則可見痰飲、咳喘或反酸嘔吐、舌體僵硬、言語不利；關部如出現滑脈，則可見宿食停滯、肝脾內熱病變；尺部如出現滑脈，則可見消渴、痢疾、小便不利及癲疝等病變。

切脈診病過程中，滑脈常與短、浮、沉、數等脈同時出現。滑脈與浮脈同時出現，提示病在體表，如夾痰，也提示體內外都有發熱現象；滑脈與數脈同時出現多提示病為痰熱；如果滑脈與弦脈同時出現，則提示病為肝風夾痰，如原發性高血壓、中風等。

滑脈主要反映痰飲方面的病證。浮滑脈多屬風痰方面的，因為有痰，而且痰多，所以表現為滑脈，再加上有風邪入侵，所以脈又表現為浮脈；沉滑脈多是有痰而病在裏，因此脈象多表現為沉脈，大多於食積傷脾的病中見及，脾運失常而蘊生痰熱，通常有腹脹畏食等症狀；滑數脈預示痰火內盛，因為體內有熱邪則表現為數脈；滑短脈預示宿食停滯，因為宿食多表現為滑脈，宿食積滯會影響氣血運行，從而使脈象表現為短脈。《脈訣》曰：如滑脈出現在關部，多預示胃寒；如滑脈出現在尺部，多預示機體陰寒內盛所致的臍下冰冷。《脈經》曰：如滑脈出現在關部，多預示胃有積熱；如滑脈出現在尺部，多預示蓄血或婦女有月經病。可見《脈經》和《脈訣》的觀點是截然不同的。綜上所述，我們可以斷定《脈訣》的觀點是錯誤的。

●**脈理病機分析**　滑脈是氣血充盛的表現，血盛則血流量大，氣足則推動血行有力，血流速度較快，血管擴張，管壁較薄，柔度較大，而形成滑象。血行通暢，則往來流利，應指圓滑，平人氣血旺盛，脈來和滑。若病中脈滑，為邪氣亢盛，正氣亦盛，抗邪有力，氣血湧盛，血行加快，則脈來滑數。故發熱、濕熱、宿食和痰飲喘咳等症候，常見滑數脈。滑者陰氣有餘也。痰濕為陰液，陰逢陰旺，陰血相應，致陰有餘。血盛氣足，故痰濕症候顯滑脈。正如張志聰所云：「邪入於陰，則經血沸騰，故脈滑。」孕婦脈滑，乃血盛養胎之兆。正如滑伯仁所曰：「脈者血之府，血盛則脈滑，故妊脈宜之。」

●**滑脈診法主病證治**

◎**診法**　往來流利，如盤走珠，曰滑。倘若單憑滑脈斷證，誠有片面之弊，臨證需辨該脈另兼何脈，方能實指到位。如胃中不和，則脈滑多兼數；如風痰之疾，則脈滑多兼浮；如痰飲之證，則脈滑多兼弦；如停食之證，則脈滑多兼大、兼實或兼緊；如痰滯之證，則脈多兼遲緩或結；如痰濁化熱，則脈滑多兼數或促。

◎主病證治

○胃中不和不寐

■症狀脈象　噯腐吞酸，胸脘脹悶，飲食少思，時欲嘔惡，大便異臭，臥不得安，舌苔黃膩，脈象滑。

■治則治法　和胃化滯，清熱豁痰。

■方藥用法　**保和丸**（《丹溪心法》）：山楂180g，神麴60g，半夏、茯苓各90g，陳皮、連翹、萊菔子各30g。上藥為末，飲餅為丸，如梧桐子大。每次70～80丸，白湯送服，每日2次。

○痰滯經閉

■症狀脈象　經閉不行，胸悶不適，嘔惡不止，時吐痰涎，口淡無味，精神倦怠，帶下色白量多，舌質淡、苔白膩，脈滑。

■治則治法　豁痰化滯。

■方藥用法　**芎歸二陳湯**（《中醫婦科治療學》）：川芎6g，當歸、半夏各9g，陳皮、茯苓各4.5g，甘草1.8g。每日1劑，水煎，去渣。溫服，每日2次。

○痰濕不孕

■症狀脈象　形體肥胖，面白無華，頭暈目眩，心悸不安，帶下量多而黏稠，或月經不調，色淡量多，舌淡苔膩，脈滑。

■治則治法　燥濕化痰。

■方藥用法　**啓宮丸**（《醫方集解》）：芎藭、白朮、半夏麴、香附各30g，茯苓、神麴各15g，橘紅、甘草各9g。上藥為末，粥為丸服。

○胃弱妊娠劇吐

■症狀脈象　體瘦形弱，嘔吐不止，飲食不能，胸悶腹脹，食後脹甚，喜按喜揉，全身乏力，大便溏薄，舌質淡、苔白潤，脈象滑。

■治則治法　和中降逆。

■方藥用法　**香砂六君子湯**（《古今名醫方解》柯韻伯方）：人參3g，白朮、茯苓各6g，甘草2.1g，陳皮2.4g，半夏3g，砂仁2.4g，木香2.1g。加生薑2片，水煎，去渣。溫服，每日2次。

○痰壅遺精

■症狀脈象　嘔惡不止，時吐痰涎，夜多怪夢，遺精，苔膩脈滑。

■治則治法　燥濕化痰。

■方藥用法　**豬苓丸**（《聖濟總錄》）：豬苓15g，肉豆蔻（去殼，炮）2枚，黃柏（炙）7.5g。上藥為末，米飲為丸，如綠豆大。每次10丸，食前用熟水送服。

●弦滑脈診法主病證治

◎**診法**　如按琴弦，曰弦；往來流利，曰滑。二脈合診為弦滑脈。該脈雖已兼二脈，但臨證之時則還須辨三兼或四兼，才能盡審弦外之音。如痰鬱之疾，則脈弦滑兼緩；如痰火之證，則脈弦滑兼數；如陽虛飲證，則脈弦滑兼細遲；如為痰厥，則脈多弦滑兼長。

◎**主病證治**

○痰鬱

■症狀脈象　咳嗽喘促，胸悶不適，咽中如有物梗塞，咯之不出，吞之不下，舌質淡、苔白滑，脈弦滑。

■治則治法　利氣豁痰。

■方藥用法　**半夏厚朴湯**（《金匱要略》）：半夏12g，厚朴9g，茯苓12g，生薑15g，乾蘇葉6g。以水700mL，煮取400mL。分溫4服，日3次，夜1次。

○**肝胃不和惡阻**

■症狀脈象　妊娠二三月，體倦神怠，昏昏思睡，頭重眩暈，嗜食酸味，惡聞食臭，噁心嘔吐。古稱「子病」、「病兒」，脈弦滑。

■治則治法　疏肝和胃。

■方藥用法　**順肝益氣湯**（《傅青主女科・卷下》）：人參、當歸（酒洗）、炒蘇子各30g，白芍藥（酒炒）、麥冬（去心）、白朮（土炒）各9g，茯苓6g，熟地黃15g，陳皮3g，炒砂仁1粒，神麴（酒炒）3g。水煎服。

○**痰濕泄瀉**

■症狀脈象　時瀉時止，頭暈目眩，噁心欲嘔，胸腹滿悶，甚或下如蛋白，脈弦滑。

■治則治法　豁痰化濕。

■方藥用法　**二陳平胃散**（《症因脈治》）：熟半夏、白茯苓各10g，甘草5g，熟蒼朮、厚朴各10g。水煎，去渣。溫服，每日2次。

●**細滑數脈診法主病證治**

◎**診法**　脈如絲線之應指，曰細；往來流利，曰滑；一息六至，曰數。三脈合診為細滑數脈。該脈之脈機，細多主陰虛，滑主有痰或有濕邪，數主有熱。其陰虛夾痰熱者，用安神定志丸；陰虛夾濕熱者，用豬苓湯。

◎主病證治

○臟躁

■症狀脈象　躁擾不寧，常喜悲傷欲哭，哈欠頓悶連連，脈細滑而數。

■治則治法　滋肝陰，寧神志。

■方藥用法　**甘麥大棗湯**（《金匱要略》）：甘草9g，小麥270g，大棗10枚。加當歸、白芍藥、茯神、酸棗仁、柏子仁、龍齒、牡蠣適量。用水1.2L，煮取600mL，去渣。分3次溫服。

●**滑實脈診法主病證治**

◎**診法**　脈往來流利，曰滑；大而長，浮沉皆得，曰實。二脈合診為滑實脈。該脈象為胃腸積熱之證。其實「實」在脈學裏有兩重含義：一泛指強大有力之脈，定為廣義；二指沉浮皆得大而長，定為狹義。

◎主病證治

○食停嘔吐

■症狀脈象　脘腹脹滿，嘔吐酸腐，噯氣畏食，大便溏薄或秘結，舌苔灰膩，脈象滑實。

■治則治法　調和胃氣，消食化滯。

■方藥用法　**保和丸**，遵醫囑服用。

○熱性便秘

■症狀脈象　大便秘結，口臭唇瘡，面赤身熱，小便短赤，舌苔黃燥，脈象滑實。

■治則治法　清熱潤腸。

■方藥用法　**麻子仁丸**（《傷寒論》）：火麻仁500g，白芍藥、枳實（炙）各250g，大黃（去皮）500g，厚朴

（炙，去皮）250g，杏仁（去皮、尖，熬，另作脂）250g。上藥為末，煉蜜為丸，如梧桐子大。每次10丸，每日3次，以飲送服，逐漸加量，以知為度。或用蜂蜜兌芝麻油內服，或豬油兌蜂蜜內服。

●濡滑脈診法主病證治

◎**診法**　脈浮而柔細，曰濡；往來流利，曰滑。二脈合診為濡滑脈。該脈象雖已兩兼，但仍不能到位。如痰濁中阻，則脈濡滑兼緩；如痰濁化熱，則脈濡滑兼數。

◎**主病證治**

○**痰濕犯肺咳嗽**

■症狀脈象　咳嗽痰多，色白而黏，胸脘作悶，噁心欲嘔，舌苔白膩，脈象濡滑。

■治則治法　健脾燥濕豁痰。

■方藥用法　**二陳湯**（《太平惠民和劑局方》紹興續添方）：半夏（湯洗7次）、橘紅各150g，白茯苓90g，甘草（炙）45g。並加蒼朮、厚朴、苦杏仁、薏苡仁適量。上藥為粗散。每次12g，用水150mL，加生薑7片，烏梅1個，同煎至90mL，去渣。或製成丸服。熱服，不拘時候。丸劑每次9～15g，每日2次。

○**風寒兼濕咳嗽**

■症狀脈象　發熱惡寒，咳嗽多痰，胸脘作悶，舌質淡、苔白膩，脈象濡滑。

■治則治法　驅風散寒，燥濕化痰。

■方藥用法　**杏蘇散**（《溫病條辨》）：蘇葉、半夏、茯苓、前胡、苦桔梗、枳殼各6g，甘草3g，生薑3片，大棗（去核）2枚，橘皮5g，杏仁10g。並加蒼朮、厚朴適量。水煎，去渣。溫服，每日2服。

●**細滑脈診法主病證治**

◎**診法**　脈如絲線之應指，曰細；往來流利，曰滑。二脈合診為細滑脈。該脈象雖已兩兼，但卻仍嫌不能到位。如脈細滑而浮，是謂傷飲；如脈細滑而數，是謂僵仆，發熱嘔吐。該脈應與濡滑、弱滑、浮細滑、沉細滑脈相鑒別。濡滑脈取於浮分，沉候則無；弱滑脈取於沉分，浮候則無；浮細滑脈，浮候有餘，沉候不足；沉細滑脈，沉候有餘，浮候不足。

◎**主病證治**

○**癇後精虛夾痰**

■症狀脈象　癇證發生之後，精神委靡不振，面色少華不容，頭暈心悸不安，食少痰多欲嘔，腰酸肢軟乏力，舌質淡，脈細滑。

■治則治法　填精養氣，健脾化痰。

■方藥用法　**大補元煎**（《景岳全書》）：人參少則用3～6g，多則用30～60g，山藥（炒）6g，熟地黃少則用6～9g，多則用60～90g，杜仲6g，當歸6～9g，山茱萸3g，枸杞子6～9g，炙甘草3～6g。水400mL，煎取280mL，去渣。食遠溫服，每日2次。可合六君子湯（《濟生方》）：人參、白朮各30g，橘紅、半夏（湯泡7次）、枳殼（去瓤，麩炒）、甘草（炙）各15g。上藥切碎。每次12g，用水220mL，加生薑7片，大棗1枚，煎至150mL，去渣。溫服，不拘時候，每日2次。以杜生痰之源。

●**滑無力脈診法主病證治**

◎**診法**　滑脈，往來流利也。深究「無力」，乃古人一大敗筆。考無力之脈，實有形象可比，如細、微、濡、弱皆是，再辨其兼脈，方可有的放矢進行。如陰虛夾痰熱證，則脈滑兼細數。此處無力之說，姑承古人之提法爾。

◎**主病證治**

○**氣虛妊娠轉胞**

■症狀脈象　孕婦小便不通，數頻而尿少，臍腹脹急而痛，面白無華不容，神疲體倦乏力，頭重眩暈昏昏，短氣懶言少語，舌質淡、苔白，脈滑無力。

■治則治法　補氣益中升陷。

■方藥用法　**補中益氣湯**（《內外傷辨惑論》）：黃蓍3g，甘草（炙）1.5g，人參、升麻、柴胡、橘皮、當歸身（酒洗）、白朮各0.9g。上為粗散，都作1服。用水300mL，煎至150mL，去渣。早飯後溫服。

○**脾虛子腫**

■症狀脈象　妊娠遍身水腫，小便短少，精神倦怠，面色萎黃，四肢不溫，口淡無味，胸悶不思飲食，大便溏薄，舌淡苔滑，脈滑無力。

■治則治法　健脾行水。

■方藥用法　**千金鯉魚湯**（《校注婦人良方・卷十五》）：鯉魚（重1000g）1條，白朮15g，生薑、芍藥、當歸各9g，茯苓12g。上藥切碎，以水10L，先煮魚熟，澄清，取8L，納藥煎，取3L，分5服。

●**左寸滑脈診法主病證治**

◎**診法**　左寸，屬心、心包之部位。脈往來流利，曰滑。滑脈既已明瞭，再辨其兼脈，則可斷證明診。如脈滑而兼浮，則風痰為患；如脈滑而兼沉，則痰在心經；如脈滑而兼數，則心經有熱，或痰火擾心；如脈滑而兼結，則痰濕阻心；如脈滑而兼促，則心經痰熱。

◎**主病證治**

○**心經痰火**

■症狀脈象　心煩發躁，心悸不安，口苦不寐，多夢易驚，甚則神志失常，言語錯亂，狂躁妄動，左寸脈滑。

■治則治法　清火化痰。

■方藥用法　**牛黃清心丸**（《痘疹心法》）：黃連（生）15g，黃芩、梔子仁各9g，鬱金6g，辰砂4.5g，牛黃0.75g。上藥為細末，臘雪調麵糊為丸，如黍米大。每次7～8丸，以燈心湯送服，每日2次。

心中煩熱、頭眩、心悸氣短、不寐多夢等，均可見左寸滑脈。

●**左關滑脈診法主病證治**

◎**診法**　左關，屬肝、膽之部位。脈往來流利，曰滑。滑脈已在，再辨其兼脈，方為盡其善也。如脈滑而兼浮，則多為風痰；如脈滑而浮數，則風痰化熱；如脈滑而兼沉，則為臟腑絡脈有痰；如脈滑而遲弦，則痰食互阻；如脈滑而兼弦，則為肝鬱痰濕。

◎**主病證治**

○**頭痛目眩**

■症狀脈象　頭痛頭暈，目閉不欲睜開，懶言少語，神疲體倦，身體沉重，胸悶噁心，兩頰青黃，或吐痰涎，脈滑。

■治則治法　驅風化痰。

■方藥用法　**瀉青丸**（《小兒藥證直訣》）：當歸（焙）、

龍腦（龍膽草，焙）、川芎、梔子仁、川大黃（濕紙裹煨）、羌活、防風（焙）各等份。上藥為末，煉蜜為丸，如芡實子大。每次0.5～1.0丸，煎竹葉湯同砂糖溫開水送服，日服2次。

○**脅肋脹痛**

■症狀脈象　胸痛不已，脅肋脹滿，身熱不退，肝臟成癰，若腫癰破潰，則咳吐下利膿血，膿呈咖啡色而臭穢。脈滑，左關為甚。

■治則治法　初起清肝瀉火，後則疏肝滌痰。

■方藥用法　**柴胡清肝湯**（《外科正宗・卷二》）：柴胡、生地黃、赤芍藥、炒牛蒡子各4.5g，當歸、連翹各6g，川芎3g，連翹、桔梗各2g，甘草1.5g。水煎服。每日1劑。

●左尺滑脈診法主病證治

◎**診法**　左尺，屬腎、膀胱、小腸之部位。滑脈，往來流利。倘若不辨其兼脈，則漫無指歸。如腰痛濕熱，則脈左尺滑數；如火熱淋濁，則脈滑而兼洪數；如小腸寒濁，則脈滑而兼遲。古人曰：「知往察來，見微知著。」此之謂也。

◎**主病證治**

○**濕熱腰痛**

■症狀脈象　身體沉重，腰酸腰痛，肢節煩疼，午後身熱，胸滿腹脹，饑不欲食，渴不欲飲，小便短黃，或大便溏薄，舌淡紅、苔黃膩，右尺脈滑數。

■治則治法　清熱化濕。

■方藥用法　**當歸拈痛湯**（《醫學啟源》）：羌活15g，防風9g，升麻3g，葛根6g，白朮3g，蒼朮、當歸身各

9g，人參6g，甘草15g，苦參（酒浸）6g，黃芩（炒）3g，知母9g（酒洗），茵陳（酒炒）15g，豬苓、澤瀉各9g。水煎服，每次取30g，每日2次。

○淋濁

■症狀脈象　熱淋暴淋痛甚，小便淋瀝不停，色紅如血，心煩不寐，舌苔黃膩，脈左尺洪兼滑數。赤濁之狀，莖中疼痛，溲便自清，時流穢濁，色赤兼褐，舌脈與淋濁相同。

■治則治法　清熱利濕。

■方藥用法　**導赤散**（《小兒藥證直訣》）：生地黃、甘草（生）、木通各等份。上藥為末。每次9g，用水150mL，加竹葉3g，同煎至75mL。食後溫服，每日3次。

●右寸滑脈診法主病證治

◎診法　右寸，屬肺、胸中之部位。脈往來流利，曰滑。倘若不辨其兼脈，則仍難實指到位。如痰鬱胸痛，則脈多滑而沉緩；如咳嗽而屬痰實者，則脈多滑實。

◎主病證治

○痰鬱胸痛

■症狀脈象　胸悶不舒，咽中若有物梗，吐之不出，咽之不下，右寸脈滑而沉緩。

■治則治法　化痰降氣。

■方藥用法　**半夏厚朴湯**（《金匱要略》）：半夏12g，厚朴9g，茯苓12g，生薑15g，乾蘇葉6g。以水700mL，煮取400mL。分溫4服，日3次，夜1次。

○實證哮喘

■症狀脈象　喉中哮鳴，如同蛙叫，呼吸急促，胸悶嘔吐，舌苔黃膩，右寸脈滑而兼實。

■治則治法　化痰降逆。

■方藥用法　**三子養親湯**（《雜病廣要》引《皆效方》）：紫蘇子、白芥子、萊菔子各等份。上藥各洗淨，微炒，杵碎。看何證多，則以所主者為君，餘次之。每劑不過9g，用生絹袋盛之，煮作湯飲，代茶啜用。不宜煎熬太過。每日2次。

●右關滑脈診法主病證治

◎**診法**　右關，屬脾、胃之部位。脈往來流利，曰滑。但倘若不辨其兼脈，則究難實指到位。如脘腹脹滿而屬實證，則脈多滑而兼實；如痰飲腹痛，則脈滑而兼弦；如胃中有熱，則脈滑而兼實數；如胃中有寒，則脈滑而兼遲；如脾熱口臭，則脈滑而兼沉數；如痰滯脾胃，則脈滑而兼緩。醫貴於神，神者，易曰：往來變化而神秘莫測之謂也。

◎**主病證治**

○**實性脹滿**

■症狀脈象　胸脅痞滿，腹脹時痛，上吐下瀉，大便臭如敗卵，舌淡紅、苔黃膩，右關脈滑而實。

■治則治法　消食化滯。

■方藥用法　**保和丸**，遵醫囑服用。

○**痰飲腹痛**

■症狀脈象　噁心嘔吐，腹痛腸鳴，心悸不安，頭暈目眩，舌質淡、苔白膩，右關脈弦滑。

■治則治法　蠲飲化痰。

■方藥用法　**真武湯**（《傷寒論》）：茯苓、白芍藥、生薑（切）各9g，白朮6g，炮附子9g。用水800mL，煎煮取300mL，去渣。每日分2次溫服。

●右尺滑脈診法主病證治

◎**診法**　右尺，屬腎、命門、大腸之部位。脈往來流利，曰滑。但倘若不辨其兼脈，則究難實指到位。如濕熱陽痿，則脈滑數兼弦；如癃閉屬肺熱與脾胃濕熱者，則脈滑而兼濡數；如婦人經脈不利而月經推遲，則脈多滑而兼遲；如淋痛尿血、婦人經閉、癃閉、渴利、小便赤澀等，屬下焦有熱，則脈滑兼數疾，甚或促。

◎**主病證治**

○**濕熱陽痿**

■症狀脈象　頭暈目眩，身重疼痛，時時欲睡，飲食無味，陽事不舉，舌質紅、苔黃膩，右尺脈滑而兼弦。

■治則治法　清熱化濕。

■方藥用法　**龍膽瀉肝湯**（《醫方集解》引《太平惠民和劑局方》）：龍膽草（酒炒）6g，黃芩（炒）、梔子（酒炒）各9g，澤瀉12g，木通、車前子、當歸（酒洗）各9g，生地黃（酒炒）20g，柴胡10g，甘草（生用）6g。水煎，去渣，溫服，日服2次。每日1劑。

（六）澀（陰）

澀脈，細而遲，往來難，短且散，或一止復來（《脈經》）。參伍不調（《素問》）。如輕刀刮竹（《脈訣》）。如雨沾沙（《通真子》）。如病蠶食葉。

（澀為陽氣有餘，氣盛則血少，故脈來蹇滯，而肺宜之。《脈訣》言：指下尋之似有，舉之全無。與《脈經》

所云，絕不相干。）

●**體狀詩**　細遲短澀往來難，散止依稀應指間。如雨沾沙容易散，病蠶食葉慢而艱。

●**相類詩**　參伍不調名曰澀，輕刀刮竹短而難。微似秒芒微軟甚，浮沉不別有無間。

●**主病詩**　澀緣血少或傷精，反胃亡陽汗雨淋。寒濕入營為血痹，女人非孕即無經。

寸澀心虛痛對胸，胃虛脅脹察關中。尺為精血俱傷候，腸結溲淋或下紅。

（澀主血少精傷之病，女人有孕為胎病，無孕為敗血。杜光庭云：澀脈獨見尺中，形散同代，為死脈。）

【提要】該節段講澀脈的脈象、主病，以及相似脈、相兼脈的脈象及主病。

【注釋】

◎**往來難**：是指澀脈往來艱澀不暢，與滑脈剛好相反。

◎**短且散**：是指澀脈脈象除往來艱澀外，還可兼見脈幅首尾俱短，不能滿部以及浮大虛散無根之象。

◎**一止復來**：脈律不整，時有一止。

◎**參伍不調**：即脈律參差錯雜，不甚調勻。參伍：乃錯雜之意。

◎**輕刀刮竹**：形容澀脈脈象有如用很輕的刀子去刮竹片，有艱澀不暢之感。

◎**如雨沾沙**：像雨點黏結的沙團一樣，稍觸即散。亦有解為雨落沙上，澀滯難流。供參考。

◎**病蠶食葉**：澀脈有如得病之蠶進食桑葉樣，緩慢而艱難。

◎**散止依稀應指間**：是指澀脈指頭下感覺與散脈和歇止脈相似。

◎**微似秒芒微軟甚**：是指微脈極細極軟，有如禾芒。秒芒，即禾芒也。

◎**浮沉不別有無間**：是指微脈無論是浮取與沉取，都似有似無，按之欲絕。

◎**澀緣血少或傷精**：澀脈的出現可因血液虛虧、精氣損傷、脈道枯澀不利所致。

◎**反胃亡陽汗雨淋**：反胃，即胃氣上逆而致之嘔吐；亡陽，即人體陽氣驟然大量散失，從而導致生命垂危的病理變化。此指汗出過多而陽氣亡失。劇烈嘔吐或大量汗出，可致津傷血瘀，脈道不利，故可見及澀脈。

◎**寒濕入營為血痹**：血得溫則行，得寒則凝，寒濕入於營血，寒凝血滯，故亦可見及澀脈。

◎**女人非孕即無經**：女人孕期見澀脈，為精血虛虧，不得安胎；無孕而見澀脈可因精血不足而致閉經。此外，對該句另有兩種說法：一是認為，澀主孕，見於三月；二是認為非孕就是不得懷孕。然詳考時珍自注：「澀主血少精傷之病，女人有孕為胎病，無孕為敗血。」其義自明也。

◎**胃虛脅脹察關中**：關部澀脈，可主胃氣虛損，肝失疏泄而見脅肋脹滿不適。

◎**腸結溲淋或下紅**：尺部澀脈主下焦病變。可見大便秘結，小便不利，甚或便血。另有一說，下紅是指女人崩漏，供參考。

【語解】澀脈的脈象，細而遲緩，往來艱難，脈體短而散漫，偶見歇止，錯綜不調勻。有如輕刀刮竹，艱澀不暢；又如雨沾沙土，稍按即散；又似病蠶食葉，緩慢而艱難。

◎**脈象**：澀脈細而遲緩，脈體短小，澀滯不暢，往來艱難。似散似止依稀難辨於指間，有如雨沾沙團，稍按即散，又如病蠶食葉，緩慢而艱難。

◎**相類脈**：脈見參差錯雜，不甚調勻，稱為澀脈，有如輕刀刮竹，短澀不暢。微脈與澀脈略有相似，但其如禾芒一樣極其微軟，無論浮取或沉取，都覺似有若無。

◎**主病**：澀脈產生可因精傷血少，脈道枯澀，也可因劇烈嘔吐、汗出過多而致。寒濕入於營血，導致血脈痹阻，女人孕期精血不足或閉經時，亦可見及澀脈。

◎**分部主病**：寸部澀脈可主心氣血虛虧不暢而見胸痛；關部澀脈可主胃氣虛弱，肝失疏泄而見胸脅脹痛；尺部澀脈多主精血兩傷，可見大便秘結，小便不利，甚或便血。

【應用新解】澀脈預示機體可能有氣滯、血瘀、津虧血少等，主要反映的是各種精血虧少的病證。

澀脈多在反胃、亡陽、出汗或遭受雨淋而感受寒濕邪氣這些病證中見及。其中寒濕侵入營血會導致血痹，引起

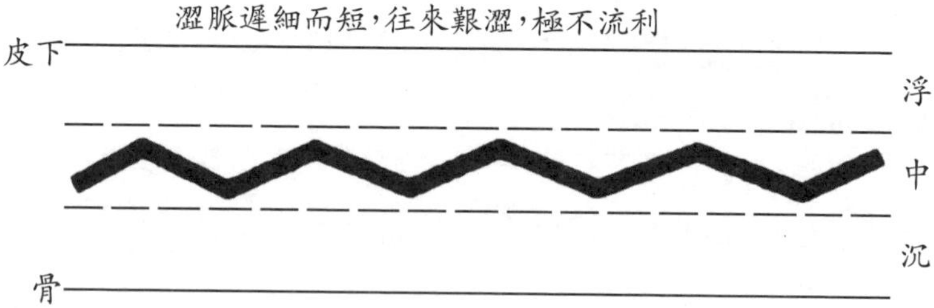

澀脈遲細而短，往來艱澀，極不流利

皮下
浮
中
沉
骨

澀脈示意圖

血行不暢而導致澀脈的出現。澀脈還可在女人孕期或閉經之時見及。如女人在懷孕期間出現澀脈，則提示宮內精血不足難以養胎，是出現胎病的表現；如女人未孕而出現澀脈，則提示宮內精血不足而形不成月經，是將要閉經的表現。如因津虧血少，經脈得不到濡養，而血行不暢，脈氣往來艱澀，那脈就表現為澀而無力，如慢性出血、遺精、陽痿、肢體麻木、心痛肢冷等病證，都常見及脈澀而無力，這類病證屬虛證；如因氣滯血瘀、氣機不暢所致的血行受阻，那脈就顯得澀而有力，如腹中包塊、癥瘕積聚等病證，其脈象表現都是澀而有力，這類病證屬實證。寸部如出現澀脈，大多是由於心臟氣血虧虛不暢而致胸痛；關部如出現澀脈，多提示胃氣虛弱，有肝失疏泄所致的胸肋脹痛；尺部如出現澀脈，多預示精血兩傷，其病證通常有大便秘結，小便不利，甚至是便血。

澀脈與細脈如同時出現，預示有嚴重吐瀉而致津虧血少，不僅有脫水，還有休克的徵兆；澀脈與弦脈如同時出現，則預示機體有氣滯血瘀等病證。

●脈理病機分析　澀脈的形成，一為血虧津少，營衛耗傷，血虧則不能充其脈道，氣虛則無力推動血行，久而脈道失其濡潤，以致脈氣往來艱澀；二為痰食膠固，血流被遏，阻礙隧道，以致脈氣往來艱澀。

●澀脈診法主病證治

◎診法　澀脈，乃由細、遲、短、滯四要素構成。所謂細者，即指下如絲線之應指；所謂遲者，即一息三至；所謂短者，即中間突起，寸尺俯下，不足尺寸；所謂滯者，如輕刀刮竹，至至帶止。四形合診，是謂澀脈。雖澀脈已兼四形，但倘若不辨其兼脈，則仍難實指到位。如表虛、衛虛而濕滯者，則脈多浮澀。其血虛、血瘀者，則脈多沉澀。若澀而兼芤，則多為血結而致脈道不暢也。氣滯血瘀，脈多弦澀。其澀脈之兼脈，古人有出爾反爾者，自相矛盾者亦有。如澀脈本含細義，何與大相兼？本含遲象，何又能與數相兼？本含遲義，何能與遲脈相兼？本含小弱細短之義，又何須屋上架屋，床上疊床，與此四脈相兼？凡此種種，現皆闡明異議於後。

◎主病證治

○血瘀實證胃痛

■症狀脈象　胃脘疼痛如同針刺，痛有定處而拒按，食後痛甚，或有吐血，或大便色黑，舌質紫黯，脈象澀滯。

■治則治法　活血通絡。

■方藥用法　**手拈散**（《百一選方》）：草果、延胡索、五靈脂、沒藥各等份。上藥為細末。每次取9g，溫酒調服，日服2次。

○血瘀頭痛

■症狀脈象　頭痛經久不癒，纏綿不已，痛有定所，活動痛減，夜間為甚，青筋暴露，舌質紫黯，脈象澀。

■治則治法　辛潤活血。

■方藥用法　**血府逐瘀湯**（《醫林改錯》）：當歸、生地黃各9g，桃仁12g，紅花9g，枳殼、赤芍藥各6g，柴胡、甘草各3g，桔梗、川芎各4.5g，牛膝10g。水煎，去渣。溫服，日服2次。每日1劑。

○血瘀氣滯腹痛

■症狀脈象　脘腹脹悶，痛有定處拒按，每因憂鬱惱怒而加重，噯氣矢氣後痛減，甚則肌膚甲錯，兩目黑黯，舌質紫，脈象澀。

■治則治法　行氣化瘀。

■方藥用法　**復元活血湯**（《醫學發明》）：柴胡15g，天花粉、當歸各9g，紅花、甘草、穿山甲（炮）各6g，大黃（酒浸）30g，桃仁（酒浸，去皮、尖，研如泥）50枚。上藥除桃仁外，銼片。每次30g，用水225mL，加酒75mL，同煎至210mL，去渣。食前溫服。以利為度，得利痛減，不盡服。

○**寒濕入血痹證**

■症狀脈象　關節麻木不仁，酸楚重著無力，甚則關節變形，手失捏握之能，足失步履之功，舌質淡、苔白膩，脈澀。

■治則治法　活血化瘀，驅寒逐濕。

■方藥用法　**桃紅飲**（《類證治裁》）：桃仁、紅花、川芎、當歸、威靈仙15g，麝香0.1g（另研）。上藥除麝香外水煎，去渣，對麝香服。溫服，每日2次。

○**真心痛**

■症狀脈象　心胸陣發刺痛，痛連肩背部處，痛苦不已，舌有瘀點、瘀斑，脈澀，甚則結或代。

■治則治法　行氣活血，化瘀通絡。

■方藥用法　**血府逐瘀湯**，見血瘀頭痛。

○**瘀血腰痛**

■症狀脈象　腰痛如同針刺，且固定不移，俯仰不便，轉側受限，臥則更甚，呼吸牽引作痛，或大便色黑，舌色青紫，脈澀。

■治則治法　活血化瘀，理氣止痛。

■方藥用法　**身痛逐瘀湯**（《醫林改錯》）：秦艽3g，川芎6g，桃仁、紅花各9g，甘草6g，羌活3g，沒藥6g，當歸9g，五靈脂（炒）6g，香附3g，牛膝9g，地龍6g。上藥水煎，去渣。每日分2次溫服。

●細澀脈診法主病證治

◎**診法**　細澀脈，只診澀脈即可，澀本含細義，「細」純屬贅言，此處僅作陪襯字用而已。

◎**主病證治**

○**肝血虛虛勞**

■症狀脈象　頭昏驚惕，耳鳴甚或無所聞及，婦人可月經澀少，或經閉不行，甚見肌膚狀若魚鱗，舌質淡，脈細澀。

■治則治法　補血養肝，佐以活血化瘀。

■方藥用法　**四物湯**（《仙授理傷續斷秘方》）：白芍藥、川當歸、熟地黃、川芎各等份。每次9g，用水225mL，煎至160mL，去渣。空腹熱服，每日2次。

○**血瘀噎膈**

■症狀脈象　飲食難咽，似有物梗；胸膈時痛，或吐瘀血，狀若赤豆之汁，大便如同羊矢，形體日瘦，舌紅少津，甚或青紫之色，脈細澀。

■治則治法　養血潤燥滋陰，破結化瘀。

■方藥用法　**韭汁牛浮飲**（《醫方考》）：韭汁、牛乳各等份。和攪勻。時時服之。

○**血虛便秘**

■症狀脈象　面、唇、爪皆白無華，時覺心悸不安，頭暈目眩，大便努掙難下，舌質淡白，脈象細澀。

■治則治法　養血潤燥。

■方藥用法　**五仁丸**（《世醫得效方》）：桃仁、杏仁（麩炒，去皮、尖）各30g，柏子仁15g，松子仁3.5g，鬱李仁（麩炒）3g，陳橘皮（另為末）120g。將五仁另研為膏，合橘皮末同研勻，煉蜜為丸，如梧桐子大。每次30～50丸，食前用米飲送服，每日2次。

○**血虛經閉**

■症狀脈象　經閉數月不行，面色萎黃，頭暈目眩，目無神采，心悸不安，短氣乏力，飲食少思，間有頭痛，甚則形體消瘦，皮膚失潤，舌淡紅，苔薄或無苔，脈細澀。

■治則治法　補血益氣。

■方藥用法　**聖癒湯**（《蘭室秘藏》）：生地黃、熟地黃、川芎、人參各3g，當歸身、黃蓍各5g。上藥切碎，如麻豆大，都作1服。用水400mL，煎至200mL，去渣。稍熱服，不拘時候。

●**弦澀脈診法主病證治**

◎**診法**　其脈端直如按琴弦，不過尺寸，曰弦；細、遲、短、滯，至至帶止，曰澀。二脈合診為弦澀脈。該脈象多為氣滯、血瘀、血少、燥證之診，厥證、心痛、痢證、痹痛、拘攣、麻木等證亦可見及。

◎**主病證治**

○**產後血瘀發熱**

■症狀脈象　產後持續發熱，惡露量少，甚或不下，血色紫黯，夾有血塊，小腹脹痛拒按，口燥而不欲飲，舌質色紫，脈象弦澀。

■治則治法　活血化瘀。

■方藥用法　**生化湯**（《景岳全書》引錢氏方）：當歸15g，川芎6g，甘草（炙）1.5g，焦乾薑0.9g，桃仁（去皮、尖，雙仁）10粒，熟地黃9g（一方無熟地黃）。隨證加味。上藥切碎。用水400mL，加大棗2枚，煎至320mL，去渣。溫服。

○**血瘀血暈**

■症狀脈象　產後惡露不行，或行亦量少，少腹脹痛拒按，或心下急滿，煩躁欲嘔，氣粗喘促，牙關緊閉，眼黑昏花，不省人事，面色紫黯，脈象弦澀。

■治則治法　行血逐瘀。

■方藥用法　**獨行散**（《世醫得效方》）：槐花，炒香熟。晚間床上仰臥，隨意服。也可用生化湯，可參見上方。

●**虛澀脈診法主病證治**

◎**診法**　狹義之虛脈，以浮、遲、大、軟取象；澀脈以細、遲、短、滯成形。該虛脈之所以不能兼澀，因其虛脈所含之大，難能與澀脈所含細相兼。再則，虛脈不含滯義。此虛字誠古人與聾人安耳也。

◎**主病證治**

○**血虛頭痛**

■症狀脈象　頭痛而眩，心悸易慌，面白無華，唇甲皆白，舌質淡，脈虛澀。

■治則治法　補血益氣安神。

■方藥用法　**四物湯、歸脾湯**，遵醫囑服用。

●緩澀脈診法主病證治

◎**診法**　緩脈，一息四至或五至；澀脈，一息三至。以其緩澀兩脈之至數而言，則緩澀不能相兼也。然以實際而言，一息四至或五至，脈來不流利，至至帶止者，其病因、病機可作澀脈而論。

◎**主病證治**

○**營血虛少**

■症狀脈象　面白無華，頭暈耳鳴，舌淡心跳，怔忡不安，心悸不寐。婦人月經量少而色淡，甚或經閉不行，脈象緩澀。

■治則治法　益氣補血。

■方藥用法　①**八珍湯**（《外科發揮》）：當歸（去蘆）、川芎、熟地黃、白芍藥、人參、甘草（炙）、茯苓（去皮）、白朮各30g。上藥為粗末。每次取10g，用水150mL，加生薑5片，大棗1枚，煎至100mL，去渣。不拘時候，口服。

②**歸脾湯**（《濟生方》）：白朮、茯苓（去木）、黃耆、龍眼肉、酸棗仁（炒，去殼）各30g，人參、木香（不見火）各15g，甘草（炙）7.5g。上藥切碎。每次取12g，用水230mL，加生薑5片，大棗1枚，煎至160mL，去渣。溫服，不拘時候。

●亂而澀脈診法主病證治

◎**診法**　亂者，無秩序之義也。其澀脈尚能數其至數，一息三至、四至、五至，僅在脈跳之一起一伏之間，附加脈跳。誠如西醫以聽診器聽心臟閉鎖不全者為「咚夫噠」音。正常之人，其「咚噠」兩音乾淨俐落，而無

「夫」音。脈跳亦然，正常人脈跳起伏俐索，而無附加脈跳。所謂亂者，如散脈、釜沸、解索、轉豆、麻促，比比皆是，豈能與澀脈同日而語也。是故此處添其「亂」字，是予後學者真的「添亂」也。臨證之時，但診澀脈則可。

◎**主病證治**

○**心痹血阻**

■症狀脈象　心煩悸動，上氣而喘，嗌乾善噫，心下疼痛，時有驚恐，甚則心下悶亂，脈亂而澀。

■治則治法　清心開痹，活血通脈。

■方藥用法　**赤茯苓湯**（《聖濟總錄》）：赤茯苓、人參、半夏（湯浸洗7道去滑，焙）、柴胡、前胡、桂枝、桃仁（湯浸，去皮，雙仁，炒）各22.5g，甘草（微炙）7.5g。上藥為粗散。每次取9g，以水150mL，加生薑5片，大棗（擘破）2枚，同煎至100mL，去渣。溫服，不拘時候，日服2次。

●**浮澀脈診法主病證治**

◎**診法**　舉之有餘，按之不足，曰浮；細、遲、短、滯，曰澀。二脈合診為浮澀脈。有人言澀不兼浮，或謂澀不含止，而餘則不敢苟同。舉之浮大，按之反澀，間或有之。該脈象主風寒濕痹，居於衛分之候。亦主汗多亡陽，表虛證者。

◎**主病證治**

○**上肢痹痛**

■症狀脈象　手臂疼痛，不能抬舉，疼痛多由肩移肘部，向後彎曲艱難，脈浮澀。

■治則治法　驅風活絡，舒筋除痹。

■方藥用法　**防風湯**（《外台秘要》引《古今錄驗》）：防風、桂心、知母各12g，白朮、生薑各15g，白芍藥、甘草（炙）各9g，附子（炮）6g。上藥切碎。以水1L，煮取600mL，去渣。溫服，每日3次。病久用舒筋飲（《醫略六書》）：羌活4.5g，當歸9g，乳香6g，片薑黃4.5g，海桐皮（酒炒）9g，薏苡仁（炒）15g，甘草1.8g。水煎，去渣。入薑汁15mL，溫服，每日2次。

○**下肢痹痛**

■症狀脈象　股脛疼痛，膝部為多，步履艱難，脈浮而澀。

■治則治法　驅風除濕，活血鎮痛。

■方藥用法　**三痹湯**（《張氏醫通》）：人參、黃耆（酒炒）、白朮、當歸、川芎、白芍藥、茯苓各3g，甘草（炙）、桂心、防己、防風、烏頭（炮）各1.5g，細辛1g，生薑3片，紅花2枚。水煎，去渣。熱服，不拘時候。每日1劑。

●左寸澀脈診法主病證治

◎**診法**　左寸，屬心、心包之部位。脈細、遲、短，至至帶止，曰澀。該部位脈澀而兼緊者，是謂痹病，證屬寒濕。澀而兼弦，是謂血少。傷燥咳沫，則脈澀而兼浮。澀而兼芤，則乃心痛血結。《古今醫統》言澀而兼數，餘則不敢附和其說。

◎**主病證治**

○**悸動心痛**

■症狀脈象　面白無華，心悸不寧，夜臥不安，心時疼痛，左寸脈澀而沉。

■治則治法　補益心脾。

■方藥用法　**歸脾湯、黃蓍建中湯**，遵醫囑服用。

●左關澀脈診法主病證治

◎**診法**　左關，屬肝、膽之部位。脈細、遲、短、滯，曰澀脈。該部位脈澀，多主肝傷血不榮筋、目花、肋脹、脅滿、身痛、血氣逆冷等證。治宜溫血、活血、活氣、補血、補氣。

◎**主病證治**

○**肝痹**

■症狀脈象　夜臥不寧，驚惕不已，心下支滿，常欲太息，左脅疼痛，甚則縮陰，左關脈澀而浮。

■治則治法　疏肝開痹。

■方藥用法　**肝痹散**（《辨證錄・卷二》）：人參9g，當歸30g，川芎15g，代赭石（末）6g，羌活1.5g，肉桂3g，茯苓15g，酸棗仁3g，丹砂（末）1.5g。水煎，調丹砂、代赭石末，同服。

●左尺澀脈診法主病證治

◎**診法**　左尺，屬腎、膀胱、小腸之部位。脈細、遲、短、滯，曰澀脈。該部位澀脈主脛逆冷、臍下雷鳴、小便頻數、小腹寒冷、腹中氣結、傷精、疝氣、月事虛敗、胎漏、遺濁艱嗣等病證。

◎**主病證治**

○**失精**

■症狀脈象　腰酸膝軟，精神疲憊，委靡不振，陽痿早泄，小便頻數，時時滑精，左尺脈沉澀。

■治則治法　溫補腎陽。

■方藥用法　**左歸飲**（《景岳全書》）：熟地黃6～9g（或加至30～60g），山藥6g，枸杞子6g，炙甘草3g，茯苓4.5g，山茱萸3～6g（畏酸者少用之）。用水400mL，煎至280mL，去渣。每日2次。

○**月經後期**

■症狀脈象　月經延後，色淡量少，腹痛綿綿不斷，舌質淡、苔薄白，左尺脈沉澀。

■治則治法　溫經補虛。

■方藥用法　**溫經湯**（《金匱要略》）：吳茱萸9g，當歸、白芍藥、川芎、人參、桂枝、阿膠、牡丹皮（去心）、生薑、甘草、半夏各6g，麥冬（去心）9g。水煎服，阿膠烊化。溫服，日服3次。每日1劑。

●右寸澀脈診法主病證治

◎**診法**　右寸，屬肺、胸中之部位。脈細、遲、短、滯，曰澀。倘若不辨其兼脈，則究難實指。如肺有燥痰，則脈多浮澀。臂痛因於濕邪，則脈多沉澀。古人總結有大便澀、小便寒、足脛逆冷、腹寒、傷燥咳沫等，可資臨證時參考。

◎**主病證治**

○**燥痰**

■症狀脈象　乾咳少痰，喉癢作咳，胸悶不適，舌乾苔燥，右寸脈浮澀。

■治則治法　治以苦溫，佐以甘辛。

■方藥用法　**杏蘇散**（《溫病條辨》）：蘇葉、半夏、茯苓、前胡、苦桔梗、枳殼各6g，甘草3g，生薑3片，大棗（去核）2枚，橘皮5g，杏仁10g。水煎，去渣。溫服，日服2次。每日1劑。

○**臂痛**

■症狀脈象　肩臂疼痛，遇陰雨天加重，右寸脈沉澀。

■治則治法　舒筋化濕。

■方藥用法　**蠲痹湯**（《壽世保元》）：當歸、赤芍藥、黃耆、薑黃、羌活、防風、甘草、生薑（原方未注明劑量）。水煎服。每日1劑。

●**右關澀脈診法主病證治**

◎**診法**　右關，屬脾、胃之部位。脈細、遲、短、滯，曰澀。倘若外傷嘔血、噎膈，則脈澀而兼浮，乃因脾胃瘀血，或因濕邪盤踞所致。古人總結有胃冷脾痛、胃冷而嘔、不食、胃虛脅脹、心痛噎膈等病證。

◎**主病證治**

○**噎膈**

■症狀脈象　噎膈恙延日久，飲食難下，或吐瘀血，大便如同羊屎，右關脈沉澀。

■治則治法　化瘀生新。

■方藥用法　**韭汁牛乳飲**（《溫熱經解》）：韭菜汁150mL，鮮牛乳180mL，藕汁200mL，薑汁10滴，梨汁200mL，萊菔汁200mL。和勻，煮沸。每日分3次溫服。

○**濕瀉**

■症狀脈象　身體沉重，倦怠乏力，腸鳴瀉水，舌淡苔膩，右關脈浮澀。

■治則治法　溫化水濕。

■方藥用法　**胃苓湯**（《世醫得效方》）：由五苓散〔豬苓（去皮）9g，澤瀉15g，白朮、茯苓各9g，桂枝

6g）〕與平胃散〔蒼朮（去黑皮，搗為粗末，炒黃色）120g，厚朴（去粗皮，塗生薑汁，炙令香熟）90g，陳橘皮（洗令淨，焙乾）60g，甘草（炙黃）30g〕組成，各6～10g。水煎。上2味藥合用，蘇子、烏梅煎湯送下，未效，加木香、縮砂仁、白朮、丁香煎服。

●右尺澀脈診法主病證治

◎**診法**　右尺，屬腎、命門、大腸之部位。脈細、遲、短、滯，曰澀。如脾約便秘，則脈多浮澀。若因氣鬱，則脈多沉澀。古人總結有足脛逆冷、小便寒、腹寒、液枯腸結、乏嗣等病證。

◎**主病證治**

○氣鬱

■症狀脈象　胸脅滿痛，噯氣連連，時時嘆氣，右尺脈沉澀。

■治則治法　行氣解鬱。

■方藥用法　**七氣湯**（《備急千金要方‧卷十七》）：人參、炙甘草、肉桂（去粗皮）各30g，半夏（湯洗7遍，切片焙乾）150g。為粗末，每服9g，加生薑3片，水煎，食前服。

（七）虛（陰）

虛脈，遲大而軟，按之無力，隱指豁豁然空（《脈經》）。

（崔紫虛云：形大力薄，其虛可知。《脈訣》言：尋之不足，舉之有餘。止言浮脈，不見虛狀。楊仁齋言：狀似柳絮，散漫而遲。滑氏言：散大而軟，皆是散脈，非虛也。）

●**體狀相類詩**　舉之遲大按之鬆，脈狀無涯類谷空。莫把芤虛為一例，芤來浮大似慈蔥。

（虛脈浮大而遲，按之無力。芤脈浮大，按之中空，芤為脫血。虛為血虛，浮散二脈見浮脈。）

●**主病詩**　脈虛身熱為傷暑，自汗怔忡驚悸多。發熱陰虛須早治，養營益氣莫蹉跎。

血不榮心寸口虛，關中腹脹食難舒。骨蒸痿痹傷精血，卻在神門兩部居。

（《脈經》曰：血虛脈虛。曰：氣來虛微為不及，病在內。曰：久病脈虛者死。）

【提要】該節段講虛脈的脈象、主病，以及相似脈、相兼脈的脈象及主病。

【注釋】

◎**遲大而軟**：虛脈來勢遲緩，脈體寬大但舉之無力，按之空虛。

◎**隱指豁豁然空**：虛脈隱隱搏動於指下，按之豁然空虛。

◎**脈狀無涯類谷空**：是指虛脈的脈象是指頭下豁然空虛，像無邊無際的空谷一般。

◎**莫把芤虛為一例，芤來浮大似慈蔥**：虛脈和芤脈都可見及脈象浮大，但虛脈三部舉按皆無力，而芤脈似慈蔥般邊實而中空。慈蔥：食用蔥的一種。

◎**脈虛身熱為傷暑**：暑性炎熱，易傷津耗氣，氣陰兩傷，脈道失充，故傷暑可見及虛脈。

◎**自汗怔忡驚悸多**：心主神志，在液為汗。無論是外感抑或內傷，汗出過多均可損傷心神，出現驚悸怔忡。驚悸怔忡：症狀名。一般指較劇烈的心慌、心跳伴有驚悸感。

◎**發熱陰虛須早治，養營益氣莫蹉跎**：陰虛內熱之人常見低熱、盜汗，導致氣陰兩傷，故應早治，多採用滋陰兼益氣的治則治法，以免延誤病情。蹉跎，意為耽誤時間。

◎**血不榮心寸口虛**：寸部虛脈主上焦虛損。多見於心的氣血不足。

◎**關中胃脹食難舒**：關部虛脈主中焦虛損，脾胃氣虛，運化功能減退，故可見脘腹脹滿，納食難化。

◎**骨蒸痿痹傷精血**：骨蒸，是指陰虛內熱，猶自骨髓透發。痿痹，病名，出自《素問・氣交變大論》：「暴攣痿痹，足不任身。」症見肌肉關節疼痛，痿軟無力，不能承受身體，甚或萎廢不用。該病多屬虛證，故可見虛脈。

◎**卻在神門兩部居**：是指痿痹等下焦虛損病變可在尺部觸及虛脈。神門，尺部脈的別稱，見王叔和《脈經》：「神門決斷兩在關後。」此處非指手少陰心經的「神門」穴。

【**語解**】虛脈的脈象是來勢遲緩，脈體寬大但觸之無力，隱隱搏動於指頭下，按之豁然空虛。

虛脈舉之無力，按之空虛

皮下

浮

中

沉

骨

虛脈示意圖

◎**脈象及相類脈**：虛脈輕取遲緩而大，稍加用力更覺鬆軟無力，指頭下豁然空虛猶如無涯空谷一般。但虛脈與芤脈不可混同，芤脈雖然也有浮大之象，但仔細體察，卻像觸及蔥管一樣外堅而中空。

◎**主病**：夏季脈虛身熱可因外感暑熱，耗氣傷津所致，汗出過多損及於心，可見心慌、心跳並伴有驚慌恐懼；陰虛內熱須儘早治療，養陰益氣而莫失時宜。

◎**分部主病**：寸部虛脈可主陰血不足，血不養心。關部虛脈可因脾胃虛損，納食難化。而兩尺部的虛脈可主骨蒸潮熱，精血內傷或肢體痿軟無力，甚至不用。

【應用新解】虛脈是正氣虛弱的反映。凡陰陽氣血虧虛，皆可形成虛脈。陽氣虛的人，血脈搏擊無力，從而導致脈虛；陰血虛的人，陰血不能充盈脈道而脈不任重按，也形成虛脈。夏季出現的脈虛，多是感受暑熱邪氣，熱邪蒸騰體內津液，除了耗傷正氣之外，還使血液濃度變得更加黏稠，氣和血分都顯得不足所致。對於發熱出汗傷陰、陰虛內熱之類耗氣傷津的病證，應及早治療，對出汗傷津的治療以養營陰為主，對耗氣的治療以益氣為主。

寸部如出現虛脈，多提示上焦虛損，一般表現為心的氣血不足；關部如出現虛脈，多提示中焦虛損，脾胃氣虛，運化減退，一般表現為脘腹脹滿，納食難化；而如兩手尺部出現虛脈，多提示骨蒸潮熱，使精血內傷或肢體痿軟無力，甚或萎廢不用。

患病之人見及虛脈，多屬正氣虛衰所致，因此要結合患者出現的多種脈象以及神、色、舌、證等綜合病機分析，判斷其究竟屬陽虛、氣虛，還是陰虛、血虛等。

《黃帝內經》云，血若不能充盈脈道，就會出現虛脈。又云，如果正氣虧虛，無力鼓動脈道，就會顯得脈象虛弱無力，這多提示有內傷病。對於久病不癒而出現的虛脈，則多提示氣血虛損已到極點，屬死證。

●脈理病機分析

虛脈的形成，大多是由於氣虛不斂，則脈管弛緩鬆大，而氣虛無力推動血行則搏動微而脈來無力；亦可因血虛不足，氣失所依，不能充盈脈管，故脈體輕浮，則脈來浮大無力，重按有空虛感。

●虛脈診法主病證治

◎**診法**　虛脈，以浮、遲、大、軟四形取象。舉之有餘，按之不足，曰浮；一息三至，曰遲；脈幅寬闊，曰大；動勢舒緩，曰軟；四形相加，構成虛脈。虛脈，自李時珍以後，業已成形。奈何古人今哲，論虛脈之兼脈每每亂套。如虛脈本浮，而有言浮虛者。虛本含遲，而有言虛遲者。虛本含大，而有言虛細、虛小者。更有言兼洪、沉、滑、澀、弱、弦、芤者，此有自相矛盾之嫌，反將正名變亂，使讀者無所適從。

◎**主病證治**

○**胃虛嘈雜**

■症狀脈象　脘中饑嘈，口淡無味，食慾欠佳，食後脘脹，舌淡脈虛。

■治則治法　健脾和胃。

■方藥用法　**四君子湯**（《素問·病機氣宜保命集》）：白朮、人參、黃耆、茯苓各等份。加山藥、扁豆、雞內金適量。上藥為粗末。每次15～21g，用水150mL，煎至

100mL，去渣。食遠溫服，每日2次。

○**氣虛便秘**

■症狀脈象　大便艱澀不暢，乃至秘結不通，面白無華，神疲氣怯，雖有便意臨廁則努掙難下，掙則汗出短氣，便後疲乏無力，舌淡嫩、苔薄白，脈虛。

■治則治法　益氣潤腸。

■方藥用法　**黃蓍湯**（《太平惠民和劑局方》續添諸局經驗秘方）：綿黃蓍、陳皮（去白）各15g。上藥為細末。每次9g。用火麻仁6g研爛，加水攪勻，取漿150mL，濾過去渣，於銀石器內煎，候有乳起，即入白蜜20mL，再煎令沸，調藥末，空腹時服，每日3次。

●**虛弱脈診法主病證治**

◎**診法**　虛脈以浮、遲、大、軟取象；弱脈以沉而柔細定形，故兩脈不能相兼，此弱為陪襯字，但診虛脈便可。

◎**主病證治**

○**虛寒肺痿**

■症狀脈象　頭暈目眩，氣短氣淺，神疲食少，泛吐涎沫，尿頻尿數，不咳不渴，舌質淡、苔白膩，脈虛弱。

■治則治法　溫肺益氣，培土生金。

■方藥用法　①**甘草乾薑湯**（《傷寒論》）：甘草（炙）12g，乾薑6g。上2味藥，用水600mL，煮取300mL，去渣。溫服，每日2次。

②**香砂六君子湯**（《古今名醫方解》柯韻伯方）：人參3g，白朮6g，茯苓6g，甘草2.1g，陳皮2.4g，半夏3g，砂仁2.4g，木香2.1g。加生薑2片，水煎，去渣。溫服，每

日2次。

○血虛月經過多

■症狀脈象　月經過多或過期不止，色淡而清，面白無華，頭重腿軟，短氣懶言，小腹空墜，舌質淡紅、苔薄而潤，脈虛弱。

■治則治法　固氣攝血。

■方藥用法　①**舉元煎**（《景岳全書》）：人參、炙黃耆各9～15g，炙甘草3～6g，升麻（炒用）1.5～2.1g，白朮3～6g。上藥用水300mL，煎取210～240mL。溫服，每日2次。

②**補中益氣湯**（《內外傷辨惑論》）：黃耆3g，甘草（炙）1.5g，人參、升麻、柴胡、橘皮、當歸身（酒洗）、白朮各0.9g。上為粗散，都作1服。用水300mL，煎至150mL，去渣，早飯後溫服。

○脾腎兩虛

■症狀脈象　尿頻帶血，其色淡紅，質不黏稠，胃納欠佳，面色萎黃，精神困憊，頭暈耳鳴，腰脊酸痛，舌質淡、苔薄白，脈虛弱。

■治則治法　健脾益氣，補腎固攝。

■方藥用法　**補中益氣湯**（《內外傷辨惑論》）：黃耆3g，甘草（炙）1.5g，人參、升麻、柴胡、橘皮、當歸身（酒洗）、白朮各0.9g。上為粗散，都作1服。用水300mL，煎至150mL，去渣，早飯後溫服。每日1劑。

●虛軟脈診法主病證治

◎**診法**　虛脈之形，以浮、遲、大、軟，四合為虛，故虛若兼軟則無臨證意義。或謂軟脈即濡脈，而濡脈之形是浮而柔細，此細與大相悖，故不能相兼。該脈象但診虛脈即可。

◎主病證治

○脾胃虛寒胃痛

■症狀脈象　胃痛隱隱，時吐清水，神疲體倦，全身乏力，喜暖喜按，四肢厥冷，舌潤苔白，脈象虛軟。

■治則治法　溫脾健胃。

■方藥用法　**良附丸**（《良方集腋》）：高良薑（酒洗7次，焙，研）、香附子（醋洗7次，焙，研）。上藥2味各焙、各研、各貯，否則無效。因寒者，用高良薑6g，香附末3g；因怒者，用高良薑3g，香附末9g；因寒、怒兼有者，用高良薑1.5g，香附末4.5g。用時以米飲湯加入生薑汁1匙、鹽1撮為丸。每次1丸，溫開水送服，每日2次。後期以香砂六君子湯（《古今名醫方解》柯韻伯方）：人參3g，白朮、茯苓各6g，甘草2.1g，陳皮2.4g，半夏3g，砂仁2.4g，木香2.1g。加生薑2片，水煎，去渣。溫服，每日2次。用以調補。

○虛性黃疸

■症狀脈象　周身肌膚呈淡黃色，皮乾萎而無光澤，雙目及小便無甚發黃，眩暈耳鳴，心悸少寐，倦怠乏力，或大便不實，舌淡苔薄，脈象虛軟。

■治則治法　調理肝脾，益氣補血。

■方藥用法　**小建中湯**（《傷寒論》）：桂枝（去皮）9g，甘草（炙）6g，大棗（擘）12枚，白芍藥18g，生薑（切）9g，飴糖30g。用水1L，煮取600mL，去渣，納飴，更上微火溶解。每次溫服200mL，每日3次。

●虛大脈診法主病證治

◎**診法**　虛脈以浮、遲、大、軟取象。虛脈本含大義，故兼大字甚無意義，此大字止作陪襯字也，但診虛脈即可。

◎**主病證治**

○**氣虛月經先期**

■症狀脈象　月經先期，色淡量多，經質稀薄，精神疲倦，腰脹氣短，口味淡薄，舌質淡、苔薄白，脈虛大。

■治則治法　固氣攝血。

■方藥用法　**歸脾湯**，遵醫囑服用。

○**氣虛崩漏**

■症狀脈象　平素精神倦怠，面色蒼白，驟然下血不止，繼則淋瀝不絕，經色鮮紅，舌淡紅，苔薄，脈虛大。

■治則治法　益氣健脾。

■方藥用法　①**補中益氣湯**。②**固本止崩湯**（《傅青主女科・卷上》）：熟地黃（九蒸）、白朮（土炒）各30g，人參、黃蓍各9g，當歸（酒洗）15g，炮薑6g。水煎服。每日1劑。

●虛緩脈診法主病證治

◎**診法**　虛脈以浮、遲、大、軟取象；緩脈一息四至五至。就邏輯來說，遲與緩則遲速有別。以實際而言，則一息三至、四至、五至，再兼浮大而軟者，則可與虛脈一樣看待。

◎**主病證治**

○**氣虛黃帶**

■症狀脈象　婦人帶下色黃，宛如黃茶濃汁，日久不止，臭氣尚輕，胸悶不適，不思飲食，大便溏薄不爽，精神困倦，氣短氣淺，少語懶言，苔薄，脈虛緩。

■治則治法　益氣助脾，佐以化濕。

■方藥用法　①**益氣助脾用補中益氣湯**。②**利濕用易黃湯**（《傅青主女科》）：山藥（炒）30g，芡實（炒）30g，黃柏（鹽水炒）20g，車前子（酒炒）3g，白果（碎）10枚。水煎，去渣。溫服，每日2次。每日1劑。

○**產後氣虛尿頻**

■症狀脈象　產後尿頻或淋瀝不斷，尿色清白，胸悶不暢，神疲體倦，氣短氣淺，言語低怯，舌淡苔薄，脈象虛緩。

■治則治法　補氣固攝。

■方藥用法　**補氣固攝用補中益氣湯**（《內外傷辨惑論》）：黃蓍3g，甘草（炙）1.5g，人參、升麻、柴胡、橘皮、當歸身（酒洗）、白朮各0.9g。上為粗散，都作1服。用水300mL，煎至150mL，去渣，早飯後溫服。對於膀胱破裂者，非草木所能收功，建議速行手術治療。

●虛弦脈診法主病證治

◎**診法**　虛脈以浮、遲、大、軟取象；弦脈則以琴弦、弓弦繃直之指感定形。兩脈之形，有如天壤之別，若云弦而兼細，則應形質具備。故診該脈，應與弦細脈一併討論，方不致誤也。

◎**主病證治**

○**心神不寧，怔忡驚悸**

■症狀脈象　驚悸是因驚駭恐嚇而心卒惕然而動；怔忡是不因驚駭而心築築振動，動搖不定，脈象虛弦。

■治則治法　補益肝心。

■方藥用法　**炙甘草湯**（《傷寒論》）：甘草（炙）12g，生薑（切）9g，人參6g，生地黃30g，桂枝9g，阿膠6g，麥冬（去心）10g，火麻仁10g，大棗（擘）5～10枚。以清酒700mL，水800mL，先煮8味，取300mL，去渣，納入阿膠烊消盡。每次溫服100mL，日服3次。每日1劑。

●左寸虛脈診法主病證治

◎**診法**　左寸，屬心、心包之部位。虛脈，以浮、遲、大、軟取象。古人總結有以下諸病，血不榮心，心虧驚悸怔忡、昏暈、下血、耳鳴、胸悶等。

◎**主病證治**

○**氣虛健忘**

■症狀脈象　面白無華，倦怠乏力，目無神采，頭眩目花，聲微氣短，左寸脈虛。

■治則治法　益氣補虛。

■方藥用法　**補中益氣湯**。

●左關虛脈診法主病證治

◎**診法**　左關，屬肝、膽之部位。該部位脈虛之主病，古人總結為以下諸病：主肝傷血不榮筋、目花、肋脹痛、心煩喜怒、食慾不振、頭眩耳鳴等。虛脈總為氣虛、陽虛、表虛、氣血兩虛之證。

◎**主病證治**

○**肝經虛寒**

■症狀脈象　腰膝酸軟，疲憊不堪，憂鬱不樂，心驚膽怯，嘔吐涎沫，顛頂頭痛，左關脈虛。

■治則治法　土不榮木者，宜溫補肝脾；命門火衰者，宜溫補肝腎。

■方藥用法　**吳茱萸湯**（《傷寒論》）：吳茱萸、人參各9g，大棗（擘）12枚，生地（切）18g。以水1L，煮取400mL，去渣。溫服，每次100mL，每日3次。

●左尺虛脈診法主病證治

◎**診法**　左尺，屬腎、膀胱、小腸之部位。該部位見浮、遲、大、軟象，屬虛脈之證。古人總結虛脈主病，有水衰之腰膝痿痹、陰痿、腰腿酸痛、遺精早泄、月經不調、下肢痿痹不仁等。《四言舉要》而云「骨蒸發熱，脈數而虛」，余等則不敢苟同。另有脈虛而兼沉，虛取於浮分，豈能與沉相兼乎。

◎**主病證治**

○**腎陽不足**

■症狀脈象　腰膝酸軟，下肢無力，下半身常有冷感，小便頻數，右尺脈虛。

■治則治法　散膀胱寒。

■方藥用法　**既濟湯**（《醫學衷中參西錄》）：熟地黃、山茱萸各30g，生山藥、生龍骨、生牡蠣各18g，茯苓、白芍藥各9g，附子3g。水煎服。每日1劑。

●右寸虛脈診法主病證治

◎**診法**　右寸，屬肺、胸中之部位。該部位診得浮、遲、大、軟象，是謂虛脈也。該部位之主病，古人總結有肺虧自汗氣怯、下血、自汗喘促、氣短不足以息虛咳、面色蒼白等疾病。

◎主病證治

○脾肺陽虛

■症狀脈象　胸悶納差，面黃肌瘦，咳嗽多痰，甚或咳血不止，右寸脈虛。

■治則治法　培土生金。

■方藥用法　**參苓白朮散**（《太平惠民和劑局方》續添諸局經驗秘方）：蓮子肉（去皮）、薏苡仁、縮砂仁、桔梗（炒令深黃色）各500g，白扁豆（薑汁浸，去皮，微炒）750g，白茯苓、人參、甘草（炒）、白朮、山藥各1kg。上藥為細末。每次取6g，大棗湯調服，每日3次。

●右關虛脈診法主病證治

◎診法　右關，屬脾、胃之部位。該部診得浮、遲、大、軟象，是謂虛脈也。古人總結有以下疾病：腹脹、食下不舒、脾寒食不消化、水腫、便溏、氣短等。

◎主病證治

○脾胃虛寒

■症狀脈象　面色萎黃，形體虛羸，四肢寒冷，下痢不止，胸滿腹痛，時嘔清涎，舌淡苔白，右關脈虛。

■治則治法　溫中散寒。

■方藥用法　**附子理中丸**，遵醫囑服用。

●右尺虛脈診法主病證治

◎診法　右尺，屬腎、命門、大腸之部位。其浮、遲、大、軟之象，合稱虛脈。古人總結有以下疾病：痿痹、傷精血、泄瀉、真火衰弱、食少便溏、小便清長、少腹脹痛、遺精、月經不調等。

◎主病證治

○**腎陽虛**

■症狀脈象　失精，早泄，陽痿，腰痛，遺尿，癃閉，右尺脈虛。

■治則治法　溫腎壯陽。

■方藥用法　**鹿茸丸**（《太平聖惠方》）：鹿茸（去毛，酥炙微黃）、附子（炮裂，去皮、臍）各60g，鹽22.5g。上藥為細末，煮棗肉為丸，如梧桐子大。每次30丸，空腹、食前用溫酒送服，每日2次。

（八）實（陽）

實脈，浮沉皆得，脈大而長微弦，應指愊愊然（《脈經》）。

（愊愊，堅實貌。《脈訣》言：如繩應指來，乃緊脈，非實脈也。）

●**體狀詩**　浮沉皆得大而長，應指無虛愊愊強。熱蘊三焦成壯火，通腸發汗始安康。

●**相類詩**　實脈浮沉有力強，緊如彈索轉無常。須知牢脈幫筋骨，實大微弦更帶長。

●**主病詩**　實脈為陽火鬱成，發狂譫語吐頻頻。或為陽毒或傷食，大便不通或氣疼。

寸實應知面熱風，咽疼舌強氣填胸。當關脾熱中宮滿，尺實腰腸痛不通。

（《內經》曰：血實脈實。曰：脈實者，水穀為病。曰：氣採實強是謂太過。《脈訣》言尺實小便不禁，與《脈經》尺實小腹痛、小便難之說相反。潔古不知其謬，訣為虛寒，藥用薑附，癒誤矣。）

【提要】該節段主要講實脈的脈象、主病以及相似脈、相兼脈的脈象和主病。

【注釋】

◎**浮沉皆得：**實脈無論是浮取或沉取皆見有力。

◎**脈大而長微弦：**實脈脈體寬大而長且略有弦象。

◎**應指愊愊然：**指下感覺堅實有力。愊（ㄅㄧˋ）愊，堅實之意。

◎**熱蘊三焦成壯火：**實熱之邪鬱結於三焦，可致三焦火熱。壯火，語出《素問・陰陽應象大論》，是指陽氣有餘，導致實火。此屬病理之火。

◎**通腸發汗始安康：**實熱證在部位上有表裏之分。在表的實熱可解表發汗散熱；而在裏的實熱則可通腑瀉火以清瀉裏熱，即所謂「釜底抽薪」。

◎**緊如彈索轉無常：**緊脈雖然也搏動有力，但其特徵是脈來緔急，有如牽繩轉索，左右彈指而有別於實脈。

◎**須知牢脈幫筋骨：**牢脈雖然也搏動有力，但必須沉取推筋著骨始得，不像實脈無論沉取或浮取都堅實有力。

◎**實大微弦更帶長：**是指牢脈實大弦長，也有與實脈相似之處。

◎**實脈為陽火鬱成：**實脈屬陽，可因火熱鬱結而成。

◎**發狂譫語吐頻頻：**火熱之邪擾動心神，可出現狂躁妄動，胡言亂語。邪熱犯胃，胃失和降，則可見及嘔吐頻頻。

◎**或為陽毒或傷食：**實脈有的見於陽熱鬱結於體表，局部釀成瘡瘍，或內傷食滯積於胃腸。

◎**大便不通或氣疼：**大便不通則腑氣不暢，氣滯不通，不通則痛。

◎**咽疼舌強氣填胸**：寸部實脈可主上焦火熱。「喉為肺之門戶」，故肺熱可見咽喉腫痛；心開竅於舌又主神志，故火熱擾心可見舌體僵硬，語言不利，氣滿填胸，神識不爽。

◎**當關脾熱中宮滿**：關部實脈可主脾胃蘊熱，脘腹脹滿。中宮：專指脾胃。因脾胃位於人體中焦，故有此稱謂。

◎**尺實腰腸痛不通**：尺部實脈主下焦病變，臨證可見腰部疼痛、大腸積滯、腹痛、便秘等腑氣不通之症。

【語解】實脈的脈象無論浮取或沉取都可明顯觸及，脈體寬大而長，並略有弦象，指頭下感覺堅實有力。

◎**脈象**：實脈浮取、沉取皆寬大而長，指頭下感覺堅實，搏動有力。邪熱蘊結而成三焦實火，採用解表發汗或通腑泄熱治則治法，才得以康復。

◎**相類脈**：實脈浮取或沉取皆堅實有力，而緊脈則如牽繩轉索，左右彈指；而牢脈的特點是只有沉取方可觸及，脈象堅實微弦，脈體寬大而長。

◎**主病**：實脈屬陽，主火熱亢盛，可見狂躁胡言或嘔吐頻頻。有的為陽熱蘊結成瘡，有的為內傷食滯、大便不

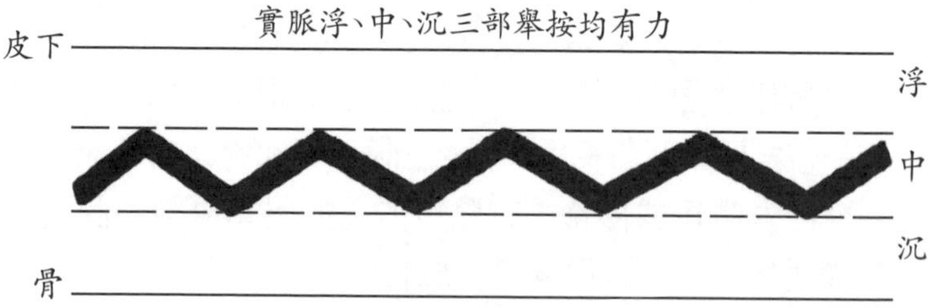

實脈示意圖

通或腹部脹滿疼痛。

◎**分部主病**：寸部實脈主頭面部風熱，見咽喉腫痛、舌體僵硬或氣結於胸；關部實脈主脾胃蘊熱，見脘腹脹滿；尺部實脈可見腰腹疼痛、大便不通。

【應用新解】實脈是由於陽熱亢盛而正氣未虛，正盛邪實，邪正相搏，氣血壅盛，充實於脈道所致，其性屬陽。實脈表現為實證，如發狂、譫語、嘔吐這些病證都屬實證，也是陽毒、傷食、大便不通或是腹部脹滿疼痛等病證的反映。在一些特殊情況下，實脈反而會是虛證的反映，如胃氣衰竭、真氣外泄之時，則脈象反映為強勁搏指，失去沖和之象。

寸部實脈乃頭面部風熱的反映，其症常見咽喉腫痛、舌體僵硬或氣結於胸；關部實脈乃脾胃蘊熱的反映，其症常見脘腹脹滿；尺部實脈則多是腰痛或大便不通的反映。

切脈時，若實脈與沉脈同時出現，此乃陽明腑病的表現，屬實證；如與緊脈同時出現，則是寒積於內的反映；如實脈與滑脈同時出現，則是痰積的反映。

●脈理病機分析

血實脈實，氣血旺盛，脈道充盈。《素問・通評虛實論》云：「邪氣盛則實。」正邪相爭，邪氣亢盛，正亦不衰，抗邪有力，鬥爭激烈，氣血湧盛，脈道堅滿，致脈搏堅實而有力。

●實大脈診法主病證治

◎**診法**　浮沉皆得大而長，曰實脈。所謂大者，即脈幅寬闊，來盛去盛；所謂長者，即跳動超出尺寸。該脈象既大而長，浮沉皆得，乃實脈傳神之筆。其實脈本含大義，臨證但診實脈即可，復兼甚無多大意義。實脈多為火熱之證，其兼脈以數脈居多。偶有兼遲者，其病源乃熱，如痰熱積滯阻於腸胃而脈實而兼遲象，讀者不可不知。

◎**主病證治**

○**陽明熱甚發狂**

■症狀脈象　煩渴引飲，大便秘結，氣質橫暴，脾氣剛強，舌苔黃糙，脈象實大。

■治則治法　蕩滌穢濁，清瀉胃腸實火。

■方藥用法　**龍虎丸**（《全國中藥成藥處方集・上海方》）：牛黃、巴豆霜、白砒各0.9g，朱砂0.3g。除朱砂外，餘藥共研細末，糯米糊為丸，朱砂為衣，每粒0.15g，每次服1丸。

●**弦實脈診法主病證治**

◎**診法**　弦脈，狀若弓弦，挺然指下；實脈，浮沉皆得。二脈合診為弦實脈。古人謂該脈象主肝鬱，主寒，主痛，主諸經痛滯。今只載熱甚痙病一證，其餘之病，讀者可自行斟酌。

◎**主病證治**

○**熱甚痙病**

■症狀脈象　面目俱赤，全身發熱，胸悶不適，口噤齘齒，項背強急，腹部脹滿，大便秘結，舌紅苔黃，脈象弦實。

■治則治法　泄熱存陰。

■方藥用法　**葛根湯**（《傷寒論》）：葛根12g，麻黃（去節）9g，桂枝（去皮）6g，生薑（切）9g，甘草（炙）6g，白芍藥6g，大棗（擘）12枚。用水1L，先煮麻黃、葛根，減至800mL，去白沫，納諸藥，煎取300mL，去渣。每日分2次溫服。覆衣被取微汗。

●實有力脈診法主病證治

◎**診法**　時珍云：「實脈浮沉有力強。」故該脈象，只需診實脈，即以承古人之說法。

◎**主病證治**

○**氣滯血瘀積聚**

■症狀脈象　積聚軟而不堅，固定不移，脹多於痛，脈實有力。

■治則治法　化氣消積，活血通絡。

■方藥用法　**五積散**（《仙授理傷續斷方》）：蒼朮、桔梗各600g，枳殼、陳皮各180g，芍藥、白芷、川芎、當歸、甘草、肉桂、茯苓、半夏（湯泡）各90g，厚朴、乾薑各120g，麻黃（去根、節）180g。上藥除枳殼、肉桂外，餘藥均細銼，用慢火炒令色變，攤冷，入枳殼、肉桂研勻。每次9g，用水200mL，加生薑3片，煎至100mL，去渣。熱服，每日2次。

●六脈俱實脈診法主病證治

◎**診法**　六脈，即左右寸、關、尺之部也。該六部凡十八候皆大且長是謂「六脈俱實脈」。《脈經》曰：「邪氣盛則實。」故該脈象為初感疫毒之證。

◎**主病證治**

○**陽毒**

■症狀脈象　面赤斑斑如同錦紋，咽喉疼痛，咳吐膿血，左右寸關尺俱實。

■治則治法　清熱解毒，滋陰化瘀。

■方藥用法　**升麻鱉甲湯**（《金匱要略》）：升麻、甘草各60g，當歸、川椒（炒去汗）各30g，炙鱉甲（手指大）1片，雄黃（研）15g。水煎頓服，老人、小兒分2次服，取汗。

●左寸實脈診法主病證治

◎**診法**　左寸，屬心、心包之部位。該部位浮沉皆診得大而長者，是謂實脈。古人謂主以下諸病：心中積熱、口舌生瘡、咽痛、心勞、舌強、氣湧、心悸、頭眩、頭痛等。

◎**主病證治**

○**心包絡三焦火**

■症狀脈象　心煩不安，狂躁亂走，口枯咽乾，大熱譫語，吐血衄血，身發斑疹，左寸脈實。

■治則治法　苦瀉實火。

■方藥用法　**黃連解毒湯**（《肘後備急方》）：黃連9g，黃柏、黃芩各6g，梔子14枚。用水1L，煎取400mL，去渣。分2次服。

●左關實脈診法主病證治

◎**診法**　左關，屬肝、膽之部位。該部位浮沉皆診得大而長者，是謂實脈。古人謂該部脈象主病，有腹脅痛滿、肝火脅痛、火壅脅痛、心煩、喜怒、頭眩痛等。

◎**主病證治**

○**膽火不寐**

■症狀脈象　夜不能寐，脅肋脹滿，心煩恍惚，左關脈實而數。

■治則治法　清瀉肝膽。

■方藥用法　**龍膽瀉肝湯**，遵醫囑服用。

●左尺實脈診法主病證治

◎**診法**　左尺，屬腎、膀胱、小腸之部位。該部位浮沉皆診得大而長者，是謂實脈。古人謂該部位脈實，主以下諸病：少腹痛、小便澀、腰腸痛不通、便閉腹痛、尿閉腹滿、下肢腫痛、淋痛等。

◎**主病證治**

○**熱淋**

■症狀脈象　面目俱赤，小便淋瀝，色紅如血，舌苔黃膩，脈左尺實而數。

■治則治法　清熱化濕。

■方藥用法　**導赤散**（《小兒藥證直訣》）：生地黃、甘草（生）、木通各等份。上藥為末。每次取9g，用水150mL，加竹葉3g，同煎至75mL，食後溫服，日服3次。

○**便秘**

■症狀脈象　腹部滿痛，拒按，煩躁不安，譫語不已，舌苔黃燥，左尺脈實數。

■治則治法　清熱瀉實。

■方藥用法　**大承氣湯**（《傷寒論》）：大黃（酒洗）12g，厚朴（炙，去皮）15g，枳實（炙）12g，芒硝9g。以水1L，先煮厚朴、枳實兩藥，取500mL，去渣；納入大黃，更煮取200mL，去渣；納芒硝，更上微火1～2沸。為1日量，分2次溫服。得下，餘勿服。

●右寸實脈診法主病證治

◎**診法**　右寸，屬肺、胸中之部位。該部脈位浮沉皆診得大而長者，是屬實脈。古人謂該部位實脈主以下諸病：胸中熱、痰咳煩滿、面熱風、咽疼舌強、嘔逆、氣壅痰厥、喘嗽氣壅、咽喉乾燥等。

◎**主病證治**

○**肺熱**

■症狀脈象　咳嗽，咯血，痿躄，哮喘，右寸脈沉實而數。

■治則治法　清肺瀉熱。

■方藥用法　**瀉白散**（《小兒藥證直訣》）：地骨皮、桑白皮（炒）、甘草（炙）各30g。上藥為散。加粳米15g，用水300mL，煎至210mL，去渣。食前服。每日1劑。

●**右關實脈診法主病證治**

◎**診法**　右關，屬脾、胃之部。該部位脈象浮沉皆診得大而長者，是謂實脈。古人謂該部位實脈主以下諸病：胃中痛、胃氣滯、脾熱中宮滿、中滿氣疼、食難化克、積聚腹痛、中焦切痛、伏陽蒸內、脅脹疼痛、畏食、食少灼心等。

◎**主病證治**

○**脾經實火**

■症狀脈象　唇舌頰內生瘡，全身發熱，口乾口渴，小便短赤，右關脈實數。

■治則治法　清熱瀉脾。

■方藥用法　**涼膈散**（《太平惠民和劑局方》）：川大黃、朴硝、甘草（炙）各600g，梔子仁、薄荷（去梗）、黃芩各300g，連翹1250g。加黃連、石菖蒲適量。上藥為末。每取6～12g，加竹葉3g，蜜少許，水煎服。

●**右尺實脈診法主病證治**

◎**診法**　右尺，屬腎、命門、大腸之部。該部脈象浮沉皆診得大而長，應指愊愊強者，是謂實脈。古人謂該部位實脈主以下諸病：臍下痛、便難、下利、相火亢逆、少腹脹痛、小便短赤、經閉帶多等。

◎主病證治

○膀胱積熱

■症狀脈象　口燥咽乾，少腹急滿，小便淋瀝，甚則不通，舌乾苔黃，右尺脈實數。

■治則治法　清熱利尿。

■方藥用法　**八正散**（《太平惠民和劑局方》）：車前子、瞿麥、萹蓄、滑石、梔子仁、甘草（炙）、木通、大黃（面裹煨，去麵，切，焙）各500g。上藥為散。每次取6g，用水150mL，加燈心草3g，煎至100mL，去渣。食後、臨臥溫服。

（九）長（陽）

長脈，不大不小，迢迢自若（朱氏）。如循長竿末梢，為平；如引繩，如循長竿，為病（《素問》）。

（長有三部之長，一部之長，在時為春，在人為肝；心脈長，神強氣壯；腎脈長，蒂固根深。經曰：長則氣治，皆言平脈也。）

●**體狀相類詩**　過於本位脈名長，弦則非然但滿張。弦脈與長爭較遠，良工尺度自能量。

（實、牢、弦、緊皆兼長脈。）

●**主病詩**　長脈迢迢大小勻，反常為病似牽繩。若非陽毒癲癇病，即是陽明熱勢深。

（長主有餘之病。）

【提要】該節段講長脈的脈象、主病，以及相似脈、相兼脈的脈象與主病。

【注釋】

◎**不大不小**：是指脈位既不過大，又不過小，屬正常脈位。

◎**迢迢自若**：脈體悠長而柔和自如。

◎**如循長竿末梢，為平**：比喻觸摸長脈如手持長竿末梢一樣，悠長柔和而有彈性，此乃正常脈象。

◎**如引繩，如循長竿，為病**：如果有的長脈如拉緊的繩索一樣，毫無柔和之象，或者像循摸到長竿一樣唯有硬直之象，則屬於病脈。

◎**過於本位脈名長**：是指脈位超過寸、尺部位，如超過寸部至魚際的，稱為「溢脈」，而向下超過尺部的，又稱為「覆脈」。

◎**弦則非然但滿張**：弦脈與長脈不同，其脈氣緊張如同按弦，缺乏柔和之象。

◎**弦脈與長爭較遠**：長脈與弦脈比較，其脈體比弦脈更長。

◎**良工尺度自能量**：長脈雖與弦脈有相似之處，然高明的醫生還是能夠正確分辨。工，此處指醫生。

◎**反常為病似牽繩**：長脈應見柔和之象，若反見牽繩般緊張，即為反常的病脈。

◎**若非陽毒癲癇病，即是陽明熱勢深**：長脈可主陽熱亢盛，邪熱夾痰擾亂神明，即可見癲癇。或邪熱蘊結於腸胃導致高熱，大便乾結不通。陽明，本意為手陽明大腸，足陽明胃，此處合指胃腸。

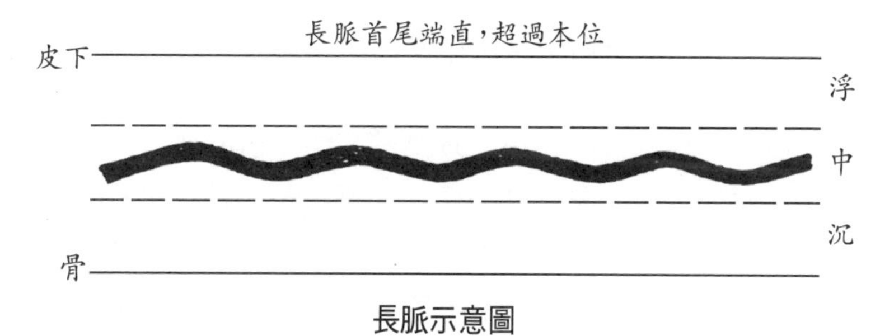

長脈示意圖

【語解】長脈的脈象為脈體不大不小，有如觸摸長竿末梢一樣，悠長、柔和而和緩自如，是為正常脈象。而如果像觸及到拉緊的繩索一樣缺乏柔和之感或像循摸到長竿一樣唯有硬直之象，則是病脈。

◎**脈象及相類脈：**脈體超過寸部和尺部的即為長脈，弦脈與長脈不同，缺乏柔和之象而緊張度高。弦脈與長脈的區別在於脈體的長與短，高明的醫生自然能夠分辨清楚。

◎**主病：**長脈來時大小均勻，柔和而悠長。若脈來如牽繩般緊張，則為病脈。或可見及痰火內擾之癲癇，或可見熱結胃腸之裏熱熾盛。

【應用新解】正常人的長脈，脈體柔和而悠長，脈力均勻。如脈氣緊張，按之有牽繩感覺，缺乏柔和之象，失去和緩之態，這種脈一般都為病脈。長脈對應一年四季中的春季，即對應五臟中的肝臟。所以在病脈當中，長脈主肝氣有餘，陽盛內熱。病脈中的長脈多由邪氣盛實、正氣不衰、邪正搏擊所致，可見於痰火內擾之陽毒、癲癇，熱結胃腸之裏熱熾盛或是各種機體內部發熱的熱證。脈長而洪數多為陽毒內蘊；長而洪大多為熱深、癲狂；長而搏結多為陽明熱伏；長而弦多為肝氣上逆、氣滯化火或肝火夾痰；細長而不鼓者則多為虛寒證。

●脈理病機分析

長為有餘過盛的脈象。身體健旺，氣血充盛，血行通暢，血脈和利，脈來和緩而長，如循長竿末梢，是陰陽調和的平脈。若邪氣盛，致陰陽失調，氣逆血壅，脈道充盈亦長，過於本位，狀如長竿，來勢硬滿，為病脈之長。

●長脈診法主病證治

◎**診法**　首尾端直，過於尺寸，曰長脈。倘若長脈不辨其兼脈，則仍難實指到位。如風癇，則脈多長而兼浮；如春季平脈，則長而兼緩；如肝病，則脈長而兼弦；如長而兼數，則為熱病；如長而兼沉，則為內實；如長而兼滑，則為痰證；長脈為有餘之證。

◎**主病證治**

○**陽明裏熱**

■症狀脈象　目痛，鼻乾，唇焦，漱水而不欲咽，或頭痛不已，全身發熱，脈長。

■治則治法　解肌清涼。

■方藥用法　**葛根湯**（《傷寒論》）：葛根12g，麻黃（去節）9g，桂枝（去皮）6g，生薑（切）9g，甘草（炙）6g，白芍藥6g，大棗（擘）12枚。用水1L，先煮麻黃、葛根，減至800mL，去白沫，納入諸藥，煎取300mL，去渣。每日分2次溫服。覆衣被取微汗。每日1劑。

○**奔豚疝氣**

■症狀脈象　奔豚，又稱腎積，在臍下，發於少腹，上沖心部而痛。疝氣者，少腹痛，引睾丸。

■治則治法　降逆順氣。

■方藥用法　**橘核丸**（《濟生方》）：橘紅（炒）、海藻（洗）、昆布（洗）、海帶（洗）、川楝子（去肉）、桃仁（麩炒）各30g，厚朴（去皮，薑汁炒）、木通、枳實（麩炒）、延胡索（炒，去皮）、桂心（不見火）、木香（不見火）各15g。上藥共為細末，酒糊為丸，如梧桐子大。每服70丸，每日1～2次，每次9g，空腹溫酒鹽湯送下。

●長弦脈診法主病證治

◎**診法**　長脈，首尾端直，過於本位；弦脈，如按琴弦，不過本位。該長脈唯兼弦脈琴瑟弦之形，論脈位則不可兼，故該脈但診長脈即可，大可不必另生枝葉，否則有畫蛇添足之虞。

◎**主病證治**

○**肝經實火**

■症狀脈象　頭痛不已，眩暈不停，面紅目赤，急躁易怒，頭重腳輕，或口乾口苦，手足麻木，耳鳴眼花，肌肉如有蟻走，睡時多夢，舌邊尖紅，小便赤澀，大便秘結，舌苔淡黃，鼻衄齒衄，甚或昏厥，發狂，嘔血，脈長。

■治則治法　清肝瀉火。

■方藥用法　**龍膽瀉肝湯**（《醫方集解》引《太平惠民和劑局方》）：龍膽草（酒炒）6g，黃芩（炒）、梔子（酒炒）各9g，澤瀉12g，木通、車前子、當歸（酒洗）各9g，生地黃（酒炒）20g，柴胡10g，甘草（生用）6g。水煎，去渣。溫服，每日2次。

○**肝風內動**

■症狀脈象　猝然昏仆，口眼喎斜，舌強不語，或半身不遂，口合不開，甚或昏厥而死。脈長，或弦而有勁。

■治則治法　鎮肝清熱。

■方藥用法　**鎮肝熄風湯**（《醫學衷中參西錄》）：懷牛膝、生代赭石（軋細）30g，生龍骨（搗碎）、生牡蠣（搗碎）、生龜甲（搗碎）、生杭白芍、玄參、天冬各15g，川楝子（搗碎）、生麥芽、茵陳各6g，甘草4.5g。水煎，去渣。溫服，日服2～3次。每日1劑。

●浮長脈診法主病證治

◎**診法**　舉之有餘，按之不足，曰浮；首尾俱端，過於尺寸，曰長。二脈合診為浮長脈。若不過本位，則應診為浮弦脈。該脈雖已二兼而仍不能到位，如風痰化火，則脈浮長滑數；如肝經實火，則脈浮長而數。寅卯二月診得長而緩之脈，乃健康人之象。病中診得長而緩之脈，屬病將癒之脈象。

◎**主病證治**

○**陽明經證**

■症狀脈象　全身發熱，汗自流出，不惡寒反惡熱，渴而欲飲，脈浮大而長。

■治則治法　清熱救津。

■方藥用法　**白虎湯**（《傷寒論》）：知母9g，石膏30g，甘草（炙）3g，粳米80g。以水1L，煮至米熟湯成，去渣。每日分3次溫服。每日1劑。

○**肝膽火盛**

■症狀脈象　神志不寧，頭暈目眩，耳鳴耳聾，脅肋作痛，口乾口苦，筋痿廢用，陰腫陰汗，甚則躁擾狂越，脈象浮長。

■治則治法　瀉肝膽之火。

■方藥用法　**當歸龍薈丸**（《醫略六書》）：當歸、大黃、龍膽草、蘆薈各90g，黃連45g，青黛90g，黃芩45g，木香30g，黃柏、梔子各45g。上藥研為細末，煉蜜為丸，如梧桐子大。每次取9g，以竹葉湯送服，日服2次。

●左寸長脈診法主病證治

◎**診法**　左寸，屬心、心包之部位。該部脈超出寸部，是謂寸長。古人謂該部位脈主以下諸病：君火為病、胸膈虛脹、足疼舌捲縮、心火�药等。

◎**主病證治**

○**心火燔灼**

■症狀脈象　心煩不寐，咽乾口燥，面紅目赤，口舌糜爛，吐血尿血，舌尖紅或起刺，脈長或數。

■治則治法　清瀉心火。

■方藥用法　**導赤散**（《小兒藥證直訣》）：生地黃、甘草（生）、木通各等份。上藥為細末。每次取9g，用水150mL，加竹葉3g，同煎至75mL。食後溫服。日服3次。

○**心悸氣短**

■症狀脈象　心煩不安，心悸怔忡，氣短氣淺，口苦不寐，多夢易驚，時作時止，因火而動，脈長而數。

■治則治法　清火化痰。

■方藥用法　**金箔鎮心丸**（《太平惠民和劑局方・卷十》）：紫河車（用黑豆煮軟切片，焙乾）750g，山藥450g，牙硝（枯）、人參、茯苓（去皮）各1500g，朱砂（研飛）3000g，冰片（研）300g，麝香（研）150g，金箔

（為衣）1200張。為細末，煉蜜為丸，每45g作50丸，金箔為衣，每服1丸，食後用薄荷煎湯化下或含化。

●左關長脈診法主病證治

◎診法　左關，屬肝、膽之部位。構成長脈有兩大因素，過於本位，一也；首尾端直，二也。關於其兼脈，可用以下公式表示：長加弦，等於長；弦加長仍等於長。故李時珍云：「弦脈與長爭較遠。」又有關不診長之論，實謂聚訟之最多。余以為肝心有餘之證察寸長；肝腎有餘之證察尺長。古人謂該部主木實之殃，肝氣脅痛、肝陽上亢等。

◎主病證治

○肝陽上亢

■症狀脈象　頭暈目眩，頭痛不已，面赤口苦，耳鳴不停，甚或抽搐，舌強言謇，雙手麻木，左關偏於寸長。

■治則治法　抑肝潛陽，滋陰息風，清熱安神。

■方藥用法　**天麻鈎藤飲**（《雜病證治新義》）：天麻9g，鈎藤（後下）12g，石決明（先煎）18g，梔子、黃芩各9g，川牛膝12g，杜仲、益母草、桑寄生、夜交藤、朱茯神各9g。水煎，去渣。溫服，每日2次。實則瀉其子，加瀉心火藥，如麥冬、生地黃、牛黃等。

○肝熱惡阻

■症狀脈象　婦人妊娠，食入即吐，嘔吐苦水，口苦眩暈，左關左寸脈長。

■治則治法　清肝止嘔。

■方藥用法　**溫膽湯**（《外台秘要》引《集驗方》）：生薑12g，半夏6g（洗），橘皮9g，竹茹、枳實（炙）各

6g，炙甘草3g（《三因極上病證方解》有茯苓）。加黃芩、黃連、葦根、麥冬適量。用水1.6L，煮取400mL，去渣。分2次溫服。每日1劑。

●左尺長脈診法主病證治

◎**診法**　左尺，屬腎、膀胱、小腸之部位。其脈首尾端直，過於尺部。古人謂該部脈象主病，有奔豚衝競、經水愆期、少腹脹滿等。但總不出乎腎、膀胱、小腸有餘之證。須知腎為肝之母，當腎肝有餘之證，該部位診關長之病患，其深意切不可忽略。

◎**主病證治**

○**奔豚**

■症狀脈象　氣從少腹上沖咽喉，腹部如有蛇爬行，蠕動上行，左尺脈長而數。

■治則治法　抑肝降逆。

■方藥用法　**旋覆代赭湯**（《傷寒論》）：旋覆花30g，人參6g，生薑15g，代赭石、炙甘草、半夏（洗）各9g，大棗（擘）12枚。用水1L，煎取600mL，去渣，再煎取300mL。每次溫服100mL，日服3次。每日1劑。

○**小腸實熱**

■症狀脈象　口瘡咽痛，心煩不安，小便赤澀，或莖中作痛，臍腹作脹，矢氣則舒，舌紅苔黃，左尺脈長而滑數。

■治則治法　清瀉實熱。

■方藥用法　**涼膈散**（《太平惠民和劑局方》）：川大黃、朴硝、甘草（炙）各600g，梔子仁、薄荷（去梗）、黃芩各300g，連翹1250g。上藥為細末。每取6～

12g，加竹葉3g，蜜少許，水煎服。

○大便秘澀

■症狀脈象　脘腹脹滿，胸脅刺痛，噯氣不止，欲便不得，左尺脈長。

■治則治法　潤腸順氣。

■方藥用法　**四磨湯**（《濟生方》）：人參、檳榔、沉香、天臺烏藥（原方未注明劑量）。上藥各濃磨水，和作150mL，煎3～5沸。溫服。每日2次。

●右寸長脈診法主病證治

◎**診法**　右寸，屬肺、胸中之部位。該部位之脈越出寸部，是謂右寸脈長。古人謂該部位脈長主以下諸病：滿逆、痰鬱、咳嗽胸滿等。

◎**主病證治**

○邪熱乘肺

■症狀脈象　咳喘氣粗，痰稠色黃，咳則胸痛引背，身熱咽痛，甚則吐腥臭膿血，舌紅苔黃，右寸脈長而數。

■治則治法　清肺泄熱。

■方藥用法　**瀉肺湯**（《聖濟總錄》）：桑白皮（銼）、甜葶藶（隔紙炒）各30g。上藥為粗末。每次取9g，用水150mL，煎至90mL，去渣。食後溫服。微利為度。

○痰火擾心

■症狀脈象　心煩而悸，多夢易驚，口苦不寐，神志失常，言語錯亂，狂躁妄動，舌質紅、苔黃膩，右寸脈長而滑數。

■治則治法　清熱除痰。

■方藥用法　**生鐵落飲**（《證治準繩・類方》）：生

鐵落30g，石膏、龍齒（研）各15g，白茯苓（去皮）、防風（去蘆）各4.5g，玄參、秦艽各3g。上藥除生鐵落外，研為粗散，先將生鐵落加水2L，煮取1L，再入石膏等藥，煮取500mL，去渣，入竹瀝100mL，和勻。每日分5次溫服，不拘時候。每日1劑。

●右關長脈診法主病證治

◎診法　右關，屬脾、胃之部位。但診關部之長，脾肺乃屬母子關係，故關部診長，必審右寸。古人謂該部脈象主土鬱脹滿、胃脘脹滿二病。

◎主病證治

○痞氣（脾積）

■症狀脈象　食後脹滿，脘腹脹大如盤，嘔吐不停，腸鳴泄瀉，四肢發冷，足腫冰冷，右關脈延寸而長。

■治則治法　健脾化積。

■方藥用法　**痞氣丸**（《三因極一病證方論・卷八》）：炮烏頭0.3g，炮附子、桂心各15g，赤石脂（煆，醋淬）、川椒（炒，出汗）、炮薑各60g。為細末，煉蜜為丸，梧桐子大，朱砂為衣，每服5～7丸，逐漸加至10丸，米湯送下。

○胃熱惡阻

■症狀脈象　孕婦腹脹嘔吐，脘悶不食，或食入即吐，右關脈延寸而長。

■治則治法　健脾和胃，調中止嘔。

■方藥用法　**蘇葉黃連湯**（《溫熱經緯・卷四》）：川連三四分，蘇葉二三分。水煎服，呷下即止。每日1劑。

●右尺長脈診法主病證治

◎**診法**　右尺，屬腎、命門、大腸之部位。該部脈朝尺澤延伸，是謂尺長脈。古人總結該部脈主以下諸病，即相火專令、疝氣。

◎**主病證治**

○**相火上炎**

■症狀脈象　頭痛不已，眩暈不停，視物不清，耳鳴耳聾，多夢易怒，五心煩熱，性慾亢進，遺精早泄，右尺脈長。

■治則治法　滋腎養肝。

■方藥用法　**杞菊地黃丸**，遵醫囑服用。

○**熱結旁流**

■症狀脈象　大便秘結，瀉下黃臭糞水，腹痛拒按，舌苔黃燥，右尺脈長數。

■治則治法　清瀉實熱。

■方藥用法　**調胃承氣湯**（《傷寒論》）：大黃（去皮，清酒洗）12g，甘草（炙）6g，芒硝15g。上3味藥，以水600mL，先煮大黃、甘草，得藥液200mL，去渣，納入芒硝，更上火微煮令沸。日服2次。每日1劑。

（十）短（陰）

短脈，不及本位（《脈訣》）。應指而回，不能滿部（《脈經》）。

（戴同父云：短脈只見尺寸，若關中見短，上不通寸，下不通尺，是陰陽絕脈，必死矣。故關不診短。黎居士云：長短未有定體，諸脈舉按之，過於本位者為長，不及本位者為短。長脈屬肝宜於春，短脈屬肺宜於秋。但診肝肺，長短自見。短脈兩頭無，中間有，不及本位，乃氣不足以前導其血也。）

●**體狀相類詩**　兩頭縮縮即為短，澀短遲遲細且難。短澀而浮秋喜見，三春為賊有邪干。

●**主病詩**　短脈惟於尺寸尋，短而滑數酒傷神。浮為血澀沉為痞，寸主頭疼尺腹疼。

（經曰：短則氣病，短主不及之病。）

【提要】該節段講短脈的脈象、主病，以及相似脈、相兼脈的脈象與主病。

【注釋】

◎**不及本位**：短脈脈體短小，寸部、尺部脈體均不足。

◎**應指而回，不能滿部**：搏動短暫，應指即回，不能充實於寸部、尺部。

◎**兩頭縮縮即為短**：短脈既不能滿於寸，又不能滿於尺，故稱「兩頭縮縮」。

◎**澀短遲遲細且難**：澀脈雖然也可見脈體偏短，但與短脈不同之處還有脈體偏細，往來艱難遲緩。

◎**短澀而浮秋喜見**：秋季陽氣初斂，氣血運行不似夏氣湧盛，故脈象見浮略有短澀。這是人體陰陽氣血與四季保持協調之象，故稱「秋喜見」。

◎**三春為賊有邪干**：春季自然界變化是「陰消陽長」，氣血運行漸盛而應見長脈、弦脈，今反見短脈，則可視為邪犯於內的病脈。此外，中醫認為長脈應於春，屬木；短脈應於秋，屬金。春季不見長脈反見短脈，是為「金來乘木」，故春季見短脈為逆。賊，即《難經・五十難》所說五邪之中的「賊邪」。從所不勝來者，為賊邪。上文注「金來乘木」，即此意也。

◎**短而滑數酒傷神**：酒為純穀之液，過量飲酒，濕熱內生，氣實血湧，故脈來短促而見滑數。

◎**浮為血澀沉為痞**：短脈見浮為血少而澀，血少不能斂陽則見脈浮；若短脈兼沉則為胸腹痞滿，因氣血阻滯故見脈沉。痞：是指胸腹堵悶不舒，或指腹部積塊。

◎**寸主頭痛尺腹疼**：寸部短脈主上焦病變，故可見頭痛；尺部短脈主下焦病變，故可見腹痛。這裏的頭痛腹痛只是列舉寸尺分主上下，臨證時不可拘泥於此。

【語解】短脈的脈象為脈體短小，且搏動短暫，應指即回，不得充達於寸部或尺部。

◎**脈象及相類脈**：脈來既不能充滿寸部又不能充滿尺部是為短脈，而澀脈除脈體短小還兼見細遲，往來艱難。若秋季見脈短澀而浮，則屬正常脈象；而春季見短脈，則為賊邪來犯的病脈。

◎**主病**：短脈的診察主要是視其能否充滿於寸部或尺部。短脈兼見滑數可能是嗜酒釀成濕熱，短脈兼浮可主血液澀少，短而兼澀可能是胸腹痞滿。寸部短脈主上焦頭

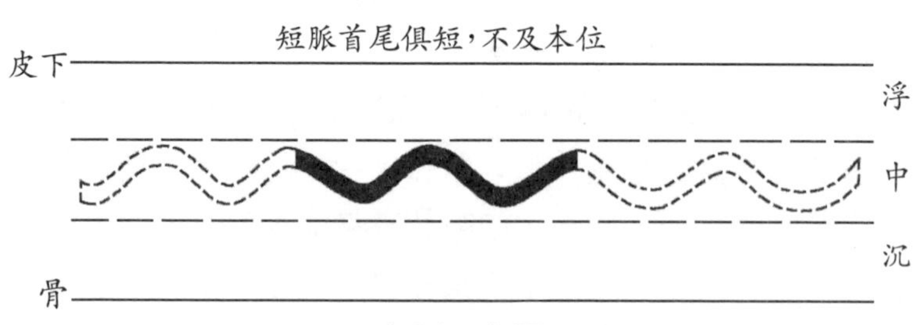

短脈示意圖

痛，尺部短脈主下焦腹痛。

【應用新解】《黃帝內經》說：短脈主氣病，即短脈是由正氣虧虛，不足以鼓動血液運行所引起的。

短脈一般多為氣虛或是氣機鬱滯所致，在切脈時要嘛在寸、關部切脈，要嘛在關、尺部切脈。脈短無力則反映有氣損方面的疾病，因氣虛不足或氣逆壅阻，無以推動血行，所以脈短而無力，這種脈象可在亡陽、失血等過程中見及；如脈短而有力，則主要提示氣鬱，因氣鬱血瘀或痰滯食積，阻礙脈道，使脈氣不伸而出現脈短有力，這種脈象在氣滯血瘀引起的各種病證中可見及。對短脈的判斷主要是視其能否充滿寸部或尺部。短脈中如還有滑脈和數脈的特徵，則可能是嗜酒傷神所致；短脈如與浮脈同時出現，可主血液澀少；短脈中如還見有澀脈，則可反映胸腹痞滿。寸部如出現短脈，可主上焦頭痛；尺部如出現短脈，則主下焦腹痛。

●脈理病機分析 短爲氣病，其因有二：

一是氣虛，無力推動血行；二是脈道澀滯，由痰氣或積食邪氣，阻礙氣道，血行不暢，以致脈來短而有力。

●短脈診法主病證治

◎**診法**　關部浮起，寸尺俯下，其來遲滯，曰短。倘若短脈不辨其兼脈，則究難實指到位。如脈浮短，則為肺傷、氣微、血澀；如脈沉短，則為宿食、痞積。短脈之脈理，非氣虛即為氣壅。若痰食阻滯氣機，脈失調暢，則短而有力；若氣虛陽微，則脈短而無力。短脈屬遲類脈，古人有兼數、疾、急者，雖金口玉言，而餘則不敢附和隨說。

◎**主病證治**

○**氣血虛損**

■症狀脈象　倦怠無力，體懶懼動，氣不足以息，心悸自汗，面色萎黃，唇甲蒼白，頭暈耳鳴，婦人則見月經愆期，經色淡而不鮮，甚則閉經，脈短。

■治則治法　補益氣血。

■方藥用法　**十全大補湯**（《太平惠民和劑局方》吳直閣增諸家名方）：人參（去蘆）、白朮、白芍藥、白茯苓、黃蓍、川芎、熟地黃、當歸（去蘆）、肉桂（去皮）、甘草（炒）各等份。上藥切碎。每次取9g，加生薑3片，大棗（擘）2枚，用水220mL，煎至176mL，去渣。不拘時候溫服。

●**浮短脈診法主病證治**

◎**診法**　舉之有餘，按之不足，曰浮；關部高於寸尺，曰短。二脈合診為浮短脈。古人謂浮短脈主肺傷、氣微、血澀、咳嗽等病患，非獨血弱一病也。

◎**主病證治**

○**血弱**

■症狀脈象　面色蒼白，唇舌爪甲皆色淡無華，驚悸怔忡，頭暈目眩，氣微而短，倦疲乏力，手足發麻，脈浮而短。

■治則治法　補益氣血。

■方藥用法　**四物湯**（《仙授理傷續斷秘方》）：白芍藥、川當歸、熟地黃、川芎各等份。每次取9g，用水225mL，煎至160mL，去渣。空腹熱服，每日2次。有蟲者，先予驅蟲。

●沉短脈診法主病證治

◎**診法**　舉之不足，按之有餘，曰沉；關部突起，寸尺俯下，曰短。二脈合診為沉短脈。倘若短脈不辨其兼脈，則仍難實指到位。如胸腹脹滿，則脈短而細遲；如宿食不消，則脈短而兼滑；如肺氣虛損，則脈短而兼微；如腎陽不足，則脈短而兼弱；如痰滯氣道，則脈短而兼結。是故欲實指到位者，兼脈則不可不辨。

◎**主病證治**

○**胸腹脹滿**

■症狀脈象　胸腹痞滿，食不知味，神疲體倦，渾身乏力，面色萎黃，動則氣短，脈象沉短。

■治則治法　益氣化痞。

■方藥用法　**大半夏湯**（《金匱要略》）：半夏12g（洗，完用），人參9g，白蜜6g。取水1.2L，和蜜揚之240遍，煮藥250mL，去渣。上為1日量，溫服100mL，餘分2次服。

○**宿食不消**

■症狀脈象　胸腹痞脹，不能加餐，夜臥之時，如有木棍撐於肚腹之中，或有噯氣，或有大便溏薄，脈象沉短。

■治則治法　健脾化滯。

■方藥用法　**健脾丸**（《醫方集解》）：人參、白朮（土炒）各60g，陳皮、麥芽（炒）各60g，山楂（去核）45g，枳實90g。上藥為細末，神麴糊為丸，如梧桐子大。每次10丸，每日2次，米飲送服。所傷何物，以該物炒炭煎服神效。

○肺氣虛損

■症狀脈象　咳而氣短，倦怠乏力，少語懶言，面白無華，形寒畏風，或有自汗，舌質淡、苔薄白，脈象沉短。

■治則治法　補肺益氣。

■方藥用法　**補肺湯**（《濟陽綱目》）：人參、麥冬（去心）各3.5g，五味子15粒，款冬花、紫菀、桑白皮（炒）各3g，當歸（酒洗）4.5g，白芍藥（煨）、知母、貝母、茯苓、橘紅各2.4g，甘草1.5g。上作1劑。水煎，去渣。空腹溫服，每日2次。

○腎陽不足

■症狀脈象　面色淡白無華，腰酸腿軟無力，頭昏頭暈，耳鳴耳聾，形寒怕冷，陽痿遺精，尿頻尿數，舌質淡，苔薄白，脈沉短。

■治則治法　溫補腎陽。

■方藥用法　**右歸丸**，遵醫囑服用。

●短而滑數脈診法主病證治

◎**診法**　脈不及本位，曰短；往來流利，曰滑；一息六至，曰數。三脈合診為短滑數脈。該脈象若不飲酒，則為短而兼滑之脈，屬寒痰之象。唯飲酒之後，脈跳加快，變為短而滑數之象，此為暫時脈象，待酒醒後則復歸於短脈也。若無飲酒背景者，短而滑數脈則歸屬於動脈乎。

◎**主病證治**

○酒毒傷神

■症狀脈象　頭暈目昏，心中煩亂，心神恍惚，多言亂語，棄衣就冷，手足顫搖，百體酸軟，狀若癲狂，噁心嘔吐，口燥舌乾，脈短滑數。

■治則治法　解酒開胃醒腦。

■方藥用法　**葛花解酒湯**（《內外傷辨惑論》）：白豆蔻仁、縮砂仁、葛花各15g，乾薑、神麴（炒黃）、澤瀉、白朮各6g，橘皮（去白）、豬苓、人參、白茯苓各4.5g，木香1.5g，青皮（去瓤）0.9g。上藥為極細末，和勻。每次取9g，白湯調服，每日2次。得微汗，則病去。

●左寸短脈診法主病證治

◎**診法**　左寸，屬心、心包之部位。左寸短縮，遲滯不前，謂之左寸脈短。古人謂該部短脈主病有心神不定、心悸氣短、胸悶不寐、多夢、眩暈等。

◎**主病證治**

○**心陽氣虛頭痛**

■症狀脈象　心悸不安，頭暈目眩，形寒肢冷，頭部空痛，左寸脈短。

■治則治法　補益心陽。

■方藥用法　**人參養榮湯**（《太平惠民和劑局方》）：黃蓍、當歸、桂心、炙甘草、橘皮、白朮、人參各30g，白芍藥90g，熟地黃、五味子、茯苓各22g，遠志（去心，炒）15g。上藥為散劑。每次取12g，用水200mL，加生薑3片，大棗2枚，煎取150mL，去渣。空腹時溫服，每日2次。

○**心包血瘀**

■症狀脈象　面目黯黑，肌膚甲錯，心痛如刺，舌質紫，有瘀點、瘀斑，左寸脈短。

■治則治法　活血化瘀。

■方藥用法　**血府逐瘀湯**（《醫林改錯》）：當歸、

生地黃各9g，桃仁12g，紅花9g，枳殼、赤芍藥各6g，柴胡、甘草各3g，桔梗、川芎各4.5g，牛膝10g。水煎，去渣。溫服，日服2次。每日1劑。

●左關短脈診法主病證治

◎**診法**　左關，屬肝、膽之部位。古人今哲有不診短脈之說，然除李時珍之外，而診關部之短大者，則大有人在。

◎**主病證治**

○**肝氣不舒**

■症狀脈象　胸肋疼痛，喜善太息，嘔逆不止，心煩易怒，納食不佳，左關寸脈短。

■治則治法　疏肝理氣，活血化瘀。

■方藥用法　**柴胡疏肝散**，遵醫囑服用。

●左尺短脈診法主病證治

◎**診法**　左尺，屬腎、膀胱、小腸之部位。左尺脈不能滿部，謂之左尺短。古人謂該部脈短之主病，有少腹疼、少腹脹痛、便秘尿澀等。

◎**主病證治**

○**膀胱虛寒**

■症狀脈象　小便頻數，淋瀝不盡，或見遺尿，脈右尺短細。

■治則治法　固腎攝氣。

■方藥用法　**桑螵蛸散**（《理虛元鑒》）：桑螵蛸（烙）適量。上藥為細末。每次取3g，酒漿調服，每日2次。

●右寸短脈診法主病證治

◎**診法**　右寸，屬肺、胸中之部位。右寸脈短縮，不及本位，則稱右寸短脈。古人謂該部脈之主病，常有肺虛頭痛、神疲身倦、氣短氣淺、頭暈目眩等。該部屬肺、胸中之部，故多主病肺氣虛弱，或為痰濁阻肺等。

◎**主病證治**

○**肺氣虧虛**

■症狀脈象　咳而氣短，痰液清稀，聲怯音低，少語懶言，形寒畏風，自汗不止，舌質淡、苔薄白，右寸脈短。

■治則治法　補益肺氣。

■方藥用法　**補肺湯**（《濟陽綱目》）：人參、麥冬（去心）各3.5g，五味子15粒，款冬花、紫菀、桑白皮（炒）各3g，當歸（酒洗）4.5g，白芍藥（煨）、知母、貝母、茯苓、橘紅各2.4g，甘草1.5g。上作1劑。水煎，去渣。空腹溫服，每日2次。

○**痰濁阻肺**

■症狀脈象　咳嗽氣喘，痰鳴黏稠，胸脅支滿，難以平臥，舌苔濁膩，脈右寸短而滑。

■治則治法　滌痰降濁。

■方藥用法　**三子養親湯**（《雜病廣要》引《皆效方》）：紫蘇子、白芥子、萊菔子各等份。上藥各洗淨，微炒，杵碎。看何證多，以所主者為君，餘次之。每劑不過9g，用生絹袋盛之，煮作湯飲，代茶啜用。不宜煎熬太過。每日2次。

●**右關短脈診法主病證治**

◎**診法**　右關，屬脾、胃之部位。若土不生金，而致脾肺兩虛者，診關脈之短則應審其寸部；若火不生土，而致脾腎陽虛者，診關脈之短則應細審尺部。此為診關短之奧妙之處。古人謂關短之主病，有胃滿腹脹、食少納呆、噯腐泛酸、消化遲鈍等。該脈象之病機，或為脾肺氣虛，氣難帥血，則見脈短；或為脾胃停食，肺中痰阻，氣滯邪壅，則見脈短。亦有脾腎陽虛、大腸虛寒、腸滑失禁等證，診關短而偏於尺部者，讀者切勿執一而論。

◎主病證治

○脾腎陽虛

■症狀脈象　怯寒畏冷，少氣懶言，易於出汗，大便溏瀉，甚或五更泄瀉，舌淡苔白，脈右關及右尺短而細沉。

■治則治法　健脾益腎。

■方藥用法　**附子理中丸**，遵醫囑服用。

●右尺短脈診法主病證治

◎診法　右尺，屬腎、命門、大腸之部位。若診關短脈應與尺部作比較，而診尺短脈必在尺部作比較。若診為腎陽不足者，為命門火衰者，大腸虛寒者，亦有隧阻塞者，或為氣虛陽虛而無傳化物質之能，而致石淋、砂淋、大腸秘澀者，此不一而足。古人謂該部之主病，有真火不隆、少腹脹痛、月經不調、遺精、腰部酸痛、盜汗等。

◎主病證治

○命門火衰

■症狀脈象　精不固藏，陽痿早泄，遺精頻頻，男人精量減少，婦人宮寒不孕，右尺脈短。

■治則治法　溫補命門。

■方藥用法　**毓麟珠**（《景岳全書》）：人參、白朮（土炒）、茯苓、白芍藥（酒炒）各60g，川芎、炙甘草各30g，當歸、熟地黃（蒸，搗）各120g，菟絲子（製）120g，杜仲（酒炒）、鹿角霜、川椒各60g，上藥為細末，煉蜜為丸，如彈子大。每次1～2丸，空腹嚼，用酒或白湯送服。

○**大腸虛寒**

■症狀脈象　洞泄不已，手足不溫，氣短不續，小腹空墜，脫肛，便秘，完穀不化，久利不止，舌淡苔白，右尺脈短。

■治則治法　溫陽化濕，補氣升提，補虛散寒。

■方藥用法　**五苓散**（《傷寒論》）：豬苓9g（去皮），澤瀉15g，白朮、茯苓各9g，桂枝6g。上藥為散劑。每次取3～6g，以白飲和服，每日3次。多飲暖水，汗出癒。

●雙寸短脈脈診法主病證治

◎**診法**　左寸，屬心、心包之部位；右寸，屬肺、胸中之部位。心肺為近鄰，同居於上焦。心主血，肺主氣，氣為血帥，血以載氣，肺朝百脈，故該二臟關係密切。其虛證多由勞倦過度，久病喘咳，或由肺氣虛弱，中氣不足，以致心肺運血無力。證見心悸氣短，喘咳胸悶，自汗乏力，面白或晦黯，口唇青紫，舌有瘀斑，脈雙寸俱短，此屬心肺氣虛之一系列病證。現載述心肺氣虛一證，以作拋磚引玉之用。

◎**主病證治**

○**心肺氣虛**

■症狀脈象　心悸不安，夜不能寐，氣短氣淺，濁氣上逆，雙寸脈短。

■治則治法　補心益肺。

■方藥用法　**炙甘草湯**（《傷寒論》）：甘草（炙）12g，生薑（切）9g，人參6g，生地黃30g，桂枝9g，阿膠6g，麥冬（去心）10g，火麻仁10g，大棗（擘）5～10枚。以清酒700mL，水800mL，先煮8味，取300mL，去渣，納入阿膠烊化。每次溫服100mL，每日3次。每日1劑。

●雙關短脈診法主病證治

◎**診法**　左關，屬肝、膽之部位；右關，屬脾、胃之部位。雙關部主病，總不越此四臟範疇。然凡涉及心肺之虛，宜細審雙寸部；凡涉及腎命之虛，應細審雙尺部。雙關脈短，主病繁多，如心肺氣虛、心脾兩虛、脾肺氣脾血虛、肝鬱脾虛、心肺氣滯血瘀、心肺痰瘀等。

◎**主病證治**

○**肝脾血虛**

■症狀脈象　眩暈，耳鳴，五心煩熱，婦人月經澀少，經枯，經閉，唇燥，不饑不食，大便燥結，舌乾少津，面無華色，脈雙關俱短。

■治則治法　補益肝脾。

■方藥用法　**十全大補湯**（《太平惠民和劑局方》）：人參6g，肉桂3g，川芎6g，熟地黃12g，茯苓、白朮各9g，甘草3g，黃蓍12g，當歸、白芍藥各9g。上藥為細末，每次取9g，加生薑3片，棗子2枚，同煎。去渣，不拘時候溫服，日服2次。現常製成丸劑服（十全大補丸）。

●雙尺短脈診法主病證治

◎**診法**　雙尺。左尺乃腎、膀胱、小腸之部位；右尺乃腎、命門、大腸之部位。本部脈短，總不出腎、膀胱、小腸、命門、大腸之範疇。其證有腎陽虛、腎氣虛、膀胱虛寒、小腸虛寒、命門火衰證、大腸虛寒證等。學者勿株守陰陽兩虛一證而已也。

◎**主病證治**

○**陰陽兩虛**

■症狀脈象　形體羸弱，少氣懶言，倦怠乏力，形寒肢冷，動則汗出，心悸目眩，頭暈耳鳴，舌淡少津，或有齒痕，或光剝，雙尺脈短。

■治則治法　陰陽兩補。

■方藥用法　**生脈散**（《醫學啟源》）：麥冬9g，五味子15粒，人參9g。水煎，去渣。溫服，不拘時候，每日2次。每日1劑。

（十一）洪（陽）

洪脈，指下極大（《脈經》）。來盛去衰（《素問》）。來大去長（《通真子》）。

（洪脈在卦為離，在時為夏，在人為心。《素問》謂之大，亦曰鈎。滑氏曰：來盛去衰，如鈎之曲，上而復下。應血脈來去之象，像萬物敷布下垂之狀。詹炎舉言如環珠者，非。《脈訣》云：季夏宜之，秋季、冬季，發汗通陽，俱非洪脈所宜，蓋謬也。）

●**體狀詩**　脈來洪盛去還衰，滿指滔滔應夏時。若在春秋冬月分，升陽散火莫狐疑。

●**相類詩**　洪脈來時拍拍然，去衰來盛似波瀾。欲知實脈參差處，舉按弦長愊愊堅。

（洪而有力為實，實而無力為洪。）

●**主病詩**　脈洪陽盛血應虛，相火炎炎熱病居。脹滿胃翻須早治，陰虛泄痢可躊躇。

寸洪心火上焦炎，肺脈洪時金不堪。肝火胃虛關內察，腎虛陰火尺中看。

（洪主陽盛陰虛之病，泄痢、失血、久嗽者忌之。《脈經》曰：形瘦脈大多氣者死。曰：脈大則病進。）

【提要】該節段講洪脈的脈象、主病，相似脈、相兼脈的脈象及主病。

【注釋】

◎**來盛去衰**：指洪脈雖來勢極大，但去勢漸衰。

◎**來大去長**：洪脈不但來勢極大，而且去勢的衰減也是緩緩而逝的。

◎**脈來洪盛去還衰**：洪脈來時如洪水滔滔，來勢極盛，去勢漸衰。

◎**滿指滔滔應夏時**：陽氣旺於夏，人亦應之，陽氣充盛，血運有力，故可見洪脈。

◎**若在春秋冬月分，升陽散火莫狐疑**：洪脈應於夏氣，若在其他季節觸及洪脈，可能是陽氣閉鬱於內的火熱證，故應即刻採用辛涼清解、升陽散火之法。對於該句原文，另有一說：升陽散火所治之洪脈，乃飲食勞倦傷脾，脾氣下陷，陽氣不得升發，陰火內熾而上乘，其脈乃洪。此即李東垣所說之「內傷發熱」，其脈洪大而頭痛。治以辛甘健脾。脾之清陽升發，上乘之賊火才能斂降。若誤以為實熱，妄施寒涼，戕伐脾胃，元氣更傷，陰火愈熾。必以甘溫除之。供參考。

◎**洪脈來時拍拍然**：形容洪脈來勢極盛，有如洪濤拍岸樣。

◎**欲知實脈參差處**：意指洪脈與實脈的不同之處。參差：意指大小長短高低不等。這裏是指差別。

◎**舉按弦長愊愊堅**：實脈與洪脈的區別在於沒有明顯的來盛去衰之象，而是無論浮取抑或沉取均實大弦長，應指有力。

◎**相火炎炎熱病居**：相火，主要是指肝腎之火。肝腎陰虛，陰不制陽，相火妄動，釀成陰虛火旺之證。陰不斂陽，陽氣亢盛於外，故見洪脈。

◎**脹滿胃翻須早治**：若邪熱犯胃，胃失和降，胃氣上逆而見噁心、嘔吐者，應及時清瀉胃火，以防病久劫奪胃陰，損傷脾胃之氣。

◎**陰虛泄痢可躊躇**：陰虛泄痢多為虛實夾雜的複雜症候，妄瀉可進一步損傷陰液，妄補則又有留邪之虞。臨證時應仔細分辨，以防虛虛實實之誤。躊躇：意指猶豫不定。這裏作「慎重」解。

◎**肺脈洪時金不堪**：肺脈應於秋，屬金；洪脈應於夏，屬火。今肺病反見洪脈，為火來乘金，病勢轉重。

◎**肝火胃虛關內察**：左關部主肝，右關部主胃。肝在五行中屬木，胃在五行中屬土。關部見洪脈，主肝火亢盛，「木旺乘土」，損傷胃氣，故有此言。

◎**腎虛陰火尺中看**：尺部主下焦病變。尺部見洪脈，可主腎陰不足，陰不制陽的陰虛火旺之證。

【語解】洪脈的形體在指頭下的感覺是極其粗大的，其搏動，不僅來的時候顯得勢極充盛，去的時候也是緩緩減弱，要在較長的時間內才能消逝，這就叫做「去衰」。

◎**脈象**：洪脈的搏動，不僅來勢極其充盛，去勢亦是漸次減弱的。當指頭下觸及的時候，總有一種極其盛大的感覺，這見於夏天是合乎時令的。若在春、秋、冬三個季節出現洪脈，乃陽熱亢盛的病變。如果是因於寒邪遏抑陽氣，火熱內鬱，還當用「升陽散火」的方法來進行治療，這是無須猶豫的。

◎**相類脈**：洪脈的搏動，在指頭下一來一往很是有勁，好比壯闊的波瀾一樣，根腳極其闊大。但與其實脈卻有差別，因為實脈沒有闊大的根腳，實脈無論輕舉或重按都有弦長而堅硬的感覺。

◎**主病**：脈來洪大，總屬於陽熱亢盛、陰血虛少的病變。尤其是在心火上炎的時候，脈多見洪。但也有虛與實的區分。如果胃熱鬱盛，脹滿反胃而見脈洪的，多屬實證，當及時清瀉胃熱。如果泄瀉或下利，反見洪脈的，此乃陰津大傷、陽熱尤亢的虛證，急宜養陰以清熱，不能當做實證而治。此虛實之間，最需慎重考慮。

◎**分部主病**：當心火上炎的時候，常見咽乾喉痛，口瘡癰腫，則寸脈多見洪。假如肺中火熱熾盛，咳嗽氣喘，胸痛咯血，右寸脈則多見洪。若是肝陽亢盛，脾胃津傷，

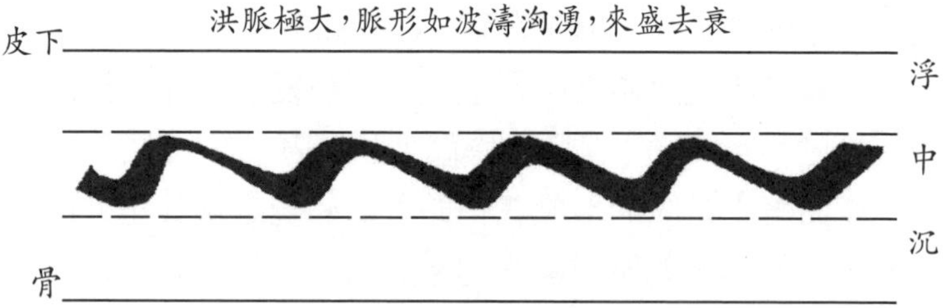

洪脈示意圖

兩關脈則多見洪。腎精虧損，陰火不能潛藏之時，兩尺脈則多見洪。總之，無論上、中、下三部，只要出現洪脈，多半是屬火熱亢盛的病變。

【應用新解】洪脈的脈象洪大是因為陽氣亢盛而蒸騰津液，津液不足就會導致血液黏稠，血液因此顯得不足。洪脈多是熱病的反映，尤其在肝膽病中多見。

洪脈主病也有虛證和實證的區別：如胃熱鬱盛，脹滿或反胃，就都屬實證，必須清瀉胃熱，及早治療，否則會影響脾胃運化水穀的功能而致使機體營養不良，時間一長，正氣不足，陰分虧耗，陽熱亢盛而導致陰虛火旺；如是陰虛、泄瀉、下利等病證而出現洪脈，此乃陰津大傷，陽熱亢盛的虛證，須養陰以清熱。虛實之證，則要慎重對待。

寸部如出現洪脈，左手寸部出現洪脈乃心火亢盛所致，常見症狀為咽乾喉痛、口瘡痛腫等。右手寸部出現洪脈乃肺心熾盛所致，常見症狀為咳嗽氣喘、胸痛咯血等；關部主肝與脾胃，若出現洪脈則是肝火亢盛或是脾胃陰虛火旺所致；尺部主腎，如尺部出現洪脈則是腎虛火旺之證。總之，只要出現洪脈，不論是反映在寸口任何一個部位，大多是由火熱亢盛所導致的。

若病久體虛，如泄痢使元氣欲脫，脈氣外張而顯洪脈，以及因虛勞失血、勞咳內傷而出現的洪脈，均屬真陰告竭，孤陽無所依附而獨亢所致。出現這種情況一般都提示病情已經到了非常危險的地步。

●脈理病機分析

洪脈的形成是由於氣壅火亢，致使脈道擴張，血氣沸騰，有如波濤，乃致脈形闊大，大起大落。若僅見大而無力，多因虛勞失血，泄利，致使脈管雖然粗大，而血流不足，故見形大無力。

●洪大脈診法主病證治

◎**診法**　洪大脈。滔滔滿指，狀若洪水，來盛去衰，來大去長，曰洪。大脈，單獨成形，故不與兼，此大字作襯字而已。洪脈主病，既主實熱，亦主虛證，故不辨兼脈，究難實指。如浮洪主風眩癲疾，傷寒熱病。沉洪實火。浮洪無根，火浮水涸。洪數實熱。洪滑而數，熱陷氣分。又夏月洪而兼緩，三部浮沉正等，是為健康人之脈，學者不可不知也。

◎**主病證治**

○**火熱頭痛**

■症狀脈象　頭跳痛或脹痛，或連頰齒或連耳內外，煩熱，口渴，脈洪大。

■治則治法　清熱瀉火。

■方藥用法　**白虎湯**（《傷寒論》）：知母9g，石膏30g，甘草（炙）3g，粳米9g。上藥用水1L，煎至米熟湯成，去渣。每日分3次溫服。每日1劑。

●洪滑脈診法主病證治

◎**診法**　滔滔滿指，來盛去衰，曰洪；往來流利，如盤走珠，曰滑。二脈合診為洪滑脈。本脈業已兩兼，仍有不到位之嫌，如痰滯化熱、暑溫、酒食停積，脈必洪滑而數等。暴吐中毒，其脈洪數。病有千變，脈有千變，學者應作如是觀也。

◎**主病證治**

○**痰滯中風**

■症狀脈象　猝然昏倒，昏不知人，麻木舌強，喉中痰鳴，四肢不舉，脈象洪滑。

■治則治法　化痰息風。

■方藥用法　**蒼白二陳湯**（《醫略六書》）：蒼朮（土炒）、白朮（土炒）、半夏（滾水泡7次，薑製）、陳皮（去白）、茯苓各3g，甘草（炙）1.5g，生薑3片，大棗1枚。上藥用水300mL，煎至240mL，去渣。稍熱服，日服2次。

●**洪無力脈診法主病證治**

◎**診法**　洪脈，滔滔滿指，來盛去衰，來大去長，已成定論。唯無力二字，後學苦無權衡可準，可謂傷透腦筋耳。大凡虛證脈洪，必洪而無根，或洪而兼虛，兼芤，或兩尺浮洪無根。根者，一以尺中為根，一以沉候為根，尺中為元陰元陽之所，沉候乃肝腎之居，皆為腎水涸絕而無資始之原。此較無力之辨，更為詳盡矣。

◎**主病證治**

○**泄瀉陰津大傷**

■症狀脈象　兩目眶凹陷，皮膚乾燥鬆弛，小便短少，或數日不解，大便仍瀉，口渴唇紅，煩躁或神委，苔少或光，舌質紅絳，脈洪無力。

■治則治法　滋陰增液。

■方藥用法　**增液湯**（《溫病條辨》）：玄參30g，麥冬（連心）、細生地黃各24g。用水1.6L，煮取600mL，去渣。口乾則飲令盡，日服3次。每日1劑。

○陰液虧損下利

■症狀脈象　飲食不下，痢仍不止，肌肉大減，精神疲乏，舌質紅絳，脈洪數無力。

■治則治法　滋養津液。

■方藥用法　**開噤湯**（《秋瘧指南》）：人參6g，麥冬、煅石膏各9g，梔子、川黃連各6g，黃芩、黃柏各3g，生地黃、當歸各9g，射干6g，杏仁9g，檳榔、枳殼各3g，生甘草3g，天花粉6g。加麥冬、石斛、花粉、沙參適量；氣陰大傷重用人參量。水煎，去渣，溫服，日服2次。每日1劑。

●大有力脈診法主病證治

◎診法　大脈，先賢未能截然劃分。至瀕湖定大脈脈型為脈幅寬闊，來盛去盛，來大去大，來長去長。大有力之脈，實為三部九候俱大，主實熱之證。古人謂主以下諸病，有胸脅滿、瘡疽病進、心煩舌破、陰陽離絕、關格。蓋謂實脈、洪脈、大脈各自有形，而病因病機，相去不遠，學者應參古酌今，顧此及彼，百無一失矣。

◎主病證治

○邪甚

■症狀脈象　邪，泛指風寒暑濕等能使人致病的因素。凡正氣尚能抗邪，而邪氣鼎盛，正邪相爭，形成實證，脈大而有力。

《脈經》云：「大則病進。」此是針對洪與大以及其他有力脈而言。茲就大脈提供十二症如下，證治方藥用法可參考各章節，毋庸贅述。

▽下利而脈大有力，為利未止；

▽左手脈大，為熱入營分；

▽右手脈大，為熱入氣分；

▽諸脈皆小，一部獨大，主該部有實邪；

▽熱邪暴逆之喘息抬肩，脈實大而緩，是脈證相應；

▽實大急強，為邪勝正衰，其病危重；

▽脈來實大，譫語煩渴，傷寒熱病，雖劇可治；

▽汗後熱不退，脈反實大躁急者危；

▽大而兼緊，邪盛於外；

▽大而洪數，邪盛於內；

▽大而堅實，積滯壅塞；

▽大而緩和，風濕為多。

●大無力脈診法主病證治

◎**診法**　大脈，脈體龐大，脈幅寬闊，來大去大。唯無力二字難以描摹，無可名狀，此應與洪而無力乃洪而無根之說同日而語也。古人論此脈主病，為陰虛假熱，為陽虛暴證。本節所載正虛，是先天之原氣，飲食水穀之精氣，吸自然之清氣，形成生命之動力。故本節之治則治法，補先天之原氣在腎，補後天之精氣在脾，補自然之清氣在肺，今人之輸氧，即補清氣之意也。

◎**主病證治**

○**正虛**

■**症狀脈象**　正虛是人體抗邪能力減弱，外邪侵入，正不敵邪，邪實正虛。仲景謂大者為勞，是指大而無力而言。多見於陰虛不斂，虛陽偏甚。虛在何經，損在何臟，分而治之。

●左寸洪脈診法主病證治

◎**診法**　左寸，乃心、心包之部位。來盛去衰，滔滔滿指，曰洪。本部脈洪，古人謂主以下諸病，主心經積熱、眼赤、口瘡、頭痛內煩、心火、上焦炎、心煩舌破、口苦、心熱、目眩、咽痛等。今舉三病，學者宜參合古今，作一隅而三反云耳。

◎**主病證治**

○**心熱口苦**

■症狀脈象　煩躁面赤，口舌生瘡，口苦頭痛，目赤眩暈，甚或神昏譫語，小便色赤或淋痛，舌紅少苔，脈左寸洪數。

■治則治法　涼心導火。

■方藥用法　①**導赤散**（《小兒藥證直訣》）：生地黃、甘草（生）、木通各等份。上藥為末。每次取9g，用水150mL，加竹葉3g，同煎至75mL，食後溫服，每日3次。每日1劑。

②**牛黃解毒片**，每次3片，每日3次，用白開水吞服。

○**目赤**

■症狀脈象　目赤多眵，病勢急者且傳染性強，為天行赤眼。無流行傳染者為暴風客熱。

■治則治法　清熱解毒，疏風。

■方藥用法　**涼膈散**（《太平惠民和劑局方》）：川大黃、朴硝、甘草（炙）各600g，梔子仁、薄荷（去梗）、黃芩各300g，連翹1250g。上藥為細末。每服6～12g，加竹葉3g，蜜少許，水煎分服。每日1劑。

●左關洪脈診法主病證治

◎**診法**　左關，乃肝、膽之部位。洪脈，來盛去衰，狀若洪水。古人謂該部脈象所主病，主肝熱、身痛、四肢浮熱、肝火、腹脹、脅滿痛、頭眩暈、心煩、喜怒、失眠、目赤等。

◎**主病證治**

○腹脹

■症狀脈象　形氣俱實，口渴面赤，氣粗腹堅，大便或秘，小便短赤，腹脹拒按，左關洪大有力。

■治則治法　攻決逐水。

■方藥用法　**舟車丸**（《袖珍方》引《太平聖惠方》）：甘遂、大戟（醋炒）、芫花（醋炒）各30g，大黃60g，木香、檳榔、青皮、陳皮（去白）各15g，牽牛子（頭末）120g，輕粉3g。上藥為細末，水糊為丸，如梧桐子大。每次30～50丸，臨臥用溫開水送服。以利為度。

○失眠

■症狀脈象　頭暈目眩，煩躁多夢，觸事易驚，怔忡多汗，左關脈洪。

■治則治法　益肝鎮怯。

■方藥用法　**琥珀多寐丸**（《古今醫統》）：琥珀、羚羊角（細鎊）、人參、白茯神、遠志（製）、甘草各等份。上藥為細末，豬心血和煉蜜為丸，如芡實大，金箔為衣。每次1丸，嚼破用燈心草湯送服，日服2次。

●左尺洪脈診法主病證治

◎**診法**　左尺，乃腎、膀胱、小腸之部位。本部脈滔滔滿指是為洪脈。古人謂本部洪脈之主病，主膀胱熱、小便赤澀、腎陰虛火、水枯便難、腎虛、泄痢、腳酸疼、水枯溺澀、淋濁、尿急、尿頻、尿血、腰痛、下肢腫痛等。

◎**主病證治**

○**膀胱實熱**

■症狀脈象　溲不利，色黃赤，莖中痛，或便血，或尿沙石，舌苔黃，左尺洪。

■治則治法　清熱利濕。

■方藥用法　**八正散**（《太平惠民和劑局方》）：車前子、瞿麥、萹蓄、滑石、梔子仁、甘草（炙）、木通、大黃（麵裹煨，去麵，切，焙）各500g。上藥為散。每次取6g，用水150mL，加燈心草3g，煎至100mL，去渣。食後、臨臥溫服。

●**右寸洪脈診法主病證治**

◎**診法**　右寸，乃肺、胸中之部位。滔滔滿指，來盛去衰，曰洪。古人謂本部洪脈之主病，有熱在胸、胸膈煩熱、肺熱毛焦、唾黏咽乾、肺金不堪、身熱兼膚痛、咳唾煩心、胸滿氣逆、肺熱胸脹痛、咳嗽、喘逆氣短、痰多、咽痛等。今載一病，其餘全參以上古人之主病，且施以方治，此亦伯夫之厚望焉。

◎**主病證治**

○**肺熱胸痛**

■症狀脈象　胸痛咳嗽，甚或喘急，皮膚蒸熱，鼻燥咽乾，吐痰稠黃，大便或燥，右寸脈洪。

■治則治法　瀉肺清火。

■方藥用法　**瀉白散**（《濟生方》）：桑白皮（炙）、桔梗（炒）、地骨皮、半夏（湯洗7次）、瓜蔞仁、升麻、杏仁（去皮、尖）、甘草（炙）各等份。上藥切碎。每次取 12g，用水 150mL，加生薑 5 片，煎至 120mL，去渣。食後溫服。

●右關洪脈診法主病證治

◎**診法**　右關，乃脾、胃之部位。來盛去衰，狀若洪水，曰洪。古人謂本部洪脈之主病，有反胃、胃中熱、胃熱口乾、嘔吐、胃虛熱、脾土脹熱、反胃熱沖、脘滿脹疼、灼心、噁心、食少、納呆、嘈雜等。今載噁心嘔吐一病，其餘則當師其先賢之論，以施療治，無不癒也。

◎**主病證治**

○**噁心嘔吐**

■症狀脈象　噁心嘔吐，呃逆，舌嫩紅，脈大數無力，右關尤甚。

■治則治法　補虛清熱，降逆止嘔。

■方藥用法　**橘皮竹茹湯**（《金匱要略》）：橘皮 12 g，竹茹 1g，大棗 5 枚，生薑 9g，甘草 6g，人參 3g。用水 500mL，煎取 300mL，去渣。上為 1 日量，溫服，每日 3 次。

●右尺洪脈診法主病證治

◎**診法**　右尺，乃腎、命門、大腸之部位。滔滔滿指，來盛去衰，曰洪。古人謂本部洪脈之主病，有大便血、小便血、腹滿大便難、龍火燔灼、少腹脹滿、腰酸疼、淋濁等。今載龍火燔灼一病，其他諸病，當思古人之深意，按病因病機，演其脈證方藥用法，自無掛一漏萬之虞矣。

◎主病證治

○龍火燔灼

■症狀脈象　性欲亢進，遺精，早泄等。

■治則治法　滋陰清火。

■方藥用法　**三才封髓丹**（《醫學發明》）：天冬（去心）、熟地黃、人參各15g，黃柏90g，縮砂仁45g，甘草（炙）22.5g。上藥為細末，水糊為丸，如梧桐子大。空腹服50丸，用肉蓯蓉15g，切作片子，用酒適量浸1宿，次日煎3～4沸，去渣，送下前丸。日服2次。

●雙寸洪脈診法主病證治

◎診法　左寸，乃心、心包之部位；右寸，乃肺、胸中之部位。脈來盛去衰，狀若洪水，曰洪，蓋左寸心及心包火熱太盛，則乘右寸肺金及胸中。雙寸主膈以上至頭之有疾。心肺同居上焦，上焦實火，其脈故洪。夫溫熱犯及上焦，有溫邪犯肺，有化源告竭，有熱陷心包，有濕蒙心氣。

◎主病證治

○上焦實火

■症狀脈象　咳嗽氣喘，煩熱口渴，小便色赤，或淋瀝疼痛，或鼻瘜鼻淵而頭痛，或咽痛咯血。

■治則治法　清上焦火。

■方藥用法　**導赤散**（《小兒藥證直訣》）：生地黃、甘草（生）、木通各等份。上藥為細末，每次取9g，用水150mL，加竹葉3g，同煎至75mL。食後溫服，日服3次。

●雙關洪脈診法主病證治

◎診法　左關，乃肝、膽之部位；右關，乃脾、胃之部位。脈來盛去衰，拍拍而浮，曰洪。雙關診得洪脈，必主中焦實熱。主病有胃熱熾盛，邪結腸中，濕熱中阻，邪伏募原。雖證治不能盡載，然診法中所示諸證，字字珠璣。

◎主病證治

○中焦實熱

■症狀脈象　口燥唇乾，口臭口瘡，心煩口渴，喜冷惡熱，面熱頭痛，牙痛出血，齒齦潰爛，雙關脈洪。

■治則治法　清中焦熱。

■方藥用法　**瀉黃散**（《小兒藥證直訣》）：藿香葉21g，梔子仁3g，石膏15g，甘草90g，防風（焙）120g。上藥銼細，同蜜酒微炒香，為細末。每次取3～6g，用水150mL，煎至71mL，去渣澄清。溫服，日服2次。

●雙尺洪脈診法主病證治

◎**診法**　左尺，乃腎、膀胱、小腸之部位；右尺，乃腎、命門、大腸之部位。本部脈洪，若洪而無根者，多主熱結液乾，腎精耗損，虛陽外越之診；若洪而有根，三部浮沉正等，脈來和調均勻，且精力旺盛，是有壽之徵。

◎主病證治

○熱結液乾

■症狀脈象　大便秘結，口渴，舌乾紅，脈雙尺俱洪，或兼促，按之無根。

■治則治法　增水行舟。

■方藥用法　**增液湯**（《溫病條辨》）：玄參30g，麥冬（連心）24g，細生地黃24g。用水1.6L，煮取600mL，去渣。口乾則飲令盡，不便，再作服，每日3次。

○腎精耗損

■症狀脈象　震顫，眩暈，手足蠕動，昏仆，雙尺脈洪而無根。

■治則治法　滋水涵木。

■方藥用法　**杞菊地黃丸**，遵醫囑服用。

○老人壽高

■症狀脈象　雙尺脈洪，身無所苦，示陰平陽秘，老人為有壽之徵。

(十二)微(陰)

微脈，極細而軟，按之如欲絕，若有若無（《脈經》）。細而稍長（戴氏）。

（《素問》謂之小。又曰：氣血微則脈微。）

●**體狀相類詩**　微脈輕微瀲瀲乎，按之欲絕有如無。微為陽弱細陰弱，細比於微略較粗。

（輕診即見，重按如欲絕者，微也。往來如線而常有者，細也。仲景曰：脈瀲瀲如羹上肥者，陽氣微；縈縈如蠶絲細者，陰氣衰；長病得之死，卒病得之生。）

●**主病詩**　氣血微兮脈亦微，惡寒發熱汗淋漓。男為勞極諸虛候，女作崩中帶下醫。

寸微氣促或心驚，關脈微時脹滿形。尺部見之精血弱，惡寒消癉痛呻吟。

（微主久虛血弱之病，陽微惡寒，陰微發熱。《脈訣》云：崩中日久肝陰竭，漏下多時骨髓枯。）

【提要】該節段講微脈的脈象、主病，相似脈、相兼脈的脈象及主病。

【注釋】

◎**按之如欲絕，若有若無**：形容微脈極其微弱，似有似無，隱隱蠕動於指頭下。

◎**細而稍長**：形容微脈雖然極其虛弱，但若仔細體察，還是可隱隱觸及，不曾真正斷絕。也有注者認為該句「概念不明，似不足為法」。錄此參考。

◎**微脈輕微瀲瀲乎**：瀲，水中漂游狀。這裏是指微脈輕軟無力。

◎**微為陽弱細陰弱**：微脈與細脈有別，微脈細軟無力，按之若有若無，而細脈為但細無軟，應指明顯。微脈主陽氣虛弱，細脈多主陰血不足。

◎**細比於微略較粗**：是指微脈較之細脈，其脈體顯得更細。

◎**惡寒發熱汗淋漓**：微脈主虛損。陽氣不足則見畏寒肢冷，陰液虧虛則見虛熱內生，若陽氣暴脫，衛外不固則可見大汗淋漓。

◎**男為勞極諸虛候**：「勞則氣耗」，勞傷太過，陽氣受損，故見微脈。男為陽，主氣，故微脈於男人則多主勞損。

◎**女作崩中帶下醫**：女人微脈可主崩漏、帶下諸疾。崩漏氣隨血脫，帶下可因脾虛水濕不運，故均可見及微脈。

◎**關脈微時脹滿形**：關部主中焦病變，關部微脈可主脾胃虛弱，運化無力，故可見及脘腹脹滿，但其多見腹脹時消，當與氣滯腹脹之實證有別。

◎**惡寒消癉痛呻吟**：尺部微脈主下焦虛損。腎陽虛衰，溫煦功能減退，故見畏寒肢冷。消癉，病名，出自《素問・評熱病論》等。癉，熱證或濕熱證。消癉，一指消渴病（類似於今之糖尿病），還可分為上消、中消和下消；二指心、肝、腎臟的虛損。若為前者，多指下消，症

微脈極細極軟，按之欲絕，至數不明

皮下 浮 中 沉 骨

微脈示意圖

見多尿，病位多在腎；若為後者，也多為腎臟虛損。

【語解】微脈的脈象按之極其細軟，似有似無，彷彿將要斷絕，但仔細體察是細而稍長，連續不絕。

◎**脈象及相類脈：**微脈極其細軟，輕漂無力，按之欲絕似有似無。微脈主陽氣虛損而細脈多主陰血不足，細脈較之微脈略顯稍微粗大一些。

◎**主病：**微脈主氣血不足，或見於虛寒、虛熱以及汗出難止。男人微脈多見於各種勞損，女人微脈多主崩漏、帶下等諸疾。

◎**分部主病：**寸部微脈可主肺氣虛損的氣喘或心陽不斂的驚悸；關部微脈可主脾虛腹脹；尺部微脈可主精血不足或虛寒內生和消渴虛損等。

【應用新解】微脈，大多反映久虛血弱的病證。當氣血衰弱至極點時，就會出現微脈。由於陽氣虧虛，衛陽之氣不足而不能起到溫煦肌表的作用，體表沒有陽氣的溫煦，就會出現怕冷的症狀；由於陰液虧虛，陰陽之間失去平衡，陽氣沒有陰分的制約就會變得無比亢盛，在體內作祟，導致虛熱內生，所以就出現發熱的症狀。如男人出現微脈，多見於五臟衰竭的「五勞」（即肺勞、肝勞、心勞、脾勞、腎勞）或筋、骨、血、肉、精、氣都衰弱至極點的六極等各種虛損病證；如果女人出現微脈，多是崩漏病或帶下病的反映。《脈經》說：如婦女血崩，久久不癒，造成失血過多，就會使得具有藏血功能的肝臟也將儲備的血液耗盡，肝中血液耗盡導致肝陰衰竭；如婦女漏下不止，損傷至腎，由於腎主骨，如腎精不足，就無以化生骨髓，最終導致骨髓的枯竭。

寸部如出現微脈，大多是反映肺氣虛損的氣喘或心陽不斂的驚悸；關部如出現微脈，大多提示脾虛腹脹；尺部如出現微脈，大多提示精血不足或虛寒內生、消渴虛損等病證。

●脈理病機分析

微脈是因氣血衰微，氣衰則無力運血，血微則無以充實脈道，故脈道變細，營血不足，則脈勢軟弱無力，不任重按，欲絕不絕，形成細軟無力，似有似無。故《脈經》曰：「脈者血氣之候，氣血既微，則脈亦微矣。」

●微細欲絕脈診法主病證治

◎**診法**　本脈但診微脈即是，此說乃姑承古人耳。微脈之診，較細脈更細。余以為微脈之形，能靜心把脈者，必能數其至，不然，則混入散脈及釜沸脈也。古人所謂「似有若無，欲絕非絕」，必須在「似有」與「非絕」字眼上下一針砭。既「有」又「非絕」，故有至數可計也。蓋微脈須辨兼脈方可到位。如虛損勞極，陽虛惡寒，蛻厥等病，脈多浮微。裏寒下利，氣滯血瘀，脈多沉微。微遲陽虛，微數陰虛，微而無根乃虛陽外越之象。微而兼緩，主痿病肺虛。微而兼澀，蓄血亡血。至於古人有言兼緊，兼弱，兼細，兼伏，兼散，兼濡，兼虛，雖擲地作金石聲，餘卻未敢恭維也。

◎**主病證治**

○**氣虛崩漏**

■症狀脈象　崩漏不止，神倦氣短，懶言少語，常不思食，惡寒自汗，甚則昏眩跌仆，不省人事，脈微細欲絕。

■治則治法　補氣攝血，固氣挽脫。

■方藥用法　以**獨參湯**〔（《醫方類聚》引《十藥神書》）：大人參60g（去蘆）。上藥切碎。用水300mL，加大棗5枚，煎至150mL。緩緩溫服。服後熟睡一覺〕急救；以**固本止崩湯**〔（《傅青主女科‧卷上》）：熟地黃（九蒸）、白朮（土炒）各30g，人參、黃蓍各9g，當歸（酒洗）15g，炮薑6g。水煎服〕善其後。

●**微澀脈診法主病證治**

◎**診法**　微澀脈。細如蛛絲，尚能數其至。設至數模糊難辨，莫若歸於散脈與釜沸脈中，古人不須大費筆墨而專論微脈矣。本脈之主病，有遺精，白濁，虛疸，血虛頭痛，亡血，汗下太過，蓄血在中。三消之脈，微澀而短，此實是微澀，因澀本含短故也。微澀脈主病甚多，學者在主病證治中擴展診治，方能盡醫之職也。

◎**主病證治**

○**血痹**

■症狀脈象　胳臂肌肉麻木，背部酸痛，甚則疼痛，脈微澀。

■治則治法　溫陽活血蠲痹。

■方藥用法　**黃蓍桂枝五物湯**（《金匱要略》）：黃

著、白芍藥、桂枝各18g，生薑10g，大棗12枚。用水1.2L，煎取600mL，去渣。分3次溫服。每日1劑。

●微弱脈診法主病證治

◎**診法**　細如蜘蛛絲，曰微。弱脈，沉而柔細，故不與微脈兼。此弱乃陪襯字耳。須知微脈兼沉則可，而兼弱則不可。

◎**主病證治**

○**太陽榮衛俱病**

■症狀脈象　太陽病，發熱惡寒，熱多寒少，脈微弱。

■治則治法　解肌和榮衛。

■方藥用法　**桂枝二越婢一湯**（《傷寒論》）：桂枝、白芍藥、麻黃、甘草（炙）各2.3g，大棗（擘）4枚，生薑（切）3.3g，石膏（碎，綿裹）3g。用水500mL，先煮麻黃1～2沸，去上沫，納入諸藥，煮取200mL，去渣。溫服100mL，每日2次。

○**汗下後陽虛**

■症狀脈象　虛煩，咽乾，目眩，吐逆，肢厥，經脈動惕，久則筋軟成痿，脈微弱。

■治則治法　辛甘化陽。陽復厥回，宜苦甘化陰法。

■方藥用法　①**甘草乾薑湯**（《傷寒論》）：甘草12g（炙），乾薑6g。以上2味藥，用水600mL，煮取300mL，去渣。溫服，日服2次。每日1劑。

②**苦甘化陰宜用芍藥甘草湯**（《傷寒論》）：白芍藥、甘草（炙）各120g。上藥以水600mL，煮取300mL，去渣。每日分2次溫服。每日1劑。

●左寸微脈診法主病證治

◎**診法**　左寸，乃心、心包之部位。細如蛛絲，曰微。古人謂本部脈微之主病，有惡寒、衄、心虛憂惕、榮血不足、驚怯、盜汗、神虛驚悸、心氣不足、氣血兩虛等疾患。蓋本脈欲辨陰陽氣血究為何虛，此不辨兼脈仍難到位。如陽虛多見微而兼遲，陰虛多見微而兼數。氣虛微而多沉，血虛微而多浮。又局限本部而論，當診心陽虛、心陰虛、心氣虛、心血虛、心陽不斂等證。此診法中面面俱到，是故證治中不復細述云。

◎**主病證治**

○**心陽不斂悸病**

■症狀脈象　築築然，心跳有聲如搗物。惕惕然，無事懼怕而不安。頭暈身瞤動，振振欲辟地，左寸脈微。

■治則治法　溫陽定悸。

■方藥用法　**桂枝甘草龍骨牡蠣湯**（《傷寒論》）：桂枝3g，甘草（炙）6g，牡蠣（熬）6g，龍骨6g。用水500mL，煎取250mL，去渣。溫服80mL，日服3次。每日1劑。

●左關微脈診法主病證治

◎**診法**　左關，乃肝、膽之部位。微脈，細如蛛絲。古人謂該部脈象所主病，有鬱結氣於心、四肢惡寒拘急、寒攣、脅脹、女崩、中寒拘急、寒攣氣乏、肝虛寒攣。蓋萬物之切入，不外縱橫上下裏外數端，診脈亦然，縱者有人迎、氣口、趺陽；寸口之縱者，有寸、關、尺。橫者，左人迎，右氣口。上下者，上寸心肺，關肝脾，尺腎命。裏外者，浮候心肺，中候脾胃，沉候肝腎。有名賢辟三部九候臟腑之定位，是「信口開河，自命高明，驚世駭俗」，餘謂此術於理路之不悖，於實際亦不違也。讀者勿偏聽偏信也。

◎主病證治

○脅滿

■症狀脈象　脅滿且痛，喜按，筋急，不得太息，耳若無聞，善恐，左關脈微。

■治則治法　補血養肝。

■方藥用法　**一貫煎**（《柳州醫話》）：白沙參、麥冬、當歸各10g，生地黃30g，枸杞子12g，川楝子5g。水煎，去渣。溫服，日服2次。每日1劑。

○肢寒

■症狀脈象　四肢寒冷，下利清穀，左關脈微。

■治則治法　祛寒，回陽救逆。

■方藥用法　**四逆湯**（《傷寒論》）：甘草6g（炙），乾薑6～9g，附子（生用，去皮，破8片）9～12g。以水600mL，先煎附子1小時，再入餘藥，同煎取240mL，去渣。溫服，日服2次。每日1劑。

●左尺微脈診法主病證治

◎**診法**　左尺，乃腎、膀胱、小腸之部位。狀若蛛絲，極細而軟，曰微。古人謂該部脈象所主病，有厥逆、小腹中急、身寒飲水即呻吟、寒氣、下利、精血弱、髓竭精枯、遺精崩帶、男子傷精、女子崩漏等。臨診者若能會古通今，自有得心應手之妙也。

◎主病證治

○男子失精

■症狀脈象　陽痿，早泄，夢遺，滑精，左尺脈微而兼遲。

■治則治法　溫補腎陽。

■方藥用法　**右歸飲**（《景岳全書》）：大懷熟地黃240g，山藥（炒）120g，山茱萸（微炒）90g，枸杞子（微炒）、鹿角膠（炒珠）、菟絲子（製）、杜仲（薑湯炒）各120g，當歸90g（便溏勿用），肉桂60g（漸可加至120g），製附子60g（漸可加至150～180g）。上藥先將熟地黃蒸爛杵膏，餘藥為末，煉蜜為丸，如梧桐子大。每次取10g，食前用滾湯或淡鹽湯送服，每日2～3次。

○女子崩漏

■症狀脈象　婦人崩中漏下不止，虛損，羸瘦，右尺脈微兼遲。

■治則治法　補腎攝血。

■方藥用法　**鹿茸散**（《普濟方》）：鹿角屑、鹿茸（酥炙）各30g，白茯苓9g，人參、桑螵蛸（細研）、川芎、當歸各30g，補骨脂（炒）、龍骨各15g，柏子仁（去殼）、炙甘草各30g，榧子（酒浸1宿）15g。上藥為細末。每次取12g，加生薑5片，大棗3枚，粳米100粒，水煎，去渣，食前溫服，日服2次。

●右寸微脈診法主病證治

◎**診法**　右寸，肺、胸中之部位。狀若蛛絲，極細而軟，曰微。古人謂該部脈象所主病，為上焦寒痞、冷痰不化、中寒少氣、氣促、惡寒、衄血、驚兼喘、虛汗喘促、胸寒痞痛等。書不盡言，言不盡義，此詳於診法，略於證治，讀者會而通之可矣。

◎主病證治

○氣虛喘證

■症狀脈象　呼吸短促，惶惶然若氣欲斷；聲低息短，微微乎言語無力，或自汗出，右寸脈微。

■治則治法　益氣定喘。

■方藥用法　**生脈散**（《醫學啟源》）：麥冬9g，五味子15粒，人參9g。水煎，去渣。溫服，不拘時候，日服2次。每日1劑。

○胸寒痞痛

■症狀脈象　喘息咳唾，胸背疼痛，氣短，筋脈拘急，右寸脈微。

■治則治法　散寒除濕宣痹。

■方藥用法　**薏苡附子散**（《金匱要略》）：茯苓、杏仁各9g，甘草3g。用水1L，煮取600mL，去渣。每次200mL，溫服，每日3次。不癒，更服。

●**右關微脈診法主病證治**

◎**診法**　右關，屬脾、胃之部位。形若蛛絲，極細而軟，曰微。古人謂該部之微脈所主病，為胃中冷、心下拘急、陽不足、胃寒氣脹、食不化、脾虛噫氣、心腹冷痛、胃冷、積食、胃寒氣脹、胃虛逆冷、脾虛腹脹、食少身倦腹痛等。總為脾胃虛寒，脾肺氣虛之證。

◎主病證治

○胃寒腹脹

■症狀脈象　胃寒並脹，綿綿不休，飲冷則甚，肢冷嘔涎，右關脈微。

■治則治法　溫胃散寒。

■方藥用法　**平胃散**（《醫方類聚》引《簡要濟眾方》）：蒼朮（去黑皮，搗為粗末，炒黃色）120g，厚朴（去粗皮，塗生薑汁，炙令香熟）90g，陳橘皮（洗令淨，焙乾）60g，甘草（炙黃）30g。上藥為散劑。每次取6g，用水300mL，加生薑2片，大棗2枚，同煎至180mL，去渣。空腹溫服，日服2次。

●右尺微脈診法主病證治

◎**診法**　右尺，屬腎、命門、大腸之部位。微脈，脈象極細而軟，狀若蛛絲。古人謂該部微脈所主病，為厥逆、小腹中拘急、身寒飲水即呻吟、小腹中有寒氣、臟寒泄瀉、臍下冷痛、陽消命絕、虛瀉腸鳴、少腹脹滿、雖變證百端，但總不外乎腎、命門、大腸之陽衰寒極所致。

◎**主病證治**

○**陽衰寒極**

■症狀脈象　不欲飲食，形寒懼冷，小便頻數，陽痿，遺精，早泄，右尺脈微。

■治則治法　溫補腎陽。

■方藥用法　**右歸飲**，見男子失精。

●沉微脈診法主病證治

◎**診法**　舉之不足，按之有餘，曰沉；形若蛛絲，極細而軟，曰微。二脈合診為沉微脈。古人謂該脈象所主病，為陰不足、臟寒下利、自利、虛汗不止、亡陽無汗等。今有少陰頭痛，太陽蓄血，精血虛竭消渴，少陰虛寒，血結胸，虛寒下利，脈多沉微。

◎主病證治

○少陰頭痛

■症狀脈象　足寒背寒，氣逆口和，頭痛，脈象沉微。

■治則治法　扶陽解表。

■方藥用法　**麻黃細辛附子湯**（《傷寒論》）：麻黃（去節）6g，細辛3g，炮附子3g。用水1L，先煮麻黃，減至800mL，去上沫，納入諸藥，煮取300mL，去渣。每日分2次溫服。每日1劑。

（十三）緊（陽）

緊脈，來往有力，左右彈人手（《素問》）。如轉索無常（仲景）。數如切繩（《脈經》）。如紉箄線（丹溪）。

（緊乃熱為寒束之脈，故急數如此，要有神氣。《素問》謂之急。《脈訣》言：寥寥人尺來。崔氏言：如線，皆非緊狀。或以浮緊為弦，沉緊為牢，亦近似耳。）

●**體狀詩**　舉如轉索切如繩，脈象因之得緊名。總是寒邪來作寇，內為腹痛外身疼。

●**相類詩**　見弦、實。

●**主病詩**　緊為諸痛主於寒，喘咳風癇吐冷痰。浮緊表寒鬚髮越，沉緊溫散自然安。

寸緊人迎氣口分，當關心腹痛沉沉。尺中有緊為陰冷，定是奔豚與疝疼。

（諸緊為寒為痛，人迎緊盛傷於寒，氣口緊盛傷於食，尺緊痛居其腹。中惡浮緊，咳嗽沉緊，皆主死。）

【提要】該節段講緊脈及與緊脈相關的脈象和主病。

【注釋】

◎**左右彈人手**：緊脈脈來緊急，像觸摸在繃緊並左右轉動的繩索一樣，稱之為左右彈手。

◎**如轉索無常**：是指緊脈形如轉動的繩索一樣，左右彈動而無常位。

◎**數如切繩**：緊脈切之如轉動的繩索，左右旋轉，脈位頻繁變動。

◎**如紉箄線**：形容緊脈的脈象有如連接竹筏的繩索那樣緊張有力。箄：筏。

◎**總是寒邪來作寇**：寒主收引。寒邪入侵人體，導致經脈拘急緊張，故見緊脈。

◎**內為腹痛外身疼**：緊脈主寒證，寒凝血滯，氣血不通，不通則痛。在外可見頭身疼痛，在內可見脘腹冷痛。

◎**喘咳風癇吐冷痰**：風寒束肺，導致肺的宣降失常，故可見咳嗽、氣喘、咳吐清冷痰涎。風癇，病名。其說不一，《諸病源候論》謂熱病的一種，《聖濟總錄》謂癇病的一種，《備急千金要方》謂小兒癇病的一個類型，《證治準繩》謂外感風邪而致的抽搐。這裏似指風寒之邪入侵人體導致筋脈拘急不利，而見肢體痙攣抽搐，為近義。

◎**浮緊表寒鬚髮越**：浮緊脈主表寒證，治宜辛溫發散解表。

◎**沉緊溫散自然安**：沉緊主裏寒，治宜以溫熱藥祛散裏寒。

◎**定是奔豚與疝疼**：尺脈主下焦疾病，下焦陰寒，腎之溫煦氣化不利，水寒之氣上沖發為「奔豚」。或寒滯下焦發為寒疝，症見腹部拘攣疼痛。奔豚：古病名。症見臍

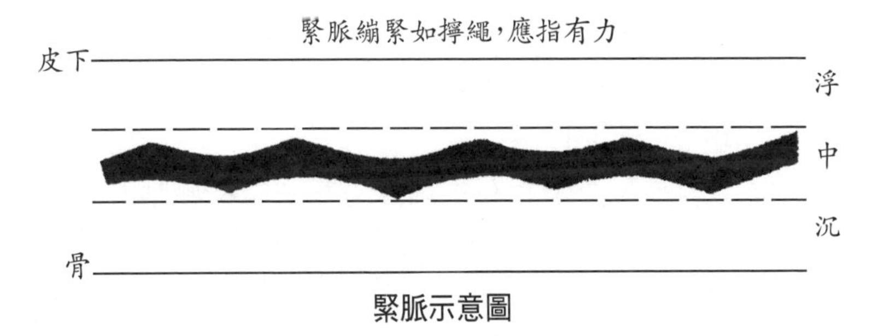

緊脈示意圖

上悸動，如小豬上沖咽喉，伴有胸腹疼痛，故有此稱謂。

【語解】緊脈的脈象來去皆緊張有力，指頭下感覺如轉動的繩索左右無常位，又如觸及在連接竹筏的繩索上，繃急而有力。

◎**脈象**：緊脈的脈象無論浮取或沉取，均如繃急而旋轉的繩索一樣緊張有力，故稱之為緊脈。

◎**相類脈**：見弦脈、實脈。

◎**主病**：緊脈主寒證、痛證，風寒束肺可見咳嗽、氣喘、咳吐清冷痰涎，或寒凝筋脈而見肢體痙攣甚或抽搐。浮緊屬表寒宜辛溫發散，而沉緊主裏寒則宜溫熱散寒。

◎**分部主病**：寸部緊脈有左手、右手之分，左寸為「人迎」，右寸為「氣口」。關部緊脈主中焦寒證，可見脘腹冷痛。尺部緊脈主下焦陰寒，可出現陰寒之氣由腹部上沖咽喉的「奔豚」或寒凝下焦的疝痛。

【應用新解】緊脈反映寒證和因寒而致的諸般疼痛。寒邪具有使氣凝滯的作用，氣不通則痛，故寒邪多表現為痛證。在內可見脘腹冷痛，在外可見頭身疼痛。肺因感受寒邪而致的喘咳病，肝因感受寒邪而致的風癇病，脾因感受寒邪而致的冷痰，都能產生緊脈。如緊脈與浮脈的脈象同時出現，則提示寒邪尚在淺表，治療以散寒解表為主；如緊脈與沉脈的脈象同時出現，則提示寒邪已經入內，治療宜以溫中散寒為主。

寸部緊脈有左手和右手之分，左手寸部脈稱為「人迎」，右手寸部脈稱為「氣口」。如「人迎」出現緊脈，提示為寒邪所傷；如「氣口」出現緊脈，則多為飲食所傷；關部緊脈，多主中焦寒證，可見脘腹冷痛；尺部緊脈，多主下焦陰寒，可見陰寒之氣由腹部上沖咽喉的「奔豚」或寒凝下焦的疝痛。

如出現「中惡」，或久患咳嗽而出現沉緊脈，則提示病情較為嚴重，預後大多不良。

●脈理病機分析

緊脈的形成，主要是人體感受寒邪，寒為陰邪，其性凝滯，易使氣機收斂，筋脈收縮，血液仍向外鼓激，左右衝擊，故脈來勁疾而搏指，狀如切繩，張登解釋緊脈「為諸寒收引之象」。

●緊脈診法主病證治

◎**診法**　如切繃緊之繩索，轉索彈人手，曰緊。倘若緊脈不辨其兼脈，則究難實指到位。如緊而兼浮，則主表寒、傷寒身疼、發熱頭疼、項強、咳嗽、鼻塞、瘴瘧等。若緊而兼沉，則主裏痛、腹中寒、心中冷痛、裏寒、傷食、腹痛冷氣、風癇、心脅痛、胸腹脹滿、中寒逆冷、吐逆、痃癖、瀉利等。若緊而兼弦，則主脅痛、臟傷瘀血、寒痹、癥瘕、積聚等。若緊而兼數，則主傷寒發熱、身痛、頭項疼痛、咳嗽、瘴瘧、寒熱往來、寒熱宿食、吐逆、腸癰膿成、發熱等。若緊而兼滑，則主吐逆、蛔動、肺實咳嗽、宿食、吐蛔。若緊而兼急，則主遁尸。遁尸者，卒發心腹脹滿刺痛之病。

◎主病證治

○邪在肌腠金瘡痙

■症狀脈象　先有牙關緊急，舌強不靈，繼則肌肉痙攣，呈苦笑面容，或頭痛惡寒發熱，四肢抽搐，角弓反張，項背強急，反覆發作，苔膩脈緊。

■治則治法　息風定痙。

■方藥用法　**玉眞散**（《外科正宗》）：天南星、防風、白芷、天麻、羌活、白附子各等份。上藥為細末。每次取6g，用熱酒適量調服，更敷患處。若牙關緊閉，腰背反張者，每次9g，用熱童便調用，雖內有瘀血亦癒；至於昏死，心腹尚溫者，連進2服，亦可保全；若治瘋犬咬傷，先將瘡口洗淨，搽傷處。

●弦緊脈診法主病證治

◎**診法**　如弓弦之勁急，曰弦；如彈繩轉索，曰緊。二脈合診為弦緊脈。古人謂該脈象所主病，為脅痛、臟傷瘀血、寒痹、癥瘕、積聚等。近人謂該脈所主病，為溢飲、支飲、痛痹、水寒上逆奔豚等。臨證之時，讀者宜兩相參合，方不負吾等所立言之意。

◎主病證治

○溢飲

■症狀脈象　身體沉重，甚或疼痛，惡寒無汗，肢體水腫，口不見渴，咳喘不停，痰多白沫，乾嘔胸痞，苔白，脈弦緊。

■治則治法　溫散發汗，宣肺化飲。

■方藥用法　**小青龍湯**（《傷寒論》）：麻黃（去節）、白芍藥各9g，細辛、乾薑、甘草（炙）各3g，桂枝（去皮）9g，五味子3g，半夏（洗）9g。用水1L，先煮麻黃減去200mL，去上沫，納入諸藥，煮取800mL，去渣。分3次溫服。每日1劑。

○**支飲**

■症狀脈象　咳逆喘氣，不得平臥，面部水腫，痰沫色白，歷年不癒，遇寒即發，甚則寒熱，目泣自出，全身振振瞤動，苔白膩，脈弦緊。

■治則治法　瀉肺逐飲，發表溫裏。

■方藥用法　**葶藶大棗瀉肺湯**（《金匱要略》）：葶藶子（熬令黃色）9g，大棗12枚。用水600mL，煮棗取400mL，去棗，納葶藶煮取200mL，去渣。趁熱頓服。每日1劑。

●緊滑脈診法主病證治

◎**診法**　如切繩索，轉索彈手，曰緊；往來流利，曰滑。二脈合診為緊滑脈。古人謂該脈象之主病，為吐逆、蛔動、肺實咳嗽、宿食等。

◎**主病證治**

○**傷食吐逆**

■症狀脈象　胸腹脹滿，時時作痛，噯腐吞酸，噯氣則舒，矢氣痛減，嘔吐或伴泄瀉，脈緊而滑。

■治則治法　導滯消食。

■方藥用法　**保和丸**（《丹溪心法》）：山楂180g，神麴60g，半夏、茯苓各90g，陳皮、連翹、萊菔子各30g。上藥為末，飲餅為丸，如梧桐子大。每次70～80

丸，白湯送服，每日2次。

○下寒陰冷

■症狀脈象　無論男女，外陰寒冷，謂之陰冷。亦稱陰寒，女人亦稱玉門冷。小腹冷痛，不能生育，脈緊而滑。

■治則治法　溫暖下元。

■方藥用法　**金匱腎氣丸**，遵醫囑服用。

●緊數脈診法主病證治

◎**診法**　如切緊繩，如轉繩索，曰緊；一息六至，曰數。二脈合診為緊數脈。古人謂緊數脈之主病，為傷寒發熱、身痛、頭項痛、咳嗽、瘴瘧、寒熱往來、寒熱宿食、腸癰膿成，為熱，為鬼擊等。

◎**主病證治**

○表寒裏熱

■症狀脈象　外有發熱惡寒之表證，內有口渴引飲之裏證。脈緊而數。

■治則治法　解表清裏。

■方藥用法　**大青龍湯**（《傷寒論》）：麻黃（去節）12～18g，桂枝（去皮）6g，甘草（炙）6g，杏仁（去皮、尖）6g，生薑（切）9g，大棗（擘）4枚，石膏（碎）18g。以水900mL，先煮麻黃，減至700mL，去上沫，納入諸藥，煮取300mL，去渣。溫服100mL，取微汗。一服汗出者，停後服。汗出多者，溫粉撲之。喘者，用麻杏甘石湯（《張氏醫通》）：麻黃（去節）6g，杏仁（去皮、尖）9g，炙甘草6g，石膏（碎，綿裹）18g。用水700mL，煮麻黃，減至500mL，去上沫，納入諸藥，煮取200mL，去渣。每次100mL，每日2次，溫服。每日1劑。

●左寸緊脈診法主病證治

◎**診法**　左寸，屬心、心包之部位。如切緊繩，如轉繩索，曰緊。古人謂該部之脈象所主病，為中風、頭痛、逆氣、頭熱、目痛、項強、傷寒、心滿、急痛等。

◎**主病證治**

○**風寒頭痛**

■症狀脈象　發熱惡寒，頭痛項強，舌苔薄白，脈左寸浮緊而數。

■治則治法　發汗解表。

■方藥用法　**神朮散**（《醫方類聚》引《經驗秘方》）：蒼朮（製）、防風各60g，甘草（炒）30g。上藥切碎。加蔥白10cm，生薑3片，水煎，去渣。溫服，日服2次。每日1劑。

●左關緊脈診法主病證治

◎**診法**　左關，屬肝、膽之部位。如切繩轉索，曰緊。古人謂該部之脈象所主病，有心下痛、心腹滿痛、脅痛、肋急、脅肌痛脹、外傷寒邪等，若閱歷既深，則兼脈自明。如少陽脅痛，則脈緊弦而數；如厥陰頭痛，則脈緊弦而遲；如剛痙之病，則脈緊弦而數。

◎**主病證治**

○**少陽脅痛**

■症狀脈象　寒熱往來，口苦咽乾，頭暈目眩，兩脅疼痛，左關脈緊弦而數。

■治則治法　和解少陽。

■方藥用法　**小柴胡湯**（《傷寒論》）：柴胡24g，黃芩、人參各9g，半夏（洗）12g，甘草（炙）、生薑

（切）各9g，大棗（擘）12枚。用水1.2L，煮取600mL，去渣，再煎取300mL。每次溫服100mL，日服3次。每日1劑。便秘者，用大柴胡湯（《金匱要略》）：柴胡15g，黃芩、白芍藥、半夏、枳實各9g，大黃6g，生薑15g，大棗5枚。以上8味藥，以水500mL，煎至300mL，去渣。溫服，日服2～3次。每日1劑。

○厥陰頭痛

■症狀脈象　乾嘔不止，泛吐涎沫，頭痛不已，四肢厥逆，脈緊兼沉弦遲。

■治則治法　溫肝暖胃，降逆止嘔。

■方藥用法　**吳茱萸湯**（《傷寒論》）：吳茱萸、人參各9g，大棗（擘）12枚，生薑（切）18g。以水1L，煮取400mL，去渣。溫服，每次100mL，日服3次。每日1劑。

●左尺緊脈診法主病證治

◎**診法**　左尺，屬腎、膀胱、小腸之部位。如切繩轉索，曰緊。古人謂該部脈象所主病，為臍下少腹痛、腰腳痛、小便難、陰冷、奔豚、疝疼、臍周疼痛、小腹急痛等。

◎**主病證治**

○寒痹腰痛

■症狀脈象　腰冷如冰，痛不可仰，寒則痛甚，遇熱則減，舌苔薄白，左尺脈浮緊而遲。

■治則治法　溫經散寒。

■方藥用法　**獨活寄生湯**（《千金要方》）：獨活9g，桑寄生、杜仲、牛膝、細辛、秦艽、茯苓、桂心、防風、川芎、人參、甘草、當歸、白芍藥、生地黃各6g。上藥切碎。以水1L，煎到300mL，去渣。溫服，每日2次。每日1劑。

○寒凝經閉

■症狀脈象　婦人月經停閉數月，面色發青，小腹冷痛，舌淡苔白，脈緊而沉遲，本部為甚。

■治則治法　溫經散寒。

■方藥用法　**溫經湯**（《金匱要略》）：吳茱萸9g，當歸、白芍藥、川芎、人參、桂枝、阿膠、牡丹皮（去心）、生薑、甘草、半夏各6g，麥冬（去心）9g。水煎服，阿膠烊化。溫服，每日3次。每日1劑。

●右寸緊脈診法主病證治

◎**診法**　右寸，屬肺、胸中之部位。如切繩轉索，曰緊。古人謂該部脈象所主病，為膈上有寒、肺下有水氣、鼻塞膈壅、傷食、傷寒喘嗽等。

◎**主病證治**

○風寒咳嗽

■症狀脈象　發熱惡寒，鼻流清涕，咳痰清稀，舌苔薄白，脈右寸緊兼浮數。

■治則治法　疏風解表，宣肺止咳。

■方藥用法　**杏蘇散**（《溫病條辨》）：蘇葉、半夏、茯苓、前胡、苦桔梗、枳殼各6g，甘草3g，生薑3片，大棗（去核）2枚，橘皮5g，杏仁10g。水煎，去渣。溫服，日服2次。每日1劑。

●右關緊脈診法主病證治

◎**診法**　右關，屬脾、胃之部位。如切繩轉索，曰緊。古人謂該部脈象所主病，為心下痛、腹痛吐逆、吐逆傷食、內傷冷食等。若想一脈而斷證者前所未有，故必參合兼脈，方可實指到位。如胃寒脹滿，則脈多緊兼沉遲；如食滯中脘，則脈緊沉而滑。

◎主病證治

○胃脘脹痛

■症狀脈象　胃脘突然發痛，得熱痛減，右關脈緊。

■治則治法　溫中散寒。

■方藥用法　**良附丸**（《良方集腋》）：高良薑（酒洗7次，焙，研）、香附子（醋洗7次，焙，研）。上2味藥各焙、各研、各貯，否則無效。因寒者，用高良薑6g，香附子3g；因怒者，用高良薑3g，香附子9g；因寒怒兼有者，用高良薑1.5g，香附子4.5g。用時以米飲湯加入生薑汁1匙、鹽1撮為丸。每次1丸，溫開水送服，日服2次。

●右尺緊脈診法主病證治

◎診法　右尺，屬腎、命門、大腸之部位。如切繩轉索，曰緊。古人謂該部脈象所主病，為下焦築痛、奔豚、疝痛、小腹急痛等。倘若想實指到位，當辨其兼脈。如陽虛寒冷之小便不利，則脈緊多兼沉遲；如陰囊水腫，則脈多緊兼沉弦而遲。

◎主病證治

○小便不利

■症狀脈象　四肢不溫，先有寒戰，而後淋澀尿頻，小便清長，右尺脈緊。

■治則治法　溫補驅寒。

■方藥用法　**肉蓯蓉丸**（《太平聖惠方》）：肉蓯蓉（酒浸1宿，刮去皺皮，炙令乾）60g，菟絲子（酒浸3

日，曬乾，別搗為末）、山藥、牛膝、巴戟天、杜仲（炙微黃）、續斷、白茯苓、枸杞子、五味子、蛇床子、山茱萸各30g，茯神、遠志、柏子仁各60g。上藥為末，煉蜜為丸，如梧桐子大。每次30丸，空腹以溫酒送服，晚食前再服。

○**陰囊水腫**

■症狀脈象　囊如水晶，或癢痛出水，或少腹按之有水聲，舌苔白膩，右尺脈緊兼沉弦遲。

■治則治法　逐水化氣。

■方藥用法　**五苓散**（《傷寒論》）：豬苓9g（去皮），澤瀉15g，白朮9g，茯苓9g，桂枝6g。上藥為散。每次3～6g，以白飲和服，每日3次。多飲暖水，汗出癒。

（十四）緩（陰）

緩脈，去來小快於遲（《脈經》）。一息四至（戴氏）。如絲在經，不捲其軸，應指和緩，往來甚勻（張太素）。如初春楊柳舞風之象（楊玄操）。如微風輕颭柳梢（滑伯仁）。

（緩脈在卦為坤，在時為四季，在人為脾。陽寸、陰尺，上下同等，浮大而軟，無有偏勝者，平脈也。若非其時，即為有病。緩而和勻，不浮、不沉，不疾、不徐、不微、不弱者，即為胃氣。故杜光庭云：欲知死期何以取？古賢推定五般土。陽土須知不遇陰，陰土遇陰當細數。詳《玉函經》。）

●**體狀詩**　緩脈阿阿四至通，柳梢裊裊颭輕風。欲從脈裏求神氣，只在從容和緩中。

●**相類詩**　見遲脈。

●**主病詩**　緩脈營衰衛有餘，或風或濕或脾虛。上為項強下痿痹，分別浮沉大小區。

寸緩風邪項背拘，關為風眩胃家虛。神門濡泄或風秘，或是蹣跚足力迂。

（浮緩為風，沉緩為濕，緩大風虛，緩細濕痹，緩澀脾薄，緩弱氣虛。《脈訣》言：緩主脾熱口臭、反胃、齒痛、夢鬼諸病。出自杜撰，與緩無關。）

【**提要**】該節段講緩脈的脈象和主病。

【**注釋**】

◎**小快於遲**：是指緩脈比遲脈稍快。

◎**一息四至**：一次呼吸之間脈跳達四次。

◎**如絲在經，不捲其軸**：緩脈的脈象有如觸及在織機上沒有轉緊的經線一樣，柔軟舒緩，緊張度不高。

◎**如微風輕颭柳梢**：緩脈又如微風吹拂柳梢一樣輕柔而和緩。

◎**緩脈阿阿四至通**，柳梢裊裊颭輕風：緩脈一息四至，脈象柔和舒緩。阿阿，這裏作舒緩解。裊，細長柔軟的東西隨風擺動狀。

◎**欲從脈裏求神氣，只在從容和緩中**：脈貴有神，其脈象應為從容和緩有力，是指有神脈雖然觸之有力，但應具有內在柔和之象，這是常脈。

◎**緩脈營衰衛有餘**：病理性緩脈可主營衛不和。如《傷寒論》所說「中風」，即風傷於衛，衛強營弱之證，故見及浮緩脈。

◎**上為項強下痿痹**：項強為頸項強直。如風邪侵及太陽經，太陽經氣不利，可見頸項部拘急不利（頸項部為太陽經脈分布之處）。痿痹為肌肉痿軟，筋脈弛緩，肢體活動無力，甚或不用。風濕之邪入侵人體、脾胃虛弱、氣血生化無源、肺熱傷津以及肝腎虧虛等，均可導致痿痹的出現。

◎**分別浮沉大小區**：緩脈有生理、病理之分。病理性緩脈主病也有表裏虛實不同，故還應結合脈象的浮沉大小加以具體區分。

◎**寸緩風邪項背拘**：寸部緩脈可主上焦病變。如風寒之邪入侵，太陽經氣不利，則可見項背拘急不利。

◎**關為風眩胃家虛**：關部緩脈主中焦疾病。邪犯肝經，可見頭目眩暈，也可見於中焦脾胃虛弱。

◎**神門濡泄或風秘**：尺部緩脈主下焦疾病。如腎陽不足，導致脾腎陽虛，運化失常，則可見大便泄瀉；風秘為病證名。風邪犯肺傳及大腸，「風動津泄」，導致大腸津枯便秘。

◎**或是蹣跚足力迂**：蹣跚，走路重心不穩，行動艱難。如濕邪阻滯於下焦，導致關節屈伸不利；或肝腎不足、筋脈失養均可導致該證。

【語解】緩脈的脈象為來去稍快於遲脈，一次呼吸之間脈跳達四次，有如觸及在織布機上之沒有拉緊的經線一樣，應指柔和舒緩，往來節律均勻，又像春風輕柔吹動楊柳，也像微風輕拂柳梢一樣。

◎**脈象**：緩脈柔和舒緩，一息四至，有如微風輕拂過柳梢一樣。若想察知脈中是否有神氣，就看脈搏是否從容和緩了。

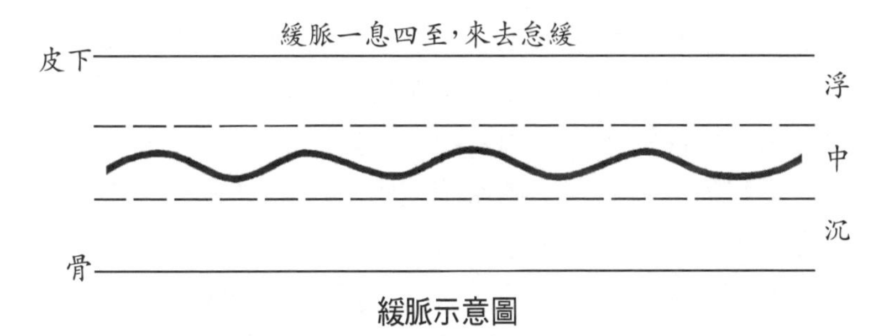

緩脈示意圖

◎**相類脈**：見遲脈。

◎**主病**：緩脈主營衛不和的衛強營弱，有的主傷風、傷濕，有的主脾虛。在上可見頸項強直，在下可見肢體痿軟，甚或不用。診察緩脈時還應結合脈象的浮沉大小，以進一步分清病證的表裏虛實。

◎**分部主病**：寸部緩脈主外感風邪而致頸項脊背拘急不利。關部緩脈主肝經不利之眩暈或脾胃虛弱。尺部緩脈可主脾腎陽虛的泄瀉或大腸津枯便秘，也可見於肝腎不足之足膝酸軟，行走不利。

【應用新解】緩脈是由於營血衰少，衛氣有餘而致，大多反映營衛不和（衛強營弱），一般在傷風、濕邪、脾虛等病證中見及。例如，風為陽邪，傷風則導致腠理肌表開泄，陽氣與津液外泄，以致營血（津液）虧虛，衛氣過盛，從而導致氣血受損而不能鼓動脈道，所以出現脈緩；又如，濕邪屬陰邪，濕性重濁，如傷濕，濕邪與血液相互黏結，造成血液運行緩慢而不能充盈脈管，所以脈就顯得緩而細；再如，脾虛則氣血生化不足，難以鼓動脈道，脈象自然也會緩慢。緩脈在上預示頸項僵硬，在下預示有痿痹病。如寸部出現緩脈，大多提示外感風邪所致之項背拘急不利；如關部出現緩脈，大多提示肝經不利之眩暈或脾胃虛弱；如尺部出現緩脈，大多提示脾胃陽虛所致之泄瀉或大腸津枯便秘，或是由於肝腎不足所引起之足膝酸軟、行走不利等。若希望能更準確地辨清緩脈的主病，還須根據緩脈的浮、沉、大、小來區分辨別。如脈浮而緩，則提示為太陽中風證；如脈沉而緩，則提示為濕邪盛於裏之病證；如脈緩而大，則提示風邪傷及衛氣，使得衛不能固攝體表而出現病位還在淺表的虛證；如脈緩而細，則提示為濕盛所致之濕痹；如脈緩而澀，則提示為脾虛運化水穀無力所致之氣血不足；脈緩而弱，則提示氣虛。《脈訣》說：脈緩主脾熱、口臭、反胃、齒痛、夢鬼（噩夢）等病證。我們認為，這種說法純屬杜撰，與緩脈並沒有任何關係。

緩脈不可盡作病脈論，正常人的脈象也是從容和緩的，其脈搏和緩，每分鐘脈搏為60～70次。具體臨證時，應做到四診合參，正確辨證。

●脈理病機分析

緩乃胃氣脈。《黃帝內經》曰：「有胃氣者生，無胃氣者死。」胃氣脈即正常脈。正如《三指禪》所說：「四至調和百脈通，渾涵元氣此身中。」又有「四時之脈，和緩為宗，緩即為胃氣也」之說。元氣充沛，則百脈調暢，緩脈來去從容和緩，柔勻居中，大小適中，為健康之兆。若因濕邪黏滯，阻滯脈道，則脈來雖緩，必見怠慢不振，脈道弛緩，有似困縛之象；若因氣血不足，則脈道不充，必見緩弱少力之象。正如《診家樞要》所云：「緩，不緊也，往來行緩，呼吸得徐，以氣血向衰，故脈體為之徐緩耳。」

●**緩脈診法主病證治**

◎**診法**　一息四至至一息五至，曰緩脈。古人所謂「一息四至號平和，更加一至太無痾」，是指尚未達到寒潭見底之程度。該脈常脈與病脈之分，若不交代清楚，讀者必重受指下難明之苦楚。余以為正常脈之判定，先必具備一息四至至五至，再是三部浮沉正等，脈來和調均勻，次是春二月（指孟、仲兩月）緩而兼弦，夏二月緩而兼洪，秋二月緩而兼浮，冬二月緩而兼沉。三、六、九、臘月為更代換季，診得和緩之脈屬常脈，反之則為病脈。診緩脈須辨兼脈才能實指到位。如浮緩主風濕，沉緩主水蓄，細緩主濕，滑緩主熱，大致如此。

◎**主病證治**

○**脾虛多寐**

■症狀脈象　身困體倦，多寐好睡，飯後為甚，右手脈緩。

■治則治法　健脾益氣。

■方藥用法　**六君子湯**（《醫學正傳》引《太平惠民和劑局方》）：陳皮3g，半夏4.5g，茯苓、甘草、人參各3g，白朮4.5g。上藥切細，作1服。加大棗2枚，生薑3片，水煎，去渣。溫服，日服2次。

○**寒濕臌脹**

■症狀脈象　腹脹而滿，按之如囊裹水，得熱稍舒，神疲體倦，怯寒怕冷，尿少便溏，苔膩脈緩。

■治則治法　溫中化濕。

■方藥用法　**實脾散**（《醫方類聚》引《濟生方》）：

厚朴（薑製炒）、白朮、木瓜（去瓤）、木香（不見火）、草果仁、檳榔、附子（炮，去皮、臍）、白茯苓、乾薑（炮）各30g，炙甘草15g。上藥為粗末，每次取12g，用水230mL，加生薑5片，大棗1枚，煎至140mL，去渣。溫服，不拘時候。

●濡緩脈診法主病證治

◎**診法** 浮而柔細，曰濡；一息四至至五至，曰緩。二脈合診為濡緩脈。該脈象多主濕證，氣虛證，若夾痰者，脈多濡緩兼滑。

◎**主病證治**

○**濕盛多寐**

■症狀脈象 胸悶不舒，食納減少，身重嗜睡，舌苔白膩，脈象濡緩。

■治則治法 芳香化濕，豁痰降逆。

■方藥用法 **升陽益胃湯**（《內外傷辨惑論》）：黃蓍60g，半夏（洗，此一味脈澀者不重用）、人參（去蘆）、甘草（炙）各30g，獨活、防風、白芍藥、羌活各15g，橘皮12g，茯苓、柴胡、澤瀉、白朮各9g，黃連3g。上藥切碎。每次取9g，或加至15g，用水300mL，加生薑5片，大棗2枚，煎至150mL，去渣。飯後溫服，每日2次。

○**著痹**

■症狀脈象 關節疼痛重著，肌膚麻木不仁，手足笨重，動作不便，痛處固定，苔膩，脈象濡緩。

■治則治法 驅風散寒化濕。

■方藥用法 **除濕蠲痹湯**（《重訂通俗傷寒論》引林羲桐經驗方）：杜蒼朮、赤茯苓各6g，生乾白朮、澤瀉、廣陳皮各4.5g，川桂枝2.4g，滑石12g（包）。先用酒炒桑枝、青松針各30g，煎湯代水煮藥，去渣，再加淡竹瀝30mL，薑汁3mL，和勻。溫服，每日2次。每日1劑。

○痰濁胸痛

■症狀脈象　咳嗽泛吐涎沫，氣促而喘，不能平臥，胸痛及背，舌白苔膩，脈象濡緩。

■治則治法　通陽泄濁，化痰降逆。

■方藥用法　**瓜蔞薤白半夏湯**（《濟陰綱目》）：瓜蔞實（搗）1枚，薤白9g，半夏12g，白酒適量。上4味藥同煮，取800mL，去渣。每日分3次溫服。每日1劑。

●緩弱脈診法主病證治

◎**診法**　一息四至至五至，曰緩脈；沉而柔細，曰弱脈。二脈合診為緩弱脈。該脈象多屬氣虛之證。

◎**主病證治**

○脾虛胃弱泄瀉

■症狀脈象　大便溏瀉，時作時止，飧瀉而不思食，食後脘悶，神疲肢倦，面色萎黃，舌淡苔白，脈象緩弱。

■治則治法　補脾健胃。

■方藥用法　**參苓白朮散**，遵醫囑服用。

○脾虛帶下

■症狀脈象　婦人帶下色白而無臭氣，如涕如唾，神疲體倦，面白無華，四肢發冷，兩足水腫，小便清長，大便秘結或溏薄，脈象緩弱。

■治則治法　升陽化濕，健脾益氣。

■方藥用法　**完帶湯**（《傅青主女科》）：白朮（土炒）、山藥（炒）各30g，人參6g，白芍藥（酒炒）15g，車前子（酒炒）、白朮各9g，甘草3g，陳皮、黑荊芥穗各1.5g，柴胡1.8g。水煎服，日服2次。每日1劑。

●緩無力脈診法主病證治

◎**診法**　一息四至至五至，曰緩。其無力二字，則無實質性標準可依，若將其相兼於濡弱細微等脈，於理可通，於實際亦不相悖，現承古人之說法另提一節，此名雖存而實已亡。

◎**主病證治**

○**脾虛月經先後無定期**

■症狀脈象　婦人經行或先或後，面色淡黃，肢冷水腫，神倦嗜睡，頭暈目眩，心悸氣短，腹脹喜按，口淡無味，食少欲吐，大便溏薄，舌淡苔白，脈緩無力。

■治則治法　補脾益氣。

■方藥用法　**參苓白朮散**（《太平惠民和劑局方》續添諸局經驗秘方）：蓮子肉（去皮）、薏苡仁、縮砂仁、桔梗（炒令深黃色）各500g，白扁豆（薑汁浸，去皮，微炒）750g，白茯苓、人參、甘草（炒）、白朮、山藥各1kg。上藥為細末。每次取6g，以大棗湯調服，每日3次。

●浮緩脈診法主病證治

◎**診法**　舉之有餘，按之不足，曰浮；一息四至至五至，曰緩。二脈合診為浮緩脈。浮脈主表，主風；緩脈主濕，主氣虛。

◎**主病證治**

○**風濕在上項強**

■症狀脈象　發熱，汗出，惡風，項背強幾幾，脈象浮緩。

■治則治法　生津解肌。

■方藥用法　**桂枝加葛根湯**（《傷寒論》）：葛根12g，麻黃（去節）9g，白芍藥6g，生薑（切）9g，甘草（炙）6g，大棗（擘）12枚，桂枝（去皮）9g。以水1000mL，先煮麻黃、葛根減200mL，去上沫，納入諸藥，煮取300mL，去渣。溫服100mL。覆衣被取微汗，不須啜粥；餘如桂枝法將息及禁忌。

○**太陽中風**

■症狀脈象　發熱，汗出，惡風，鼻鳴，乾嘔，脈象浮緩。

■治則治法　解肌固表，調和營衛。

■方藥用法　**桂枝湯**（《傷寒論》）：桂枝（去皮）、白芍藥各9g，甘草（炙）6g，生薑（切）9g，大棗（擘）12枚。前3味藥切碎，用水700mL，微火煮取300mL，去渣。適寒溫，服100mL。服已須臾，啜熱稀粥適量，以助藥力。溫覆令一時許，遍身染染微似有汗者益佳，不可令如水流漓，病必不除。若一服汗出病癒，停後服，不必盡劑；若不汗，更服依前法，又不汗，後服小促其間，半日許令3服盡。若病重者，一日一夜服，周時觀之。服1劑盡，病證猶在者，更作服，若不汗出，乃服至二三劑。用疏邪實表散（《醫略六書》）：附子（炒）45g，當歸90g，五味子45g，浮小麥27g。上藥為散，大棗湯煎，去渣。溫服，每日2次。亦頗為靈驗。

○**風濕頭痛**

■症狀脈象　微熱惡風，肢節酸痛，頭痛身重，遇風益甚，雨天加重，晝輕夜重，舌苔白膩，脈象浮緩。

■治則治法　疏風化濕。

■方藥用法　**羌活勝濕湯**（《內外傷辨惑論》）：羌活、獨活各6g，藁本、防風、炙甘草、川芎各3g，蔓荊子2g。上藥為粗散，作1劑，加水300mL，煎至150mL，去渣。空腹或飯前溫服，日服3次。

●右脈緩脈診法主病證治

◎診法　右緩脈，即右手寸、關、尺三部俱見緩脈。此三部所居臟腑有肺、脾、胃、命門、腎、大腸。古人謂坤陽不運，濕阻氣分，故右脈見緩。肝風犯脾，濕蒙痰生，上擾清竅，流竄經絡，則有突然昏仆之證，此右脈見緩，屬肝風犯脾之故。

◎主病證治

○穢濁阻於氣分

■症狀脈象　胸腹痞悶，脘連腹脹，大便不爽，舌苔白滑，脈象右緩。

■治則治法　運坤陽，宣氣機。

■方藥用法　**四加減正氣散**（《溫病條辨・卷二》）：藿香梗、茯苓各9g，厚朴、神麴各6g，陳皮4.5g，草果3g，炒山楂15g。水煎，分3次服。每日1劑。

○風動頭眩

■症狀脈象　憎寒壯熱，頭身疼痛，項脊強，口渴口乾，嘔吐不止，頭眩無汗，脈右緩縱有力。

■治則治法　解肌，和解。

■方藥用法　**柴葛解肌湯**（《傷寒六書》）：柴胡、乾葛根、甘草、黃芩、白芍藥、羌活、白芷、桔梗。用水400mL，加生薑3片，大棗2枚，石膏末3g，水煎，去渣。

熱服，日服2次。每日1劑。

●弦緩脈診法主病證治

◎**診法**　如琴弦之端直，曰弦；一息四至或五至，曰緩。二脈合診為弦緩脈。弦脈主肝，緩脈主脾，診得該脈象，即知肝脾不調之疾患。肝脾不調證，名目繁多，病證頗眾。如肝氣犯脾、肝氣犯胃、肝鬱脾虛、肝胃氣痛、肝脾不和，皆此之範疇。有頭眩、易怒、胸悶、脅痛、脘腹脹痛、吐酸、畏食、泄瀉、噯氣、四肢倦怠、嘔苦、婦人妊娠惡阻、腸鳴、矢氣、乳脹、月經不調、不孕等症狀。

◎**主病證治**

○**脾虛肝旺**

■症狀脈象　胃脘脹滿，攻痛連脅，按之較舒，噯氣頻繁，舌苔薄白，脈象弦緩。

■治則治法　調和肝脾。

■方藥用法　**逍遙散**（《太平惠民和劑局方》）：甘草（微炙赤）15g，當歸（銼，微炒）、白茯苓、白芍藥、白朮、柴胡各30g。上藥為粗末。每次6g，用水200mL，燒生薑1塊（切破），薄荷少許，同煎至140mL，去渣。熱服，不拘時候。

○**肝氣犯胃**

■症狀脈象　胸脘滿悶或疼痛，噯氣吞酸，兩脅竄痛，脈象弦緩。

■治則治法　疏肝和胃。

■方藥用法　**四逆散**〔（《傷寒論》）：甘草（炙）、枳實（破，水漬，炙乾）、柴胡、芍藥各6g。上4味藥，搗篩。白飲和服，每日取6g，日3服〕**合左金丸**〔（《丹溪心法》）：黃連180g，吳茱萸30g或15g。上藥為末，水或蒸餅為丸。每次50丸，白湯送服，每日2次）〕。

●緩澀脈診法主病證治

◎診法　一息四至或五至，曰緩；細、遲、短、滯，曰澀。二脈合診為緩澀脈。就邏輯而論，緩與澀不能相兼，以臨床實際而論，一息四至或五至，其間有滯止之情形者，概以澀脈施治用藥，此謂矛盾之特殊性也。

◎主病證治

○血虛津枯風秘

■症狀脈象　大便秘結，頭暈目眩，腹部脹滿，小便減少，口渴不飲，皮膚乾燥，脈象緩澀。

■治則治法　潤腸開秘。

■方藥用法　**黃蓍湯**（《太平惠民和劑局方》續添諸局經驗秘方）：綿黃蓍、陳皮（去白）各15g。上藥為細末。每次取9g。用火麻仁6g，加水攪勻，取漿150mL，濾去渣，於銀石器內煎，候有乳起，即入白蜜20mL，再煎令沸，調藥末。空腹時服，日服3次。

○噎膈反胃

■症狀脈象　形體消瘦，胸膈痞悶，噁心反胃，吐後稍快，噯氣稍舒，飲食有噎塞感，甚或疼痛，哽而不下，脈象緩澀。

■治則治法　解鬱潤燥。

■方藥用法　**啓膈散**（《醫學心悟》）：沙參、丹參各9g，茯苓3g，川貝母（去心）5g，鬱金1.5g，砂仁殼1.2g，荷葉蒂2個，杵頭糠1.5g。煎，去渣。溫服，日服2次。每日1劑。

●細緩脈診法主病證治

◎**診法**　細脈，如絲線之應指；緩脈，一息四至或五至。二脈合診為細緩脈。倘若不辨其兼脈，恕言為診，必非局內之人。如浮而細緩，則為衛外不固；如沉而細緩，則為寒濕內停。他如脾胃虛寒，濕痹之證亦可見及。

◎**主病證治**

○**衛虛感冒**

■症狀脈象　發熱惡風，喜自汗出，感冒後纏綿難癒，或反覆感冒，脈浮細而緩。

■治則治法　扶正祛邪。

■方藥用法　**人參敗毒散**（《太平惠民和劑局方》）：柴胡、甘草（炙）、桔梗、人參、川芎、茯苓（去皮）、枳殼（去瓤，麩炒）、前胡（去苗，洗）、羌活（去苗）、獨活（去苗）各938g。上藥為粗末。每次取6g，用水150mL，生薑、薄荷各少許，同煎至105mL，去渣。寒多則熱服，熱多則溫服，不拘時候，日服2次。

○**脾胃虛寒反胃**

■症狀脈象　形體消瘦，自利不渴，面色少華，四肢不溫，畏寒怕冷，喜溫喜暖，食後腹脹，暮食朝吐，朝食暮吐，或臍上有振水音，脈象細緩。

■治則治法　溫中散寒。

■方藥用法　**附子理中丸**（《太平惠民和劑局方》）：附子（炮，去皮、臍）、人參、乾薑（炮）、甘草（炙）、白朮各90g。上藥為細末，煉蜜為丸，每30g作10丸。每次1丸，以水150mL化開，煎至105mL。空腹，食前稍熱服。

●左寸緩脈診法主病證治

◎**診法**　左寸，屬心、心包之部位。一息四至或五至，曰緩。古人謂該部脈象所主病，為皮膚不仁、心氣不足、怔忡、健忘、項背急痛、風邪項背拘急、胸滿、氣短等。

◎**主病證治**

○**胸滿健忘**

■症狀脈象　胸部痞滿，頭暈目眩，氣短氣淺，喜自汗出，怔忡心悸，夜寐不寧，遇事遺忘，左寸脈緩無力。

■治則治法　補心安神。

■方藥用法　**柏子養心丸**，遵醫囑服用。

○**氣虛血少驚悸**

■症狀脈象　氣短氣淺，胸悶不適，心動驚悸，舌光少苔，脈緩細或結。

■治則治法　滋陰復脈。

■方藥用法　**炙甘草湯**（《傷寒論》）：甘草（炙）12g，生薑（切）9g，人參6g，生地黃30g，桂枝9g，阿膠6g，麥冬（去心）、火麻仁各10g，大棗（擘）5～10枚。以清酒700mL，水800mL，先煮8味藥，取300mL，去渣，納入阿膠烊消盡。每次溫服100mL，每日3次。每日1劑。

●左關緩脈診法主病證治

◎**診法**　左關，屬肝、膽之部位。一息四至或五至，曰緩。古人謂該部脈象所主病，為氣結腹難伸、風虛、眩暈、腹脅氣結、左脅脹等。古人論病，似無餘地，卻猶有未盡也。如肝脾不和，則脈緩兼弦，另有膽胃不和，膽氣鬱阻，則脈亦緩而兼弦。唯該部獨緩，乃土侮木，讀者不可不知。

◎主病證治

○風虛眩暈

■症狀脈象　心悸不安，怔忡不已，頭暈目眩，夜臥不安，或泛吐痰涎，左關脈緩。

■治則治法　清熱，補血，息風。

■方藥用法　**四物湯**（《仙授理傷續斷秘方》）：白芍藥、川當歸、熟地黃、川芎各等份。加人參、陳皮、黃芩、梔子、茯苓、天麻、甘草適量。每次取9g，用水225mL，煎至160mL，去渣。空腹熱服，日服2次。

●左尺緩脈診法主病證治

◎**診法**　左尺，屬腎、膀胱、小腸之部位。一息四至或五至，曰緩。古人謂該部脈象所主病，為腎虛冷、小便數、月事多、濡泄、風秘、腰痛足痿、遺精等。大凡診脈，必先明其脈機，則兼脈自明。如浮緩風濕，沉緩水濕，緩澀血少，緩遲、虛遲、緩細濕痹。推之可十，數之可百，未可一例而論。

◎主病證治

○腰腿疼痛

■症狀脈象　腰腿疼痛，筋骨亦見疼痛，左尺脈沉細而緩。

■治則治法　補肝養血。

■方藥用法　**養血湯**（《萬病回春》）：當歸、生地黃、秦艽、肉桂、牛膝（酒洗）、杜仲（鹽、酒炒）、茯苓、防風各3g，土茯苓4.5g，川芎1.5g，甘草0.9g。水煎，去渣，入酒少許。溫服，日服2次。每日1劑。

○**滑精遺精**

■症狀脈象　滑精，遺精，陽痿，早泄，面白無華，腰酸足軟，精神委靡不振，左尺脈緩。

■治則治法　益腎固精。

■方藥用法　**金鎖固精丸**（《醫方集解》）合秘精丸（《濟生方》）加減：芡實15g，蓮鬚10g，沙苑蒺藜15g，龍骨、牡蠣各30g，蓮子肉15g，五味子、桑螵蛸、菟絲子各10g。水煎，分2次服，每日1劑。性慾低下淡漠者，加韭子、鎖陽壯陽。遺泄不禁者加金櫻子澀精。

●**右寸緩脈診法主病證治**

◎**診法**　右寸，屬肺、胸中之部位。一息四至或五至，曰緩。古人謂該部脈象所主病，為肌肉風寒、皮膚不仁、肺氣浮、言語氣短、咳逆氣短等。倘若不辨其兼脈，究難實指到位。如脾不生肺，則脈緩而兼濡；如痰鬱胸膈，則脈緩而兼滑。

◎**主病證治**

○**痰鬱胸膈**

■症狀脈象　咳嗽喘促，胸悶不舒，咽中如有物梗，脈右寸緩而兼滑。

■治則治法　豁痰降氣。

■方藥用法　**半夏厚朴湯**（《金匱要略》）：半夏12g，厚朴9g，茯苓12g，生薑15g，乾蘇葉6g。以水700mL，煮取400mL。分溫4服，日3次，夜1次。每日1劑。

●**右關緩脈診法主病證治**

◎**診法**　右關，屬脾、胃之部位。一息四至或五至，曰緩。古人謂該部脈象所主病，為不欲飲食、胃氣不調、脾氣不足、氣結腹難伸、胃弱氣虛、風眩胃家虛、脾胃食難磨、脾虛脘滿等。倘若不辨其兼脈，則究難實指到位。若右關浮緩，則屬脾氣虛弱；若右關弦緩，則知肝氣犯脾；若右關沉緩，則屬土弱濕侵；若右關脈緩而遲細，則屬脾胃虛寒；若緩弱，則氣虛；若緩而兼澀，則或為血少，或為寒濕；若緩滑痰壅，則或為食滯。

◎**主病證治**

○**脾虛脘滿**

■症狀脈象　面色萎黃，身倦體怠，懶言少語，食不知味，脘脹喜按，右關脈緩。

■治則治法　補中消脹。

■方藥用法　**升陽益胃湯**（《內外傷辨惑論》）：黃耆60g，半夏（洗，此一味脈澀者不重用）、人參（去蘆）、甘草（炙）各30g，獨活、防風、白芍藥、羌活各15g，橘皮12g，茯苓、柴胡、澤瀉、白朮各9g，黃連3g。上藥切碎。每次取9g，或加至15g，用水300mL，加生薑5片，大棗2枚，煎至150mL，去渣。飯後溫服，日服2次。每日1劑。

○**肝氣犯脾**

■症狀脈象　脅脹或痛，畏食噯氣，虛恭腸鳴，大便或溏，心情急躁，易煩易怒，右關脈緩而兼弦。

■治則治法　調理肝脾。

■方藥用法　**痛瀉要方**（《醫方考》）：炒白朮90g，炒白芍藥60g，炒陳皮45g，防風30g。上藥銼散，分作8服。每次用1服，水煎，去渣。溫服，日服2次。每日1劑。

●右尺緩脈診法主病證治

◎**診法**　右尺，屬腎、命門、大腸之部位。一息四至或五至，曰緩。古人謂該部脈象所主病，為腸風泄瀉、真陽衰極、精室空虛、腳弱下腫、小便餘瀝、下寒、風氣秘滯、少腹冷痛等。倘若不辨其兼脈，則究難實指到位。如緩而浮脈，則為腸風；如緩而兼沉脈，則為少腹冷痛；如緩而兼細脈，則為真陽衰極。

◎**主病證治**

○**腹冷泄瀉**

■症狀脈象　肢冷膝寒，臍周疼痛，腸若雷鳴，五更泄瀉，經久不癒，右尺脈緩。

■治則治法　溫補脾腎。

■方藥用法　**金匱腎氣丸**，遵醫囑服用。

(十五)芤(陽中陰)

芤脈，浮大而軟，按之中央空，兩邊實（《脈經》）。中空外實，狀如慈蔥。

（芤，慈蔥也。《素問》無芤名。劉三點云：芤脈何似？絕類慈蔥，指下成窟，有邊無中。戴同父云：營行脈中，脈以血為形，芤脈中空，脫血之象也。《脈經》云：三部脈芤，長病得之生，卒病得之死。《脈訣》言：兩頭有，中間無，是脈斷截矣。又言：主淋瀝、氣入小腸。與失血之候相反，誤世不小。）

●**體狀詩**　芤形浮大軟如蔥，邊實須知內已空。火犯陽經血上溢，熱侵陰絡下流紅。

●**相類詩**　中空旁實乃為芤，浮大而遲虛脈呼。芤更帶弦名曰革，芤為失血革血虛。

●**主病詩**　寸芤積血在於胸，關裏逢芤腸胃癰。尺部見之多下血，赤淋紅痢漏崩中。

【**提要**】芤脈屬浮脈之類，脈象浮大而軟，如按蔥管，多因失血過多，脈道不充，陽氣虛浮而未驟減，故脈形暫時形體稍大，但總屬大虛之候，同時論及與芤脈相似的虛、革兩脈的脈象與主病。

【**注釋**】

◎**芤**：蔥的別稱。《本草綱目・卷二十六・蔥》曰：「芤者，草中有孔也，故字從孔，芤脈象之。」

◎**慈蔥**：猶言冬蔥。《本草綱目・卷二十六・蔥》曰：「冬蔥即慈蔥，或名太官蔥。謂其莖柔細而香，可以經冬，太官上供宜之，故有數名。」

◎**長病、卒病**：指久病、新病。卒，通「猝」，突然的意思。

◎**淋瀝**：病證名，指小便急迫、短、數、澀、痛的病證。清・顧靖遠《顧松園醫鏡》曰：「淋者，欲尿而不能出，脹急痛甚，不欲尿而點滴淋瀝。」

◎**陽經、陰絡**：該處是指上部經絡與下部經絡而言。上下分陰陽，則上為陽，下為陰。火熱邪氣侵入血中，迫血妄行，即可引起出血。侵犯上部經絡，則血從上溢；侵犯下部經絡，則血從下溢。《靈樞・百病始生》曰：「陰絡傷則血內溢，血內溢則後血（便血）；陽絡傷則血外溢，血外溢則衄血。」即其理之本。

◎**積血**：即瘀血。《說文》曰：「瘀，積血也。」指血行遲緩或停留在局部所形成的病理性產物。

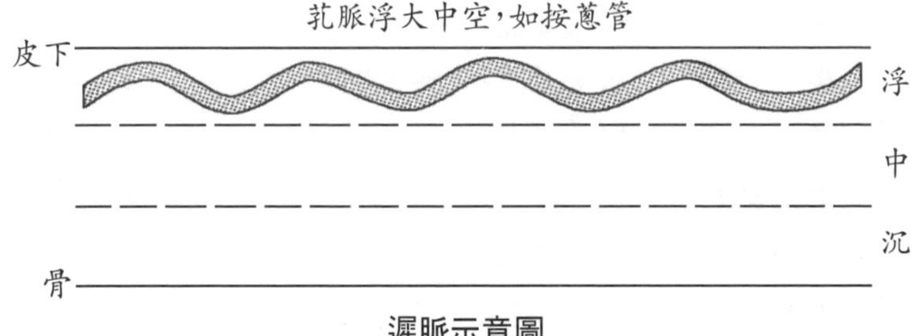

遲脈示意圖

◎**赤淋**：即血淋，淋證之一。主症為小便澀痛有血。

◎**漏崩**：又名崩中漏下。是指不在經期，忽然陰道大量出血，或持續淋漓不斷之病變。血量多而來勢急者為崩中，血量少而淋漓不斷者為漏下。

【語解】《脈經》謂芤脈的脈象為浮大而軟，用手指按下去的感覺為中央空虛而兩邊充實。芤脈的脈象為中央空兩邊實，形狀就像慈蔥一樣。

◎**脈象**：芤脈的形象為浮大而軟，就像蔥管一樣，周邊充實而內裏已空。火熱邪氣若侵犯上部的血絡則上部出血，若侵犯下部的血絡則血從下溢。

◎**相類脈**：中央空虛而周邊充實的脈是芤脈。芤脈為浮大而軟之脈，若浮大而遲的脈則是虛脈。芤脈又兼弦脈之象的為革脈。

◎**主病**：芤脈的主病為失血，革脈的主病為血虛。

◎**分部主病**：芤見於寸部，主胸有瘀血；芤見於關部，主腸癰；芤見於尺部，主下部出血、血淋、痢下膿血、崩漏。

【應用新解】芤脈大多是因為大量出血傷津所致，因此，芤脈大多是在出現失血或傷陰等病證之中。火熱熾盛，侵入上部經絡，則血從上部而出，可見吐血、嘔血、咯血等；邪熱侵入下部經絡，則血從下部而出，可見尿血、便血。寸部如見芤脈，大多是為胸中積血（瘀血）；關部如見芤脈，多為腸癰、胃癰等癰瘍證；尺部如見芤脈，多屬下血、血淋、赤痢、漏經、血崩等病證。《脈經》說，當寸、關、尺三部同時出現芤脈，如是慢性病，則提示為血虛，脈證相符，是屬順證，故提示疾病可以治癒；如屬於急性病，多為大出血等病證（本應在某一部表現為芤脈），那脈證就不相符，則提示預後凶險，多是死證。

●脈理病機分析

常人氣血充足，脈管充盈，故脈來徐緩，指下圓潤和緩從容均勻。若突然失血，血量驟然減少，營血不足，無以充脈，則脈管空虛，形成浮大中空之象。正如《景岳全書・脈神章》所曰：「芤脈為孤陽脫陰之候，為失血脫血，為氣無所歸，為陽無所附。」說明陰血大傷，陽無所依，乃致脈形大位浮，勢軟無力中空。

●芤脈診法主病證治

◎**診法**　浮沉俱有，中候空豁，曰芤脈。或曰：「兩邊實，中央空。」或云：「芤乃草名，絕類慈葱，指下成窟，有邊無中。」古人謂芤脈所主病，為吐血、衄血、尿血、淋瀝、大便下血、失血、腸癰、血虛、積血、瘡腫、膿潰、赤淋、紅痢、崩漏、血瘀、發熱、頭昏、目眩、驚悸、怔忡、喘急、盜汗、脫血、痔漏、咳血等。倘若芤脈不辨其兼脈，則究難實指到位。如浮芤脈，主出血、失血；如芤而兼虛脈，為亡血失精；如芤而細數脈，則為陰血兩虛；如暑溫後期，則脈芤而兼細；如太陽中暍，則脈芤而兼滑。如脈芤而兼遲，則為寒性嘔血；如脈芤而兼緊，則為腸內有癰；如脈芤而兼數，則為腸癰蒸膿；如脈芤而兼澀，則為瘀血瘀積。

◎**主病證治**

○**暑溫**

■症狀脈象　暑溫後期，津液大傷，舌苔光絳，脈芤。

■治則治法　清熱養津。

■方藥用法　**白虎加人參湯**（《傷寒論》）：知母9g，石膏30g，甘草（炙）3g，粳米9g，人參10g。上藥以水1L，煮至米熟湯成去渣。每日分3次溫服。每日1劑。

●**大而芤脈診法主病證治**

◎**診法**　脈幅寬闊，來大去大，曰大；浮沉俱有，中候空豁，曰芤。二脈合診為大而芤脈。

◎**主病證治**

○**產後血虛發熱**

■症狀脈象　產後流血過多，身有微熱，面色紅赤，口乾口渴，自汗溱溱（眾多之意），頭暈目眩，手足麻木，舌淡苔薄，脈大而芤。

■治則治法　補血益氣。

■方藥用法　**當歸補血湯**（《內外傷辨惑論》）：黃蓍30g，當歸（酒洗）6g。上藥切碎，作1服。用水300mL，煎至150mL，去渣。空腹、食前溫服，日服3次。

●**澀而芤脈診法主病證治**

◎**診法**　細、遲、短、滯，曰澀；浮沉俱有，中候獨空，曰芤。二脈合診為澀芤脈。該脈象多為瘀血之徵，血瘀而致血流量不充，故脈芤；因瘀而致血之流速不勻，故脈澀。芤脈而兼澀者，或由氣虛不能鼓動血行而成瘀血，或為寒邪客於經脈而成瘀血，或因濕邪滯於經脈而成瘀血。其症狀脈象有心胸痹痛而悶、刺痛、肩背痛、肌肉痛、筋骨痛、關節痛、麻木、喜暖畏冷、舌質紫黯，以上為寒凝血瘀之症狀脈象。關節疼痛重著、屈伸不利、麻木不仁、胸悶嘔惡、脘腹痞滿、便溏泄瀉、肌膚水腫、小便短少，此為濕邪滯於經脈之症狀。神倦乏力、心悸氣短、食少納差、顏面微浮、頭痛健忘、半身不遂、腹中痞塊疼痛，此為氣虛血瘀之症狀脈象。主病證治中載血鬱一證，實為瘀血證中之一鱗半甲耳，願讀者廣泛覓求治瘀之法也。

◎主病證治

○血鬱證

■症狀脈象　兩脅疼痛，痛有定處，大便色黑，肌膚甲錯，脈澀而芤。

■治則治法　行血化瘀。

■方藥用法　**血鬱湯**（《證治準繩·類方·第二冊》）：香附二錢，牡丹皮、蘇木、山楂、赤麴、穿山甲、降香、通草、麥芽各一錢，紅花七分。水、酒煎，去渣，入桃仁泥七分，韭汁半盞，和勻服。

●芤遲脈診法主病證治

◎診法　浮沉俱有，中候空豁，曰芤；一息三至，曰遲。二脈合診為芤遲脈。該脈象多由氣虛、寒濕、陽虛等因素，加上亡血而形成。臨診者當於補血活血之同時，分證加減處方也。

◎主病證治

○失血正虛

■症狀脈象　精疲神倦，聲短氣怯，四肢不溫，脈芤細而遲。

■治則治法　補益心脾。

■方藥用法　**歸脾湯**（《濟生方》）：白朮、茯苓（去木）、黃蓍、龍眼肉、酸棗仁（炒，去殼）各30g，人參、木香（不見火）各15g，甘草（炙）7.5g。上藥切碎。每次取12g，用水230mL，加生薑5片，大棗1枚，煎至160mL，去渣。溫服，不拘時候。

●**芤數脈診法主病證治**

◎**診法**　浮沉俱有，中候空豁，曰芤；一息六至，曰數。二脈合診為芤數脈。芤數脈所主病，如芤而細數，則主陰血兩虛、虛熱內生之證；如芤而滑數，則主腸內有癰之證。

◎主病證治

○熱性嘔血

■症狀脈象　面赤口乾，口乾口渴，喜飲冷水，心煩不適，嘔血喜冷，舌苔黃燥，脈象芤數。

■治則治法　清熱涼血。

■方藥用法　**犀角地黃湯**（《千金要方》）：赤芍藥12g，生地黃30g，牡丹皮9g，犀角屑（水牛角代）3g。上藥切碎。以水1L，煮取400mL，去渣。每次溫服200mL，日服2次。每日1劑。

●**芤而虛數脈診法主病證治**

◎**診法**　芤脈，浮沉俱有，中候空豁；虛脈，此與浮、遲、大、軟四合為虛之虛脈大異，該處泛指一切無力脈而已。數脈，一息六至。二脈合診為芤而虛數脈。該脈象所夾之虛字，如細、微、澀之類也。此為陰血兩虛之證。

◎**主病證治**

○**陰血兩虛**

■症狀脈象　心悸不安，怔忡不已，不寐健忘，煩躁頭暈，發熱盜汗，婦人有月經不調乃至經閉不行，脈芤虛數。

■治則治法　滋陰補血。

■方藥用法　**四物湯**（《仙授理傷續斷秘方》）：白芍藥、川當歸、熟地黃、川芎各等份。加麥冬、山藥、茯苓、龜甲適量。每次取9g，用水225mL，煎至160mL，去渣。空腹熱服，日服2次。

●**浮芤脈診法主病證治**

◎**診法**　舉之有餘，按之不足，曰浮；浮沉俱有，中候空豁，曰芤。二脈合診為浮芤脈。亦即浮候有餘，中候空豁無力，沉候不足。此乃氣陰兩傷之證。

◎**主病證治**

○**氣陰兩虛**

■症狀脈象　神疲體怠，少氣懶言，口乾咽燥，低熱或潮熱，或五心發熱，自汗，盜汗，舌紅少苔，脈浮芤。

■治則治法　滋陰培元。

■方藥用法　**白虎加人參湯**（《傷寒論》）：知母9g，石膏30g，甘草（炙）3g，粳米9g，人參10g。倍用人參量。用水1L，煮至米熟湯成，去渣。每日分3次溫服。每日1劑。

●左寸芤脈診法主病證治

◎診法　左寸，屬心、心包之部位。芤脈，浮沉俱有，中候無力。古人謂該部脈象所主病，為吐血，積血在胸中，心血妄行，吐衄，心主喪血。該部芤脈之兼脈，與上相同。該部之病位，無論失血或是瘀血，皆在心、心包兩臟。此病因、病位、病性，皆為醫者所必知也。

◎主病證治

○產後失血怔忡驚悸

■症狀脈象　面色無華，心神不寧，頭暈目眩，自汗時出，左寸脈芤。

■治則治法　補益心脾。

■方藥用法　**養心丸**（《楊氏家藏方》）：茯神（去木）、人參、綿黃蓍（蜜炙）、酸棗仁（去皮，另研成膏）各30g，熟乾地黃（洗，焙）、遠志（去心）、五味子、柏子仁（另研成膏）各15g，朱砂（研細，水飛）22.5g。上藥為細末，入二膏和勻研細，煉蜜為丸，如梧桐子大。每次50丸，食後、臨臥濃煎人參湯送服。

●左關芤脈診法主病證治

◎診法　左關，屬肝、膽之部位。浮沉俱有，中候空豁，曰芤。古人謂該部脈象所主病，為便血、脅間血氣痛、腹中瘀血、肝血不藏、吐血目黯等。其脈之兼至，大抵脈形位置、性質有特定者，如浮類不能兼沉類，遲類不能兼數類之類，其他則不辨兼脈即能斷證者，少寡也。

◎主病證治

○肝血不藏

■症狀脈象　視物模糊，精神易疲，足步艱難，手握乏力，面色無華，肢體麻木，肌肉瞤動，左關脈芤。

■治則治法　補腎益肝健脾。

■方藥用法　①**滑氏補肝散**（《證治準繩・類方・第四冊》引滑伯仁方）：山茱萸、當歸、炒五味子、山藥、炒黃蓍、川芎、木瓜各15g，熟地黃、炒白朮各3g，獨活、炒酸棗仁各12g。上藥為末，每服15g，加大棗，水煎服。

②以**歸脾湯**〔（《濟生方》）：白朮、茯苓（去木）、黃蓍、龍眼肉、酸棗仁（炒，去殼）各30g，人參、木香（不見火）各15g，甘草（炙）7.5g。上藥切碎。每次取12g，用水230mL，加生薑5片，大棗1枚，煎至160mL，去渣。溫服，不拘時候〕配合用之。

●左尺芤脈診法主病證治

◎**診法**　左尺，屬腎、膀胱、小腸之部位。浮沉有餘，中候不足，曰芤。古人謂該部脈象所主病，為下焦虛、腎虛、小便遺瀝血凝膿、小便血、月事病、赤淋、紅痢、崩漏、痔瘻出血等。病之所至，脈之所至，兼脈各別，讀者尤當詳審。

◎主病證治

○小便下血

■症狀脈象　面赤顴紅，口燥咽乾，腰膝酸痛，五心發熱，潮熱盜汗，血隨尿出，左尺脈芤。

■治則治法　壯水之主。

■方藥用法　**六味地黃丸**（《正體類要》）：熟地黃

18g，山茱萸、乾山藥各12g，澤瀉、牡丹皮、白茯苓各9g。上藥為末，煉蜜為丸，如梧桐子大。每次3丸，空腹用溫水送服，日服3次。

○**痔漏出血**

■症狀脈象　肛門有物從旁挺出，形狀不一，數日前必大便乾燥，失治或醫治不當則穿破出血，男婦皆有，左尺芤脈。

■治則治法　清熱，潤便，活血化瘀。

■方藥用法　**加味六味地黃丸**（《醫宗金鑒》）：熟地黃、山茱萸各30g，山藥、茯苓各24g，澤瀉、牡丹皮、五加皮各15g，鹿茸9g，麝香1.5g。上述諸藥共研細末，煉蜜為丸。大兒每次取6g，小兒每次取4.5g。1日2次，鹽湯送下。亦可作湯劑水煎服，用量按原方比例酌減。

●**右寸芤脈診法主病證治**

◎**診法**　右寸，屬肺、胸中之部位。浮沉有餘，中候不足，曰芤。古人謂該部脈象所主病，為吐血、胸中積血、衄血、嘔血、相搏陰亡、咳嗽吐血等。諸脈主病，貌似萬變不離其宗，然思之能精，悟則能透，並非易事。吳瑭曰：「進與病謀，退與書謀。」亦為治脈之道也。

◎**主病證治**

○**胸傷嘔血**

■症狀脈象　嘔血盈碗，脈象細芤，或沉微欲絕，泛惡嘔吐，便黑如泥，證情險惡。

■治則治法　清熱涼血，活血化瘀。

■方藥用法　**犀角地黃湯**（《千金要方》）：赤芍藥12g，生地黃30g，牡丹皮9g，犀角屑3g（水牛角代）。加藕節、當歸、紅花、桔梗、陳皮、甘草適量。上藥切碎。以水1L，煮取400mL，去渣。每次溫服200mL，每日2次。每日1劑。

○肺損咯血

■症狀脈象　昏厥，嗆咳，胸痛限於一側，咳逆喘促，平臥尤甚，身有微熱，喜斜側臥。若呼吸急促，煩躁不安，口唇發紺，膚色蒼白，冷汗如油，脈象芤微，雖有扁鵲再世，仍有屬纊之憂也。

■治則治法　補血化痰。

■方藥用法　**當歸補血湯**（《內外傷辨惑論》）：黃蓍30g，當歸（酒洗）6g。上藥切碎，作1服。用水300mL，煎至150mL，去渣。空腹、食前溫服，日服3次。

●右關芤脈診法主病證治

◎**診法**　右關，屬脾、胃之部位。浮沉有餘，中候不足，曰芤。古人謂該部脈象所主病，為便血、腸癰瘀血、嘔血、脾血不攝、腸癰下血等。病有新久，故脈兼見之形勢亦有各別，卒持寸口，草草了事，治則無功也。

◎**主病證治**

○胃癰傷血

■症狀脈象　初起中脘穴隱痛微腫，寒熱如瘧，肌膚甲錯，咯吐膿血。初期脈沉數；瘀滯脈澀，膿成脈洪數；後期脈虛芤。

■治則治法　初期清胃瀉下，中期活瘀瀉下，末期膿成排膿。虛者大補氣血。

■方藥用法　①初用**清胃射干湯**（《醫宗金鑒・外科心法要訣・卷六十七》）：射干、升麻、犀角、麥冬、玄參、大黃、黃芩各3g，芒硝、梔子、竹葉各15g。水煎服。

②**瘀血用牡丹湯**（《聖濟總錄・卷一四四》）：牡丹皮、大黃（切，焙）、桂（去粗皮）、鬼箭羽、朴硝（碎）、蒲黃、芍藥、當歸（切，燥）各30g，上為粗末。每服6g，空心、日午、臥時溫服。

③排膿用**赤豆薏苡仁湯**（《外科大成》）：赤小豆、薏苡仁（炒）、防己、甘草各等份，用水400mL，煎至320mL，去渣。食遠溫服，每日3次。

④補虛用**補中益氣湯**（《內外傷辨惑論》）：黃耆3g，甘草（炙）1.5g，人參、升麻、柴胡、橘皮、當歸身（酒洗）、白朮各0.9g。上為粗散劑，都作1服。用水300mL，煎至150mL，去渣。早飯後溫服。

●右尺芤脈診法主病證治

◎**診法**　右尺，屬腎、命門、大腸之部位。浮沉有餘，中候不足，曰芤。古人謂該部脈象所主病，為下焦虛、小便出血、小便遺瀝血凝膿、大便下血、赤淋、紅痢、崩漏、火炎精漏、精漏欲竭、婦人經病等，大抵不出腎、命門、大腸之藩籬也。

◎**主病證治**

○**大便下血**

■症狀脈象　面色少華，頭暈目花，便血長久不癒，右尺脈芤。

■治則治法　補氣攝血。

■方藥用法　**黃土湯**（《金匱要略》）：甘草、生地黃、白朮、附子（炮）、阿膠、黃芩各9g，灶中黃土25g。用水1.6L，煎取600mL，去渣。溫服，日服2次。每日1劑。

○小便尿血

■症狀脈象　形寒肢冷，腰膝酸痛，陽痿早泄，先溺後血，右尺脈芤。

■治則治法　補腎壯陽。

■方藥用法　**金匱腎氣丸**，遵醫囑服用。

（十六）弦（陽中陰）

弦脈，端直以長（《素問》）。如張弓弦（《脈經》）。按之不移，綽綽如按琴瑟弦（巢氏）。狀若箏弦（《脈訣》）。從中直過，挺然指下（《刊誤》）。

（弦脈在卦為震，在時為春，在人為肝。輕虛以滑者平，實滑如循長竿者病，勁急如新張弓弦者死。池氏曰：弦緊而數勁為太過，弦緊而細為不及。戴同父曰：弦而軟，其病輕；弦而硬，其病重。《脈訣》言：時時帶數，又言脈緊狀繩牽。皆非弦象，今削之。）

●**體狀詩**　弦脈迢迢端直長，肝經木王土應傷。怒氣滿胸常欲叫，翳蒙瞳子淚淋浪。

●**相類詩**　弦來端直似絲弦，緊則如繩左右彈。緊言其力弦言象，牢脈弦長沉伏間（又見長脈）。

●**主病詩**　弦應東方肝膽經，飲痰寒熱瘧纏身。浮沉遲數須分別，大小單雙有重輕。

寸弦頭痛膈多痰，寒熱癥瘕察左關。關右胃寒心腹痛，尺中陰疝腳拘攣。

（弦為木盛之病。浮弦支飲外溢，沉弦懸飲內痛。瘧脈自弦，弦數多熱，弦遲多寒。弦大主虛，弦細拘急。陽弦頭痛，陰弦腹痛。單弦飲癖，雙弦寒痼。若不食者，木來剋土，必難治。）

【提要】弦脈為寸、關、尺三部端直以長，應指明顯但波幅不大之脈。主諸痛、肝病、痰飲等。氣血不通、肝失疏泄、痰飲交阻氣機等，均可使脈道不通利而出現緊急之象。

【注釋】

◎**翳**：遮蔽的意思。《楚辭・離騷》王逸注曰：「翳，蔽也。」

◎**癥瘕**：病名，見《金匱要略・瘧病脈證並治》。是指腹腔內的包塊。堅硬不移，按之有形，徵可驗者為癥；聚散無常，游移不定者為瘕。癥以血瘀氣滯為主；瘕以氣滯為主。另有「積聚」病名與此類似，積類癥，聚類瘕。

◎**寒痼**：指積寒之證。痼，指久、積。蘇洵《上歐陽內翰第一書》曰：「而饑寒衰老之病又痼而留之。」

【語解】《素問》講弦脈的脈象為兩端平直而長。《脈經》言弦脈的脈象就似張開的弓弦一樣。巢元方《諸病源候論》中言弦脈的脈象按上去固定不移，就像按在琴瑟弦上一樣。《脈訣》言弦脈的形象就似箏弦。《刊誤》講弦

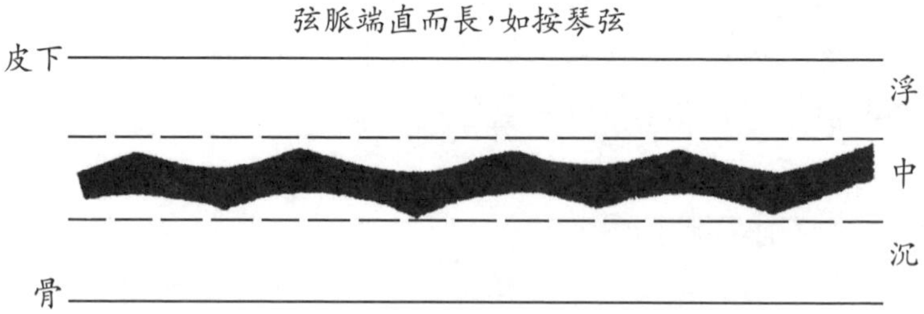

弦脈示意圖

脈從中直過，像琴弦一樣挺然於指下。

◎**脈象**：弦脈兩端平直而長，是肝氣旺盛伐傷脾土的表現。主易怒，胸滿，常欲喊叫，目生翳物，視物不清，流淚。

◎**相類脈**：弦脈的脈象為端直而長，狀似琴弦，緊脈的脈象似牽緊的繩索。緊講的是脈有力，而弦說的是脈象。牢脈的脈象為弦而長並伏於骨間。

◎**主病**：弦應東方，與肝膽相合。主病為痰飲、寒熱往來、瘧病。臨診時應分清浮沉遲數，大小單雙，相兼不同則病情輕重不同。

◎**分部主病**：弦脈見於寸部主頭痛、膈中多痰。弦脈見於左關，主寒熱往來、癥瘕。弦脈見於右關，主胃寒痛。弦脈見於尺部，主陰疝、腳拘攣。

【應用新解】弦脈，主肝火過旺和升發太過而產生的各種疾病，多見於肝膽病、痰飲證、寒熱往來、瘧疾等。寒熱諸邪、痰飲內蓄、七情不遂、疼痛等，都可導致肝失疏泄，如氣機失常，經脈發生拘急，使血氣收斂緊束，使脈來勁急而弦。如是陰寒致病，脈多弦緊；如是痰飲內蓄，則脈多弦滑；如是虛勞內傷，中氣不足，肝木乘脾土，則脈來弦緩；弦數脈是熱證的反映；弦遲脈是寒證的反映；弦大而虛的脈是虛證的反映；弦細脈是手足拘急、屈伸不利等筋脈受傷的病證反映；脈象浮弦則多預示有（水濕外溢於肌膚四肢的）支飲；而脈象沉弦則多是（水濕壅聚於胸肋下的）懸飲或內臟病變所導致的胸腹疼痛等。瘧疾也會影響及少陽膽經，從而影響至肝，因此也會出現弦脈。診脈時應分清弦脈的浮沉遲數，同時出現的脈象不同則提示病情的輕重不同。另外，也可以透過弦脈的緊張程度以及是單手弦脈還是雙手弦脈來判斷病情的輕重，如單手出現弦脈，則是懸飲的反映；若雙手出現弦脈，則是實寒內閉證的反映；如出現弦脈卻飲食缺乏，此乃因為肝木剋脾土，使得後天之本的胃氣衰敗，多屬難治之症，預後不佳。如寸部出現弦脈，多為頭痛或痰濁滯於胸膈；如左關部出現弦脈，多為寒熱往來、痞阻癥瘕；如右關部出現弦脈，多為脾胃虛寒、心腹疼痛；如尺部出現弦脈，多屬陰疝或兩腳拘攣等。

●脈理病機分析

形成弦脈之理有二：一乃弦屬肝膽脈象。肝氣鬱結，肝陽亢盛，陰陽不和，氣逆不順，使經脈拘束，氣血收斂或氣血壅迫，脈來急直以長。正如李東垣所云：「弦脈總是陰陽不和，肝邪上逆。」肝氣盛則氣血壅迫脈弦，病在少陽，少陽乙木，其脈自弦。如瘧疾病在少陽，脈弦，即古人所曰：「瘧脈自弦。」二乃弦為寒凝氣結，導致經脈拘急，氣血收斂，而致脈弦。正如滑伯仁所言：「氣血收斂，為陽中伏陰，或為經絡間為寒所滯。」

●弦脈診法主病證治

◎**診法**　如琴弦之端直，如弓弦之繃直，不越尺寸，曰弦脈。倘若不辨其兼脈，譬猶有靶無的，不能實指到位。如少陽頭痛，則脈弦而數；如聚證，則脈弦而緩；如血瘀鼓脹，則脈弦而澀；如水疝之證，則脈弦而沉遲；如肝氣犯脾，則脈弦而緩。若病因、病機各異，則脈之兼脈亦各別。此姑承古人提法，臨證之時，兼脈不可不辨。

◎主病證治

○少陽頭痛

■症狀脈象　寒熱往來，胸脅苦滿，心煩喜嘔，口乾口苦，耳鳴耳聾，頭暈目眩，默默不欲飲食，頭痛兩側為甚，脈弦。

■治則治法　和解表裏。

■方藥用法　**小柴胡湯**（《傷寒論》）：柴胡24g，黃芩、人參各9g，半夏（洗）12g，甘草（炙）、生薑（切）各9g，大棗（擘）12枚。用水1.2L，煮取600mL，去渣，再煎取300mL。每次溫服100mL，日服3次。每日1劑。

○肝鬱脅痛

■症狀脈象　脅肋脹痛，情緒波動時更甚，胸悶不舒，痛連少腹，飲食少思，舌淡苔薄，脈弦。

■治則治法　疏肝理氣。

■方藥用法　**柴胡疏肝散**（《證治準繩・類方》引《醫學統旨》）：柴胡、陳皮（糖炒）各6g，川芎、芍藥、枳殼（麩炒）各4.5g，甘草（炙）1.5g，香附4.5g。用水400mL，煎至320mL，去渣。食前服，日服2次。每日1劑。

○肝氣犯胃嘔吐

■症狀脈象　嘔吐吞酸，噯氣頻頻，胸脅滿痛，煩悶不舒，舌邊紅、苔薄白，脈弦。

■治則治法　泄肝和胃，理氣降逆。

■方藥用法　**四七湯**（《普濟方》引《碧竹堂經驗方》）：半夏30g（湯泡7次），厚朴、赤茯苓各15g，紫蘇葉、甘草各6g，香附子15g。上藥切碎，分作4份。每次用水300mL，加生薑5片，煎取210mL，去渣。加琥珀末3g調服，日服2次。

○肝鬱鬱證

■症狀脈象　胸滿脅痛，精神抑鬱，噯氣頻頻，腹部脹大，飲食少思，或腹痛嘔吐，大便失常，或咳嗽喉癢，口乾咽燥，舌質淡、苔薄膩，脈象弦。

■治則治法　疏肝理氣。

■方藥用法　**旋覆花湯**（《金匱要略》）：旋覆花30g，蔥14莖。用水900mL，煮取300mL，去渣。頓服。每日1劑。

○肝熱經行吐衄

■症狀脈象　經前或月經中期，常伴衄血或吐血，心煩不舒，口乾口苦，頭暈目眩，耳鳴耳聾，精神抑鬱，經期提前，月經量少，或經閉不行，舌質紅、苔薄黃，脈弦。

■治則治法　清肝泄熱，行氣舒鬱。

■方藥用法　**丹梔逍遙散**（《內科摘要》）：當歸、芍藥、茯苓、白朮（炒）、柴胡各6g，牡丹皮、梔子（炒）、甘草（炙）各3g。上藥水煎，日服2次，溫服。每日1劑。

○氣鬱崩漏

■症狀脈象　突然下血甚多，或久日淋瀝不斷，血色正常，間夾血塊，小腹脹痛，連及胸脅，煩躁不安，易怒生氣，時欲太息，舌淡苔厚，脈弦。

■治則治法　平肝解鬱，佐以止血。

■方藥用法　**丹梔逍遙散**，見肝熱經行吐衄。

○肝鬱乏乳

■症狀脈象　產後乳汁缺乏，乃至不行，脹痛或有發熱，胸悶不舒，小便欠暢，舌淡紅、苔黃厚，脈象弦。

■治則治法　疏肝解鬱。

■方藥用法　**疏肝通乳湯**（《婦科證治概要》）：當歸、穿山甲、漏蘆、麥冬各9g，白芍藥、柴胡、川芎、青皮各6g，薄荷4.5g，王不留行、瓜蔞各15g，皂角刺3g。上藥水煎分服，每日1劑。

●弦細脈診法主病證治

◎**診法**　如琴弦之端直，曰弦；如絲線之應指，曰細。二脈合診為弦細脈。古人謂該脈象所主病，為拘急、少氣。弦細脈業已兩兼，但仍嫌不能到位。如痰鬱之證，則脈弦細而滑；如腎陰虛證，則脈弦細而數；如脅下癥積，則脈弦細而澀；如脾虛肝鬱，則脈弦細而緩；如肝寒吐酸，則脈弦細而遲。

◎**主病證治**

○痰鬱發癲

■症狀脈象　癲發之前，精神抑鬱，表情痴呆，自言自語而無定序，漸至時悲時喜，哭笑無常，不知穢潔，飲食少思，脈弦細。

■治則治法　豁痰開竅，理氣解鬱。

■方藥用法　①**控涎丹**（《三因極一病證方論》）：甘遂（去心）、紫大戟、白芥子各等份。上藥為末，煮糊丸如梧桐子大，曬乾。食後，臨臥，淡薑湯或熟水下5～10丸。如痰猛氣實，加數丸不妨。（現代用法：共為細末，水泛為丸，如綠豆大。每服1～3g，晨起以溫開水送服）

②**三聖散**（《儒門事親》）：防風、瓜蒂（揀淨研破，以紙捲定，連紙銼細，去紙，用粗籮子籮過，另放末，將渣炒微黃，次入末一處同炒黃用）各90g，藜蘆（去苗及心）7.5～30g。上藥各為粗末。每次用15g，以齏汁450mL，先用300mL，煎3～5沸，去齏汁，次入150mL，煮至3沸，卻將原300mL同一處熬2沸，去渣澄清，放溫。徐徐服之；牙關緊閉者，鼻內灌之。不必盡劑，以吐為度。

○**腎陰虛眩暈**

■症狀脈象　頭暈目眩，五心發熱，遺精滑精，耳鳴耳聾，腰膝酸軟，精神欠佳，健忘少寐，舌質紅，脈弦細。

■治則治法　補腎益陰。

■方藥用法　**左歸丸**，遵醫囑服用。

○**脾虛肝鬱胃痛**

■症狀脈象　脘腹悶脹，疼痛吐酸，噯氣腐臭，舌淡苔白，脈象弦細。

■治則治法　疏肝健脾。

■方藥用法　**香砂六君子湯**〔（《古今名醫方解》柯韻伯方）：人參3g，白朮、茯苓各6g，甘草2.1g，陳皮2.4g，半夏3g，砂仁2.4g，木香2.1g。加生薑2片，水煎，去渣。溫服，每日2次。〕**合左金丸**〔（《丹溪心法》）：黃連180g，吳茱萸30g或15g。上藥為末，水或蒸餅為丸。每次50丸，白湯送服，每日2次〕。

○**久鬱傷神**

■症狀脈象　精神恍惚，悲憂善哭，時時欠伸，哭笑無常，哈欠不休，常杞人憂天，無端懷疑，舌淡苔白，脈象弦細。

■治則治法　養心安神。

■方藥用法　**甘麥大棗湯**（《金匱要略》）：甘草9g，小麥270g，大棗10枚。用水1.2L，煮取600mL，去渣。分3次溫服。每日1劑。

●弦有力脈診法主病證治

◎**診法**　弦脈，其狀如弓弦，端直，挺然指下。唯有力二字，最難以文字形容，並有弦勁、弦急、新張弓弦等，亦只可意會，不能言傳。余以為診浮弦、弦緊等脈，可取而代之。

◎**主病證治**

○**肝陽頭痛**

■症狀脈象　頭痛而顛眩，左側為甚，睡眠不寧，易動暴怒，脅間疼痛，酒後及情緒波動時更甚，面色紅赤，口乾口苦，脈弦有力，有弦勁稱者，即該脈象。

■治則治法　平肝潛陽。

■方藥用法　**天麻鈎藤飲**（《雜病證治新義》）：天麻（後下）9g，鈎藤（後下）12g，石決明（先煎）18g，梔子、黃芩各9g，川牛膝12g，杜仲、益母草、桑寄生、夜交藤、朱茯神各9g。上藥水煎，去渣。溫服，日服2次。每日1劑。

●左寸弦脈診法主病證治

◎**診法**　左寸，屬心、心包之部位。端直如按琴弦，曰弦。古人謂該部脈象所主病，為頭疼心惕、勞傷盜汗、乏力、心中必痛、頭痛心勞、心悸。但若不辨其兼脈，則如霧裏看花，究難實指到位。如心氣虛弱，則脈必弦細而遲；如肝心血虛頭痛，則脈多弦細而數；如心脈瘀阻，則脈弦而澀。

◎**主病證治**

○**頭痛**

■症狀脈象　心悸怔忡，健忘多夢，夜不成寐，頭痛目脹，左寸脈弦。

■治則治法　養血安神。

■方藥用法　**養心丸**（《楊氏家藏方》）：茯神（去木）、人參、綿黃耆（蜜炙）、酸棗仁（去皮，另研成膏）各30g，熟乾地黃（洗，焙）、遠志（去心）、五味子、柏子仁（另研成膏）各15g，朱砂（研細，水飛）22.5g。上藥為細末，入二膏和勻研細，煉蜜為丸，如梧桐子大。每次50丸，食後、臨臥濃煎人參湯送服。

○**盜汗**

■症狀脈象　熟睡汗出，醒則無汗，左寸脈弦。

■治則治法　滋陰止汗。

■方藥用法　**當歸六黃湯**（《蘭室秘藏》）：當歸、生地黃、熟地黃、黃芩、黃柏、黃連各等份，黃耆量加1倍。上藥為末，煉蜜為丸，如梧桐子大。每服15g，水300mL，煎至150mL，飯前服，小兒減半。若加龍骨、牡蠣、五味子等斂汗之品，其效更速。

●**左關弦脈診法主病證治**

◎**診法**　左關，屬肝、膽之部位。如按琴弦，曰弦。古人謂該部脈象所主病，為脅肋痛、痃癖、癥瘕、拘攣、脅滿痛、冷熱證等。但若不辨其兼脈，則究難實指到位。如肝氣，則脈弦緩；如肝火，則脈弦數；如肝血虛，則脈弦細而數；如肝寒，則脈弦緊；如肝瘀，則脈弦澀；如肝膽濕熱，則脈弦滑而數。

◎**主病證治**

○**少陽裏寒**

■症狀脈象　寒熱往來，鬱鬱微煩，嘔惡不止，胸悶不舒，心下痞硬，大便秘結，或下利不暢，脈左關弦數。

■治則治法　和解少陽，瀉下熱結。

■方藥用法　**大柴胡湯**（《金匱要略》）：柴胡15g，黃芩、白芍藥、半夏、枳實各9g，大黃6g，生薑15g，大棗5枚。上8味藥，以水500mL，煎至300mL，去渣。溫服，日服2～3次。每日1劑。

○**氣滯癥瘕**

■症狀脈象　癥塊推後可散，散後又聚，痛無定所，精神抑鬱，面呈青色，脈左關沉弦而緩。

■治則治法　行氣消癥。

■方藥用法　**香棱丸**（《濟生方・卷四》）：木香、丁香、三棱（酒浸）、枳殼（麩炒，去瓤）、青皮（去白）、炒川楝子、炒茴香、莪朮（為末，每30g用去殼巴豆30粒同炒黃色，去巴豆）各等份。為細末，醋糊為丸，梧桐子大，朱砂為衣，每服20丸，炒生薑、鹽湯或溫酒送下，不拘時服。

●**左尺弦脈診法主病證治**

◎**診法**　左尺，屬腎、膀胱、小腸之部位。如按琴弦，曰弦。古人謂該部脈象所主病，為少腹痛、下焦停水、陰疝、腳拘攣、飲在下焦、癥瘕、腹痛下利、腰膝疼痛等。但若不辨其兼脈，縱症狀脈象百端，也究難實指到位。如腎肝陰虛，則脈弦細而數；如少腹氣機不暢，則脈弦而遲。

◎**主病證治**

○**少腹疼痛**

■症狀脈象　少腹疼痛，上牽兩脅，下及前陰，惱怒即發，左尺脈弦。

■治則治法　疏肝理氣。

■方藥用法　**四七湯**，見肝氣犯胃嘔吐。

○**腰膝冷痛**

■症狀脈象　飲食不香，時作太息，遇事易怒，腰膝作痛，左尺脈弦。

■治則治法　疏肝理氣。

■方藥用法　**柴胡疏肝散**（《證治準繩・類方》引《醫學統旨》）：柴胡、陳皮（醋炒）各6g，川芎、芍藥、枳殼（麩炒）各4.5g，甘草（炙）1.5g，香附4.5g。上藥用水400mL，煎至320mL，去渣。食前服，日服2次。每日1劑。

●**右寸弦脈診法主病證治**

◎**診法**　右寸，屬肺、胸中之部位。脈如按琴弦，曰弦。古人謂該部脈象所主病，為胸中急痛、肺受寒、咳嗽、胸中寒痰、頭痛、膈多痰、腹痛下利、足攣、疝痛、寒疝等。但若不辨其兼脈，則終是一頭霧水，不知所措。如肝氣刑肺，則脈弦而浮滑；如膈間風痰，則脈弦緩兼滑。

◎**主病證治**

○**胸滿膈脹**

■症狀脈象　胸滿膈脹，痰聲如鋸，咳嗽上逆，或有眩暈，煩躁易怒，時時惡風，右寸脈弦。

■治則治法　驅風化痰。

■方藥用法　**半夏白朮天麻湯**（《脾胃論》）：黃柏15g，乾薑22.5g，天麻、蒼朮、白茯苓、黃蓍、澤瀉、人參各37.5g，白朮、炒神麴各3g，半夏（湯洗7次）、大麥芽面、橘皮各4.5g。上藥切碎。每次取15g，用水300mL，煎至150mL，去渣。食前帶熱服。

●右關弦脈診法主病證治

◎**診法**　右關，屬脾、胃之部位。如按琴弦，曰弦。古人謂該部脈象所主病，為寒在胃、脾胃傷冷、宿食不化、心腹冷痛、膈痛、木侮脾、胃氣疼痛等。若不明脈機，不辨其兼脈，則豈能使人昭昭。如胃中有寒，則脈弦而遲；如脾胃傷冷，則脈弦澀；如宿食不化，則脈弦而滑；如木侮脾，則脈弦而緩，是故兼脈不可偏廢也。

◎**主病證治**

○**胃部寒凝**

■症狀脈象　脅痛，腹痛，胃脘疼痛，胸悶不舒，右關脈弦而遲。

■治則治法　開鬱散寒。

■方藥用法　**良附丸**（《良方集腋》）：高良薑（酒洗7次，焙，研）、香附子（醋洗，焙，研）。上2味藥各焙、各研、各貯，否則無效。因寒者，用高良薑6g，香附末3g；因怒者，用高良薑3g，香附末9g；因寒怒兼有者，高良薑1.5g，香附末4.5g。用時以米飲湯加入生薑汁1匙、鹽1撮為丸。每次1丸，溫開水送服，日服2次。

●右尺弦脈診法主病證治

◎**診法**　右尺，屬腎、命門、大腸之部位。弦脈，如按琴弦。古人謂該部脈象所主病，為臍下急痛不安、下焦停水、陰疝、腳拘攣、腹痛下利、寒疝等。但若不辨其兼脈，任你千萬症狀脈象爛熟於心，也仍茫然無所頭緒。如腎陽虛衰，則脈沉弦而遲；如寒疝腹痛，則脈弦而緊；如陰虛血虛，則脈弦細而數。

◎**主病證治**

○**血虛發痙**

■症狀脈象　面白無華，頭暈目眩，筋脈拘急，甚則角弓反張，右尺弦而細數。

■治則治法　養血息風。

■方藥用法　**參歸養榮湯**（《增補萬病回春‧卷五》）：人參、當歸、川芎、白芍藥、熟地黃、白朮、茯苓、陳皮、甘草（原方未注明劑量）。上藥為粗末，加生薑1片，大棗1枚，水煎分服。每日1劑。

（十七）革（陰）

革脈，弦而芤（仲景）。如按鼓皮（丹溪）。

（仲景曰：弦則為寒，芤則為虛，虛寒相摶，此名曰革。男人亡血失精，婦人半產漏下。《脈經》曰：三部脈革，長病得之死，卒病得之生。時珍曰：此即芤弦二脈相合，故均主失血之候。諸家脈書，皆以為牢脈，故或有革無牢，有牢無革，混淆不辨。不知革浮牢沉，革虛牢實，形證皆異也。又按：《針灸甲乙經》曰：渾渾革革，至如湧泉，病進而危；弊弊綽綽，其去如弦絕者死。謂脈來渾濁革變，急如湧泉，出而不反也。王晛以為溢脈，與此不同。）

●**體狀主病詩**　革脈形如按鼓皮，芤弦相合脈寒虛。女人半產並崩漏，男人營虛或夢遺。

●**相類詩**　見芤、牢。

【提要】革脈為外堅內空，如同皮革之脈，為精血內奪、陽氣散越之候。

【注釋】搏：義指搏結。又，搏為摶之誤，摶指捏之成團。枚乘《七發》曰：「摶之不解。」摶，在此音義當從「團」是。

【語解】張仲景說：革脈，是弦而兼芤的脈象。朱丹溪云：革脈的脈象就似按在鼓皮上一樣。

◎**脈象及主病**：革脈的脈象就如按在鼓皮之上，為芤弦相見之脈，主虛寒。婦人見革脈主半產與崩漏。男人見革脈主營血不足與夢遺。

◎**相類脈**：注意與芤、牢二脈相鑒別。

【應用新解】張仲景說：弦脈弦急大多是肝有失疏導所致，芤脈多是由於血虛所致，如虛寒相加，以至於形成弦急中空的脈象，則稱為革脈。如男子精血損耗、女子小產

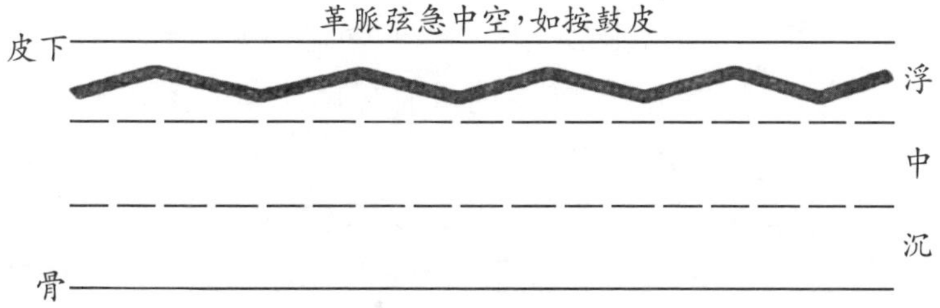

革脈弦急中空，如按鼓皮
皮下
浮
中
沉
骨

革脈示意圖

漏下等，都會導致革脈的形成。《脈經》說：寸、關、尺三部出現革脈，如果是在久病的患者身上出現的，則屬逆證，這種脈多是死證的表現，這是因為久病耗傷正氣，本應表現為脈弱，但卻出現革脈，這屬脈證不符現象，是邪氣盛實的表現；如屬急性患者，則主生，預後較佳，這表明儘管邪氣盛實侵擾機體，但機體正氣並未衰竭，可以抵禦邪氣。

革脈在病脈中是較為凶險的脈象，很多人因不知道革脈的真正含義和它所主的病證而將其忽略。所以在這裏重申，革脈多是陰陽離絕、上下不相維繫的病證的反映，若見出現這種脈象，提示病情發生變革，會進一步加重，此時生命懸於一線，非常危急。

革脈多是精氣不藏、正氣不固、氣無所戀而浮越於外所致。凡是女子小產崩漏，男子營陰虧損、遺精滑精等病證，均會出現革脈。

●脈理病機分析

革脈的外強中空，恰似繃急之鼓皮，多先由氣虛不固，血不能藏，而後氣無所留戀，浮越於外，以致脈來狀如鼓皮，外強中空，如同按於鼓皮樣。

●臨證應用舉例

◎**虛勞亡血**。虛勞失血，精血虧虛，可見革脈。《脈學芻議》曰：「再生障礙性貧血常見此類脈象，脈形闊大，按之中空，為高度貧血。」

◎**半產漏下**。凡半產漏下，日久營陰大虧，氣無所戀而浮越於外，多見浮大弦急、內虛外急之革脈。正如程林所說：「房室勞倦，七情六慾，致後天真陰虧損，先天神氣並竭，由是，在婦人則半產（小產）漏下，在男子則亡血失精。」治當補陽攝陰、益氣生血為主。劉冠軍教授治療漏下，當出現革脈時，每重用黃耆益氣以資血，配當歸、阿膠養血和營，再佐地榆、煅龍骨、山茱萸以增強固澀止血之力，每獲顯效。

◎**陰寒失精**。凡腎陽不足，陰中寒冷，症見失精，少腹冷痛者，亦見革脈。正如《三指禪》所曰：「勞傷神恍惚，夢破五更遺。」宜用固精丸加補骨脂、肉桂、山茱萸溫補腎陽，使寒去精固，則冷痛失精可除。

●革脈診法主病證治

◎**診法**　芤而兼弦，如按鼓皮，曰革脈。該脈既取芤脈之浮沉俱有，中候空豁之象，又取弦脈端直繃緊之形。其革脈之兼脈，唯其本身已兼浮、沉、芤、弦數脈。寒虛相合，乃產生革脈之機制。故得該脈者，以虛寒為多。其兼遲兼緩，此為常理。兼不齊者，偶亦有之。唯兼數者，是氣無所依，陽無所附之象，診者應慎之。

◎**主病證治**

○**營虛**

■症狀脈象　驚悸不安，怔忡不已，好忘健忘，不寐多夢，頭暈耳鳴，面無華色，脈革。

■治則治法　溫補營血。

■方藥用法　**當歸補血湯**（《內外傷辨惑論》）：黃耆 30g，當歸（酒洗）6g。上藥切碎，作 1 服。用水 300mL，煎至 150mL，去渣。空腹、食前溫服，日服 3 次。

○**夢遺**

■症狀脈象　精神疲憊，腰酸痛，夜寐多夢，夢與女交，精即流出，脈弦芤。

■治則治法　補腎填髓。

■方藥用法　**三才封髓丹**（《醫學發明》）：天冬（去心）、熟地黃、人參各15g，黃柏90g，縮砂仁45g，甘草（炙）22.5g。上藥為細末，水糊為丸，如梧桐子大。空腹服50丸，用肉蓯蓉15g，切作片子，用酒適量浸1宿，次日煎3～4沸，去渣，送下前丸。日服2次。

○**婦人崩漏**

■症狀脈象　婦人下血，淋瀝不斷，神疲氣短，脈大而虛或革。

■治則治法　益氣扶脾。

■方藥用法　**固本止崩湯**（《傅青主女科・卷上》）：熟地黃（九蒸）、白朮（土炒）各30g，人參、黃蓍各9g，當歸（酒洗）15g，炮薑6g。上藥水煎分服。每日1劑。

●革而堅急脈診法主病證治

◎**診法**　芤弦相合，如按鼓皮，曰革脈。而堅急二字，甚是費解。然經三思，古人所言並非一無是處。蔥有肥薄之異，弦有鬆緊之別，革有牛革、羊革之分，行內之人一觸即知。

◎**主病證治**

○**疝氣**

■症狀脈象　陰囊清冷，堅硬如石，睾丸疼痛，脈革而堅急。

■治則治法　溫經散寒。

■方藥用法　**暖肝煎**（《景岳全書》）：當歸6g，枸杞子9g，小茴香6g，肉桂3g，烏藥6g，沉香（木香亦可）

3g，茯苓6g。水煎。溫服，日服2次。每日1劑。

○癥瘕

■症狀脈象　癥者徵也，有形可證；瘕者假也，無形成假。癥是腹內腫塊固而不移，瘕是包塊聚散無居。其脈多革而堅。

■治則治法　補氣行氣。

■方藥用法　**補中益氣湯**（《內外傷辨惑論》）：黃耆3g，甘草（炙）1.5g，人參、升麻、柴胡、橘皮、當歸身（酒洗）、白朮各0.9g。另加些行氣藥物。上為粗散，都作1服。用水300mL，煎至150mL，去渣。早飯後溫服。

●左寸革脈診法主病證治

◎**診法**　左寸，屬心、心包之部位。芤弦相合，如按鼓皮，是曰革脈。古人謂該部脈象所主病，為心血虛痛、胸悶、氣短、心悸、心絞痛、心煩等。該脈多主心虛血分不足而外有寒邪之證，如用當歸四逆湯證。寒邪犯心，則用離照湯證。

◎**主病證治**

○胸悶氣短

■症狀脈象　胸悶不適，氣短氣淺，怔忡自汗，左寸脈芤而弦。

■治則治法　養心鎮潛。

■方藥用法　**朱砂安神丸**，遵醫囑服用。

○心煩心悸

■症狀脈象　驚駭恐怖，心惕然動，短時難以鎮定，甚則耳聞自己心跳之聲，左寸脈革。

■治則治法　鎮心補血。

■方藥用法　**炙甘草湯**（《傷寒論》）：甘草（炙）12g，生薑（切）9g，人參6g，生地黃30g，桂枝9g，阿膠6g，麥冬（去心）10g，火麻仁10g，大棗（擘）5～10枚。以清酒700mL，水800mL，先煮8味，取300mL，去渣，納入阿膠烊消盡。每次溫服100mL，日服3次。每日1劑。

●左關革脈診法主病證治

◎**診法**　左關，屬肝、膽之部位。芤弦相合，如按鼓皮，曰革脈。古人謂該部脈象所主病，有癥瘕、右脅脹痛、心煩喜怒、脘滿不食等。其症狀脈象多端，唯識得肝內虛而感寒之病機，則遣方用藥無難也。

◎**主病證治**

○**右脅脹痛**

■症狀脈象　右脅脹痛，或牽右肩，精神抑鬱，時欲太息，呃聲連連不斷，左關脈革。

■治則治法　疏肝解鬱。

■方藥用法　**丹梔逍遙散**（《內科摘要》）：當歸、芍藥、茯苓、白朮（炒）、柴胡各6g，牡丹皮3g、梔子（炒）3g、甘草（炙）各3g。水煎，每日2次。每日1劑。

○**脘悶納呆**

■症狀脈象　脘腹痞悶，食滯納呆，精神抑鬱，左關脈革。

■治則治法　疏肝理氣。

■方藥用法　**越鞠丸**（《丹溪心法》）：蒼朮、香附、川芎、神麴、梔子各等份。上藥為末，水泛為丸，如綠豆大。每次取6g，溫開水送服，每日2次。

●左尺革脈診法主病證治

◎**診法**　左尺，屬腎、膀胱、小腸之部位。芤弦相合，如按鼓皮，曰革脈。古人謂該部脈象所主病，為精空、腰酸痛、遺精、早泄、不寐、尿頻、健忘等。須知該脈象乃先有腎精虧損之證，復有寒邪侵襲乃成，故於補腎及膀胱與小腸之同時，不忘用祛散寒邪之藥，此言雖近而旨甚遠。

◎**主病證治**

○**腰脊酸痛**

■症狀脈象　腰脊酸痛，或半邊掣痛，或伴頭暈目眩，左尺脈革。

■治則治法　滋陰活瘀。

■方藥用法　**左歸丸**，遵醫囑服用。

○**小便頻數**

■症狀脈象　少腹寒冷，小便頻數，尿時冷痙，左尺脈革。

■治則治法　溫補縮尿。

■方藥用法　**縮泉丸**（《魏氏家藏方》）：烏藥、益智仁（炒）、川椒（去目並合口者，出汗）、吳茱萸（九蒸九曬）各等份。上藥為細末，酒煮麵糊為丸，如梧桐子大。每次50～60丸，臨臥用鹽湯送服，每日2次。

●右寸革脈診法主病證治

◎**診法**　右寸，屬肺、胸中之部位。芤弦相合，如按鼓皮，曰革脈。古人謂該部脈象所主病，為金衰氣壅、咳喘胸悶、氣短不足息、喘促、痰湧等。此內虛外寒之證，學者師其意，法其方，可用蔥白七味飲養血解表，參蘇飲益氣解表，加減葳蕤湯養陰解表。

◎**主病證治**

○**喘促痰湧**

■症狀脈象　胸膈痞悶，咳嗽氣喘，頭目昏眩，身疲體倦，飲食減少，右寸芤弦。

■治則治法　降氣化痰。

■方藥用法　**蘇子降氣湯**（《太平惠民和劑局方》）：紫蘇子、半夏（湯洗7次）各9g，川當歸（去蘆）、炙甘草各6g，肉桂（去皮）3g，前胡（去蘆）、厚朴（去粗皮，薑汁拌炒）各6g。加人參適量。上藥為細末，每服6g，水250mL，入生薑2片，大棗1枚，蘇葉5片，同煮150mL，去渣。溫服，不拘時候，每日2服。

●**右關革脈診法主病證治**

◎**診法**　右關，屬脾、胃之部位。芤弦相合，如按鼓皮，是曰革脈。古人謂該部脈象所主病，為土虛而疼、土虛木疼、腹脹脘滿、食少、消化遲鈍、胃痛等。該脈象之機制，總主脾胃內虛而外有寒邪，縱諸病蜂起，皆緣乎此。故治療時，先補脾胃之虛，次逐表外之寒，庶為周全之策！

◎**主病證治**

○**腹脹脘滿**

■症狀脈象　脘腹脹滿，頭暈眼花，時欲太息，右關脈革。

■治則治法　疏肝解鬱，佐以理脾補血。

■方藥用法　**越鞠丸**〔（《丹溪心法》）：蒼朮、香附、川芎、神麴、梔子各等份。上藥為末，水泛為丸，如綠豆大。每次6g，溫開水送服，每日2次。〕**合滑氏補肝散**〔（《證治準繩・類方・第四冊》引滑伯仁方）：山茱萸、當歸、炒五味子、山藥、炒黃耆、川芎、木瓜各15g，熟地黃、炒白朮各3g，獨活、炒酸棗仁各12g。為末，每服15g，加大棗，水煎服〕。

●右尺革脈診法主病證治

◎**診法**　右尺，屬腎、命門、大腸之部位。芤弦相合，如按鼓皮，曰革脈。古人謂該部脈象所主病，為半產、漏下、殞命、腰酸疼、遺精、早泄、腹脹、神疲等。

◎**主病證治**

○**婦人崩漏**

■症狀脈象　陰道驟然下血，繼則淋瀝不斷，神疲體倦，四肢乏力，面白無華，口唇發紅，右尺脈革。

■治則治法　補中固腎。

■方藥用法　①**補中益氣湯**，遵醫囑服用。②**固氣湯**（《傅青主女科・卷上》）：人參30g，白朮（土炒）、熟地黃（九蒸）各15g，當歸（酒洗）、杜仲炭各9g，茯苓、山茱萸（蒸）各6g，甘草、遠志各3g，炒五味子10粒。水煎分服。每日1劑。

○**腰背酸痛**

■症狀脈象　形體漸瘦，飲食少思，遺精陽痿，齒搖牙鬆，雙目昏花，腰背酸痛，右尺脈革。

■治則治法　二天同補。

■方藥用法　**還少丹**（《洪氏集驗方》引陳晦叔方）：乾山藥、牛膝（酒浸1宿，焙乾）各45g，山茱萸、白茯苓（去皮）、五味子、肉蓯蓉（酒浸1宿，焙乾）、石菖蒲、巴戟天（去心）、遠志（去心）、杜仲（用生薑汁並合和塗，炙令熟）、楮實子、舶上茴香各30g，枸杞子、熟地黃各15g。上藥搗籮為末，煉蜜入棗肉為丸，如梧桐子大。每次取30丸，空腹時用溫酒或鹽湯送服，每日3次。

（十八）牢（陰中陽）

牢脈，似沉似伏，實大而長，微弦（《脈經》）。

（扁鵲曰：牢而長者，肝也。仲景：寒則牢堅，有牢固之象。沈氏曰：似沉似伏，牢之位也；實大弦長，牢之體也。《脈訣》不言形狀，但云尋之則無，按之則有。云脈入皮膚辨患難，又以牢為死脈，皆孟浪謬誤。）

●**體狀相類詩**　弦長實大脈牢堅，牢位常居沉伏間。革脈芤弦自浮起，革虛牢實要詳看。

●**主病詩**　寒則牢堅裏有餘，腹心寒痛木乘脾。疝㿗癥瘕何愁也，失血陰虛卻忌之。

（牢主寒實之病，木實則為痛。扁鵲云：軟為虛，牢為實。失血者，脈宜沉細，反浮大而牢者死，虛病見實脈也。《脈訣》言：骨間疼痛，氣居於表。池氏以為腎傳於脾，皆謬妄不經。）

【提要】牢脈為重按始得，弦長實大，堅牢不移之脈，主陰寒痼疾、積聚、疝氣等病。因邪氣內結，陰寒沉積，陽氣不伸，所以脈牢伏於裏。

【注釋】

◎**疝㿗**：即㿗疝，病名，出自《素問・脈解篇》。是指寒濕下傳引起的陰囊腫大、堅硬、重墜、脹痛。亦指婦

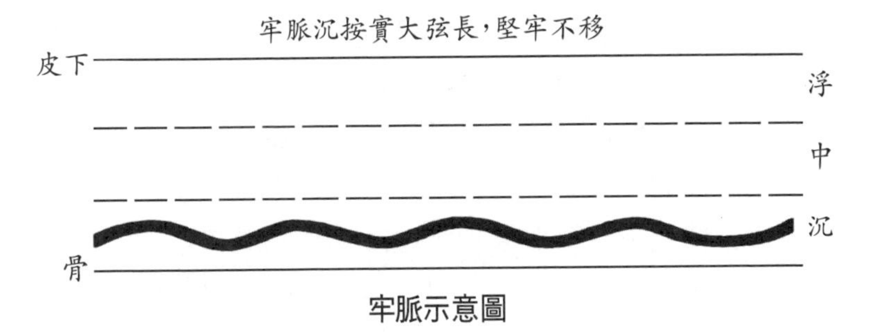

牢脈示意圖

女少腹腫的病證。

【語解】《脈經》謂牢脈的脈象似沉似浮，實大而長，微有弦象。

◎**脈象及相類脈**：牢脈為弦長實大之脈，牢脈的脈位常在沉伏之間。牢脈與革脈不同，革脈為芤弦相兼而有浮象，革脈主虛，牢脈主實，也應詳加分辨。

◎**主病**：牢脈為陰寒內盛之脈，為心腹冷痛，木旺乘脾之象。疝癩、癥瘕之病，脈見牢象，為脈證相應，病順無愁，若為失血、陰虛之病，脈見牢象，則是脈證相逆而為忌。

【**應用新解**】扁鵲曰：出現牢而長的弦脈多是肝病。

牢脈是心腹寒痛、肝鬱乘脾、疝瘕、高血壓、積聚初期正氣未衰時等病證的反映。這些都是實邪所致之實證，是順證，實證見實脈，較易治療；反之，如在失血或陰虛的情況下出現牢脈，則屬危重症候。失血陰虛病本應出現沉細脈但卻出現牢脈，屬脈證不符，此乃逆證，證明陽氣已經虛弱到了極致，是屬病危的徵兆。

《脈訣》說：當邪氣留戀於肌表，內陷於骨胳之間，使得經絡不暢，氣血不通，不通則痛，從而導致筋骨疼痛時出現牢脈。這種說法並不為後世醫家所認同，因牢脈主裏寒實證，並非主骨間疼痛等證。另外，池氏認為，當患腎病而影響及脾時，牢脈也見出現。現在看來，這種說法也是不正確的。

通常情況下，一般多把牢脈診為實脈或弦脈，這並不是沒有該脈或該脈少見，而是人們都不願作出此種脈名的診斷，所以實際上牢脈等同於空有虛名了。

●脈理病機分析

形成牢脈的原因是由於陰寒內盛，凝滯阻滯，積結內伏，以致陽氣沉潛在下，陰陽搏擊於內，致使脈氣沉潛，脈體實大弦長，堅牢不移。

●牢脈診法主病證治

◎**診法**　弦、長、實、大、沉取乃得，謂牢脈。牢脈之兼脈，其牢脈本身即含沉、弦、長、實、大五脈，於自身要素相兼，已無實際意義。既言牢脈取於沉分，又何言兼浮？此嫌疑從《千金方》「病若吐血復衄衄者，脈當得沉細，而反得浮大牢者死」中來。作者的原意是，反得浮脈、大脈、牢脈，皆主險證，而非浮、大、牢為脈名。數而兼牢，存疑另商，兼急亦然。古人謂該脈象所主病，為脾胃氣塞、骨間疼痛、裏實表虛、瘰癧結腫、腹心寒痛木乘土，疝癩、癥瘕、胃氣不足、脅痛疲勞、脹滿氣促、心腹寒疼、堅積、氣短息促、皮膚著腫、陰冷固結、肝腎二經氣冷血寒、胃氣將絕、濕痓拘急、寒疝暴逆。該脈主病很多，誠使令人望而卻步，若設定「沉寒裏實，陰霾堅急」這8個字，則能昭然若揭。

◎主病證治

◎心腹寒痛

■症狀脈象　胃腹疼痛，時泛清水，得熱痛減，手足厥冷，脈沉弦實大。

■治則治法　溫中散寒。

■方藥用法　**附子理中丸**（《太平惠民和劑局方》）：附子（炮，去皮、臍）、人參、乾薑（炮）、甘草（炙）、白朮各90g。上藥為細末，煉蜜為丸，每30g作10丸。每次1丸，以水150mL化開，煎至105mL。空腹，食前稍熱服。

○肝氣犯脾

■症狀脈象　胃痛連脅，噯氣頻頻，時欲太息，脈牢。

■治則治法　調和肝脾。

■方藥用法　**柴胡疏肝散**，遵醫囑服用。

○癥瘕

■症狀脈象　癥塊不堅，推柔可散，時又積聚，精神抑鬱，面色略青，脈牢。

■治則治法　行氣化滯。

■方藥用法　**香棱丸**（《雜病源流犀燭·六淫門·卷十四》）：三棱、檳榔各90g，山楂肉60g，萊菔子、香附、枳實、枳殼、青皮、陳皮、莪朮各30g，黃連、神麴、麥芽、鱉甲、乾漆、桃仁、硇砂、砂仁、當歸尾、木香、甘草各3g。為末，醋糊為丸，每服30～50丸，白開水送下。

○五積六聚

■症狀脈象　積者始發有常處，上下有所終始，左右有所窮處，堅硬而不移。聚者聚散無常，始發無所根本，上下無所留止，痛無常處，聚散無形。

■治則治法　攻堅消積。

■方藥用法　①初期宜用**太無神功散**（《醫醫偶錄・卷二》）：地萹蓄五錢，瞿麥穗五分，大麥櫱五錢，神麴二錢半，沉香一錢半，木香一錢半，甘草五分，大黃二兩。上為細末，依分兩和勻。男人以甘草、淡竹葉二味等份煎湯，婦人用紅花、燈心、當歸等份煎湯，黃昏時，用無灰酒同調服，且酒多於湯。大小便見惡物為度。

②中期宜用**和中丸**（《脾胃論》）：人參、乾生薑、橘紅各3g，乾木瓜6g，炙甘草9g。上藥為細末，湯浸蒸餅為丸，如梧桐子大。每次服50丸，食前用白湯送服。〈末期宜用理中湯（《傷寒論》）：人參、乾薑、炙甘草、白朮各90g。上藥為末，煉蜜和丸，如雞子黃大。每次取1丸，用沸湯浸泡研碎，溫服，日3次，夜2次。腹中未熱，每次增至3～4丸。

●**左寸牢脈診法主病證治**

◎**診法**　左寸，屬心、心包之部位。弦、長、實、大、沉取乃得，曰牢。古人謂該部脈象所主病，為伏梁。另有陳修園載心包絡痛，讀者不可不知，即當心而痛，乃心包絡不能旁達於脈故也，宜香蘇飲加當歸四錢，延胡索、木通各一錢，桂枝二錢，酒水各半煎服。

◎**主病證治**

○**伏梁**

■症狀脈象　臍以上大如臂，上至心下，心煩，久不癒，左寸脈牢。

■治則治法　行氣活血。

■方藥用法　**伏梁丸**（《三因極一病證方論・卷八》）：茯苓、厚朴（薑汁炙）、人參、枳殼（麩炒）、白朮、半夏（湯洗7次）、三棱（煨）各等份。為末，煮糊為丸，梧桐子大，每服20丸，空腹米飲湯送下，日2服；或作散劑，以酒調服。

●左關牢脈診法主病證治

◎**診法**　左關，屬肝、膽之部位。弦、長、實、大、沉取乃得，曰牢。古人謂該部脈象所主病，為肝家血積、肝鬱等。其病機多為肝經寒滯，肝脈瘀阻，膽氣虛寒。

◎**主病證治**

○**肝積**

■症狀脈象　左脅下如覆一杯，兩脅下疼痛，痛引少腹，足腫發冷，疝氣，瘕聚，小便淋瀝，皮膚及爪甲枯萎不榮，下肢轉筋，左關脈牢。

■治則治法　解鬱化瘀。

■方藥用法　**肥氣丸**（《三因極一病證方論・卷八》）：炒青皮二兩，當歸、蒼朮各45g，蛇含石（煅，醋淬）1g，莪朮、三棱、鐵孕粉（與三棱、莪朮同入醋煮一伏時）各90g。為末，醋煮米糊為丸，綠豆大，每服40丸，當歸浸酒送下。

●左尺牢脈診法主病證治

◎**診法**　左尺，屬腎、膀胱、小腸之部位。弦、長、實、大、沉取乃得，曰牢。古人謂該部脈象所主病，為腹滿、陰中急、奔豚、陰凝積結。其病機總不越腎、膀胱、小腸三者有陰寒堅積之實邪，此屬邪氣實而正虛之象。

◎**主病證治**

○**奔豚**

■症狀脈象　氣由少腹沖脘，至上胸，至咽喉，腹部疼痛，或往來寒熱，左尺脈牢。

■治則治法　溫腎降逆。

■方藥用法　**桂枝加桂湯**（《傷寒論》）：桂枝節15g（去皮），白芍藥、生薑（切）各9g，甘草（炙）6g，大棗（擘）12枚。用水700mL，煮取300mL，去渣。每日分2次溫服。每日1劑。

○**小腸疝氣**

■症狀脈象　小腹冷痛，牽引睾丸，脈左尺牢。

■治則治法　溫化行氣。

■方藥用法　小茴香、川楝子、吳茱萸、陳皮，水煎服。

●**右寸牢脈診法主病證治**

◎**診法**　右寸，屬肺、胸中之部位。弦、長、實、大、沉取乃得，曰牢。古人謂該部脈象所主病，為息賁。皆由肺氣不足、胸陽不振而形成邪實正虛之候。

◎**主病證治**

○**息賁（肺積）**

■症狀脈象　氣急上奔，脅下如覆一杯，寒熱往來，胸悶不適，嘔逆不止，或咳吐膿血，右寸脈牢。

■治則治法　降氣化痰。

■方藥用法　**息賁丸**（《三因極一病證方論・卷八》）：半夏、桂心、人參、吳茱萸、炙桑白皮、葶藶子、炙甘草各一錢五分。加生薑五片，大棗二枚，水煎，食前服。每日1劑。

○胸痹

■症狀脈象　胸滿悶痛，痛引徹背，喘息不停，不得平臥，右寸脈牢。

■治則治法　溫陽益氣，疏氣豁痰，通經活絡。

■方藥用法　**瓜蔞薤白半夏湯**（《濟陰綱目》）：瓜蔞實（搗）1枚，薤白9g，半夏12g，白酒適量。上4味藥同煮，取800mL，去渣。每日分3次溫服。每日1劑。

●右關牢脈診法主病證治

◎**診法**　右關，屬脾、胃之部位。弦、長、實、大、沉取乃得，曰牢。古人謂該部脈象所主病，為脾胃氣塞、陰寒痞癖等。其病機乃脾胃虛弱，復加寒邪冷物所傷，而釀成該脈象。

◎**主病證治**

○脾痹

■症狀脈象　四肢懈惰，嘔吐清水，胸悶氣滯，腹脹而不思食，咳嗽不止，右關脈牢。

■治則治法　健脾消滯。

■方藥用法　**枳實消痞丸**（《蘭室秘藏》）：乾生薑、炙甘草、麥芽麴、白茯苓、白朮各6g，半夏麴、人參各9g，厚朴12g，枳實、黃連各15g。上藥為細末，湯浸蒸餅為丸，如梧桐子大。每次50～70丸，每日2～3次，食遠用溫開水送服。

●右尺牢脈診法主病證治

◎**診法**　右尺，屬腎、命門、大腸之部位。弦、長、實、大、沉取乃得，曰牢。古人謂該部脈象所主病，為腹滿、陰中急、疝瘕、陰凝積結等。該脈象多為腎陽不足，命門火衰，大腸虛寒，正不勝邪，復感寒邪，而形成該脈證也。

◎**主病證治**

○**疝瘕**

■症狀脈象　腹皮隆起，推之可移，腹痛而引腰背，右尺脈牢。

■治則治法　祛寒散結。

■方藥用法　**茴香丸**（《太平惠民和劑局方》）：威靈仙、防風、川烏（炮，去皮、臍）、陳皮（去白）、川楝子（麩炒）、萆薢各90g，烏藥（炒，去土，銼）150g，赤小豆、茴香（炒）各240g，地龍（炒）210g，川椒（去目及閉口者，微炒出汗）60g。上藥為細末，酒煮麵糊為丸，如梧桐子大，每次20丸，空腹時用溫酒或鹽湯送服。小腸氣痛，用炒生薑、茴香酒送服；腳轉筋，用木瓜湯送服；婦人血臟虛冷，溫醋湯送服；臍腹絞痛，滑瀉冷痢，濃煎艾湯送服。

（十九）濡（陰）

濡脈，極軟而浮細，如帛在水中，輕手相得，按之無有（《脈經》），如水上浮漚。

（帛浮水中，重手按之，隨手而沒之象。《脈訣》言：按之似有舉還無，是微脈，非濡也。）

●**體狀詩**　濡形浮細按須輕，水面浮綿力不禁。病後產中猶有藥，平人若見是無根。

●**相類詩**　浮而柔細知為濡，沉細而柔作弱持。微則浮微如欲絕，細來沉細近於微。

（浮細如綿曰濡，沉細如綿曰弱，浮而極細如絕曰微，沉而極細不斷曰細。）

●**主病詩**　濡為亡血陰虛病，髓海丹田暗已虧。汗雨夜來蒸入骨，血山崩倒濕侵脾。

寸濡陽微自汗多，關中其奈氣虛何。尺傷精血虛寒甚，溫補真陰可起屙。

（濡主血虛之病，又為傷濕。）

【提要】濡脈為浮而細軟之脈。主濕證與虛證。營血虧虛，脈道不充，血虛氣浮，故見濡象。濕邪內阻，陽氣趨表，亦見濡象。

【注釋】

◎**浮漚**：水泡即稱浮漚。

◎**髓海**：指腦。腦由髓會聚而成，故《靈樞・海論》曰：「腦為髓海。」

◎**丹田**：含義頗多。計其要者有三。一指經穴名，石門、陰交、氣海、關元等穴有丹田之別稱。二指氣功意守部位名稱。臍下名下丹田；心窩名中丹田；兩眉間為上丹田。道家謂臍下三寸為丹田，是男人精室、女人胞宮所在之處。本文從道家臍下三寸說，於意為安。

◎**血山崩倒**：指血崩言，不在經期而見突然大量出血。

【語解】《脈經》言濡脈的脈象為極軟而浮細，就像帛在水中一樣，用手輕摸即有感覺，稍一用力則無。濡脈的脈象就似水上浮漚（水泡）一樣。

◎**脈象**：濡脈的脈象為浮而兼細，須用手指輕輕感觸，因濡脈像水面上漂浮的綿帛一樣不著力，所以要輕

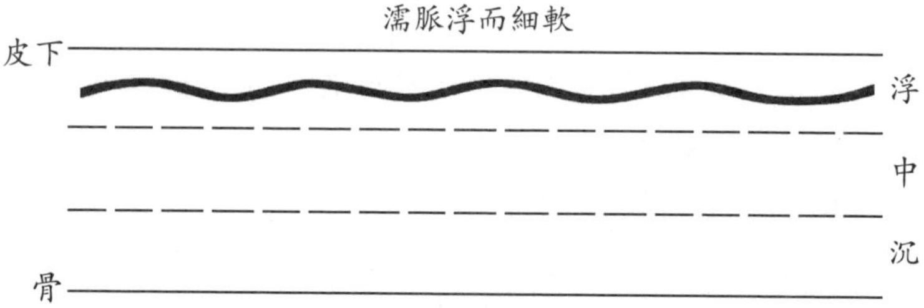

濡脈浮而細軟

皮下 浮 中 沉 骨

濡脈示意圖

觸。病後或產中見濡脈尚有藥可醫，若無病之人忽見濡脈則是無根之脈。

◎**相類脈**：浮而柔細的脈為濡脈，沉細而柔的脈為弱脈。微脈是浮而微弱，脈來如絕，細脈為沉而細小近似於微脈。

◎**主病**：濡脈為失血、陰虛之象。主病為髓海空虛，丹田不足，盜汗骨蒸，血崩，濕濁困脾。

◎**分部主病**：濡脈見於寸部，主陽氣虧虛，自汗；濡脈見於關部，主病為氣虛；濡脈見於尺部，為精傷血虧，陰寒內盛，溫補陽氣，填補陰精可使重病好轉。

【應用新解】濡脈是失血、陰虛病證的反映，也是濕邪侵犯機體或是濕邪內生所導致病證的反映。症狀表現為髓海（指腦）空虛、丹田不足、盜汗骨蒸（陰虛潮熱的熱氣從裏向外透發而出）、血崩、濕濁困脾等。如寸部出現濡脈，多為陽氣虧虛與體表虛弱不能固攝而自汗；如關部出現濡脈，多為濕邪中焦脾胃虛弱；如尺部出現濡脈，則多屬精傷血虧，陰寒內盛，可通過溫補陽氣、填補陰精來進行治療。

●脈理病機分析

濡脈的形成，其原因有二：一乃氣血虧虛，氣虛不斂，脈氣鬆弛而軟，陰虛不斂，虛陽上浮，以致脈浮。陰血虛損，脈道不充，則脈細。二乃濕邪侵襲，機體抗邪，氣血奔集於表，以致脈浮。濕邪收斂，壓抑脈道，致使脈細而軟。

●濡脈診法主病證治

◎**診法** 浮而柔細，曰濡。古人謂該脈象所主病，為陽氣弱、自汗出、少力、五心煩熱、腦轉耳鳴、下元極冷痺、氣弱、下重、氣血不足、胃氣弱、亡血、陰虛、髓海虧、丹田虧、骨蒸、血崩、脾濕、冷痺、蒸熱、飧泄、表虛少氣。濡脈雖已兩兼，即浮與細也，若單憑該形，則究難實指到位。或疑：濡脈與浮細脈有何區別？曰：濡脈，浮而柔細，按之無有。浮細脈，浮分有餘，沉分不足，此其區別也。又，古人於該脈象之兼法，余不敢附和而誤後學。濡與弱，濡取於浮分，弱取於沉分，故不能相兼。浮濡、濡細、濡小，濡本含浮、細、小，故兼之甚無意義。沉濡，矛盾更加尖銳。濡脈之正確兼法，如本文之濕盛多寐，則濡當兼其緩脈；若氣血兩損，則脈濡而數。另有濡滑、濡滑數、濡數、濡緩等，皆屬名正言順也。

◎**主病證治**

○**濕盛多寐**

■症狀脈象 體質豐滿，晝夜欲睡，呼之即醒，醒而欲睡，胸悶脘脹，頭重如裹，苔膩脈濡。

■治則治法 健脾燥濕。

■方藥用法 **平胃散**（《醫方類聚》引《簡要濟眾方》）：蒼朮（去黑皮，搗為粗末，炒黃）120g，厚朴（去粗皮，塗生薑汁，炙令香熟）90g，陳橘皮（洗令淨，焙乾）60g，甘草（炙黃）30g。隨證加藿香、佩蘭、薏苡仁、茯苓、半夏、南星。上藥為散劑。每次取6g，用水300mL，加生薑2片，大棗2枚，同煎至180mL，去渣。空腹溫服，每日2次。並可參見緩脈治療。

○**風濕頭痛**

■症狀脈象　頭痛如裹，四肢倦怠，胸悶不適，食滯納呆，小便欠利，大便或溏，苔膩，脈濡。

■治則治法　益氣、驅風、勝濕。

■方藥用法　**神朮散**（《醫方類聚》引《經驗秘方》）：蒼朮（製）60g，防風60g，甘草（炒）30g。上藥切碎。加蔥白10cm，生薑3片，上藥水煎，去渣。分2次溫服。每日1劑。

●濡無力脈診法主病證治

◎**診法**　濡脈浮而柔細，柔已具備無力形象，此處之無力明係畫蛇添足也。此陳詞舊說本可作為歷史標本，姑承留於後學以分辨矣。

◎**主病證治**

○**肺氣虛虛勞**

■症狀脈象　自汗不止，氣短氣淺，時有寒熱交作，易感冒，舌質淡，脈濡無力。

■治則治法　補氣固表。

■方藥用法　**補肺散**〔（《普濟方》引《普濟本事方》）：桑白皮、熟地黃各60g，人參、紫菀、黃蓍、五味子各30g。上藥為末。每次取9g，用四君子湯（白朮、人參、黃蓍、茯苓各等份）加秦艽、黃蠟、蜜少許，水煎，去渣。食後服。〕**合牡蠣散**〔（《太平惠民和劑局方》）：

黃蓍（去苗、土）、麻黃根（洗）、牡蠣（米泔浸，刷去土，火燒通赤）各30g。上藥為粗散。每次取9g，以水220mL，入小麥百餘粒，同煎至180mL，去渣。熱服，每日2次，不拘時候〕。

●濡弱脈診法主病證治

◎**診法**　濡取於浮分，弱取於沉分，該二脈不能相兼。此弱非脈名，乃作陪襯字耳。脾虛胃弱，脈當濡緩；寒濕霍亂，脈當濡緩或遲。

◎**主病證治**

○**脾胃虛弱嘔吐**

■症狀脈象　面白無華，時吐時止，食入則吐，倦怠乏力，口乾不飲，四肢不溫，大便或溏，舌質淡，脈濡弱。

■治則治法　健脾和胃，溫中降逆。

■方藥用法　**理中散**（《外台秘要》引《必效方》）：乾薑60g，吳茱萸60g。隨證加味。上藥為散劑。每次取2g，溫酒送服，每日3次。

●濡細脈診法主病證治

◎**診法**　濡本含細，兼細甚無意義，作陪襯字則可。因蟲傷及脾胃之氣，脈當得濡緩才是。

◎**主病證治**

○**寸白蟲**

■症狀脈象　腹瀉，肛門奇癢，肛門或衣褲見有蟲體，傍晚癢甚，夜夢聚眾，形漸消瘦，脈象濡細。

■治則治法　驅蟲。

■方藥用法　**檳榔散**（《聖濟總錄》）：檳榔（銼）1枚，酸石榴皮（銼，焙）7.5g。上藥為散，分作3份。先用2份，五更初用淡豬肉湯調服，後半時辰再將1份服之。即時取下蟲。後用香砂六君子湯（《古今名醫方解》柯韻伯方）：人參3g，白朮、茯苓各6g，甘草2.1g，陳皮2.4g，半夏3g，砂仁2.4g，木香2.1g。上藥加生薑2片，水煎，去渣。溫服，每日2次。每日1劑。

●弦細而濡脈診法主病證治

◎**診法**　弦細而濡脈，此取弦細脈之象，又診在浮分，名弦細而濡之脈。《古今醫統》載有「左浮弦濡，氣虛脊痛」。《溫病條辨》載「脈弦細而濡」。由此兩病觀察，非由氣虛即為濕滯。然該脈象尚須三兼四兼，方可謂實指到位。如氣虛脈當弦濡而緩。濕溫，脈當弦濡而緩或弦細而數。

◎**主病證治**

○**濕溫**

■症狀脈象　頭痛惡寒，胸悶不饑，舌白不渴（亦有舌黃者）。午後身熱，狀若陰虛，脈弦細而濡（亦有濡緩者，滑數者）。西醫謂相對緩脈，不儘然也。

■治則治法　芳香化濁，淡滲利濕。

■方藥用法　**三仁湯**（《溫病條辨》）：杏仁15g，飛滑石18g，白通草、白豆蔻仁、竹葉、厚朴各6g，生薏苡仁18g，半夏15g。用甘瀾水1.6L，煮取900mL，去渣。每次溫服300mL，日服3次。每日1劑。若舌白滑用**藿朴夏苓湯**（《感證輯要》）：杜藿香6g，真川朴3g，薑半夏4.5g，赤茯苓、光杏仁各9g，生薏苡仁12g，白豆蔻末2g，豬苓4.5g，淡豆豉9g，澤瀉4.5g。水煎，去渣。溫服，每日2次。每日1劑。

●左寸濡脈診法主病證治

◎**診法**　左寸，屬心、心包之部位。脈浮而柔細，曰濡。古人謂該部脈象所主病，為陽氣弱、自汗、虛損、心虛易驚、盜汗、短氣、自汗、健忘、驚悸、心驚、噫氣、胸滿氣短等。但若不辨其兼脈，則究難實指到位。如氣虛，則脈濡必兼緩；如陰虛，則脈濡必兼數。臨證需細辨耳。

◎**主病證治**

○**胸滿氣短**

■症狀脈象　胸滿氣短，心悸自汗，夜寐不寧，遇事易忘，左寸脈濡。

■治則治法　補心安神。

■方藥用法　**天王補心丹**，遵醫囑服用。

○**盜汗不寐**

■症狀脈象　夜間盜汗，不易入寐，甚則通宵不能合眼，左寸脈濡。

■治則治法　補陰營內。

■方藥用法　**當歸六黃湯**（《蘭室秘藏》）：當歸、生地黃、熟地黃、黃芩、黃柏、黃連各等份，黃耆量加1倍。上藥為細末，煉蜜為丸，如梧桐子大，每次取15g，水300mL，煎至150mL，飯前服，小兒減半。

●左關濡脈診法主病證治

◎**診法**　左關，屬肝、膽之部位。濡脈，浮而柔細也。古人謂該部脈象所主病，為榮衛不和、體虛少力、精神散、血不營筋、體弱目昏、血虛筋攣、右脅脹滿、心煩喜怒、攣痛等。該脈之機制古人謂主陽虛，亦主陰虛。濕邪入侵，必陽虛為先因，濕侵為後果，此所謂「邪之所湊，其氣必虛」也。

◎主病證治

○右脅脹滿

■症狀脈象　形體虛羸，四肢無力，懶於動作，飲食不思，或作吐瀉，脅痛脹滿，左關濡軟。

■治則治法　健脾和胃。

■方藥用法　**四君子湯**（《素問‧病機氣宜保命集》）：白朮、人參、黃蓍、茯苓各等份。上藥為粗末。每次取15～21g，用水150mL，煎至100mL，去渣。食遠溫服，每日2次。

○心煩喜怒

■症狀脈象　心煩喜怒，頭部空痛，頭暈目眩，胸脅隱隱作痛，左關脈濡。

■治則治法　滋水涵木，佐補心陰。

■方藥用法　**一貫煎**（《柳州醫話》）：白沙參、麥冬、當歸各10g，生地黃30g，枸杞子12g，川楝子5g。水煎，去渣。溫服，日服2次。每日1劑。

●左尺濡脈診法主病證治

◎**診法**　左尺，屬腎、膀胱、小腸之部位。濡脈柔細而浮。古人謂該部脈象所主病，為男傷精、女脫血、小便數、自汗多、精血枯損、陰痿、腰腿酸疼等。總不出腎虛、膀胱虛、小腸虛，或濕邪犯及此臟腑。

◎主病證治

○腰腿酸痛

■症狀脈象　腰腿酸痛，懶於運動，飲食減少，執筷即飽，放筷即餓，小便短黃，舌苔黃膩，左尺脈濡。

■治則治法　清熱化濕。

■方藥用法　**當歸拈痛湯**（《醫學啟源》）：羌活15g，防風9g，升麻3g，葛根6g，白朮3，蒼朮、當歸身各9g，人參6g，甘草15g，苦參6g（酒浸），黃芩（炒）3g，知母9g（酒洗），茵陳15g（酒炒），豬苓、澤瀉各9g。每次取30g，水煎服。日服2次。

○**男人傷精**

■症狀脈象　精量甚少，不能生育，左尺脈濡。

■治則治法　添髓補精。

■方藥用法　**鹿茸大補湯**（《太平惠民和劑局方・卷五》）：鹿茸（製）、黃蓍（蜜炙）、當歸（酒浸）、白茯苓（去皮）、肉蓯蓉（酒浸）、杜仲（炒去絲）各60g，人參、白芍藥、肉桂、石斛（酒浸，蒸，焙）、附子（炮）、五味子、半夏、白朮（煨）各45g，甘草15g，熟乾地黃（酒蒸，焙）90g。為粗末，每服12g，加生薑3片，大棗1枚，水煎，空腹熱服。

●**右寸濡脈診法主病證治**

◎**診法**　右寸，屬肺、胸中之部位。浮而柔細，曰濡。古人謂該部脈象所主病，發熱憎寒、氣乏體虛、膜虛自汗、痔漏下血、咳逆憎寒、胸滿氣短等。

◎**主病證治**

○**陽虛自汗**

■症狀脈象　畏寒添衣，汗出覺冷，身倦體怠，右寸脈濡。

■治則治法　溫陽固表。

■方藥用法　**黃蓍建中湯**（《金匱要略》）：黃蓍9g，桂枝（去皮）9g，甘草（炙）12g，大棗12枚，白芍藥36g，生薑18g，膠飴60g。用水1.4L，煎取600mL，去渣，納膠飴，更上微火消解。每次200mL，溫服，每日3次。每日1劑。

●右關濡脈診法主病證治

◎**診法**　右關，屬脾、胃之部位。濡脈，浮而柔細。古人謂該部脈象所主病，為脾虛濕侵、食積、中虛、胃脘脹悶、消化遲鈍、虛腫、身倦食少等。該脈象病理，多為脾胃氣虛，脾虛濕盛，偶有濕熱縕脾者。

◎**主病證治**

○**脾胃虛弱**

■症狀脈象　飲食無味，四肢乏力，涎多欲嘔，脘腹脹滿或疼，舌苔薄白，脈右關濡緩。

■治則治法　和胃健脾。

■方藥用法　**理中丸**（《傷寒論》）：人參、乾薑、炙甘草、白朮各90g。上藥為末，煉蜜和丸，如雞子黃大。每次1丸，用沸湯浸泡研碎，溫服，日3次，夜2次。腹中未熱，每次增至3～4丸。

○**脾胃濕熱**

■症狀脈象　脘痞腹脹，噁心欲嘔，身倦體怠，饑不欲食，時時欲寐，舌苔黃膩，脈右關濡數。

■治則治法　清熱化濕。

■方藥用法　**甘露消毒丹**（《醫效秘傳》）：飛滑石450g，淡黃芩300g，茵陳蒿330g，藿香、連翹各120g，石菖蒲180g，白豆蔻仁、薄荷各120g，木通150g，射干

120g，川貝母150g。上藥為細末，神麴糊為丸，如梧桐子大。每次取6～9g，溫開水送服，日服3次。

●右尺濡脈診法主病證治

◎**診法**　右尺，屬腎、命門、大腸之部位。浮而柔細，曰濡。古人謂該部脈象所主病，為下元冷憊、腸虛泄瀉、精血虛寒、火敗命乖、惡寒、濕甚、肢冷等。

◎**主病證治**

○**下元虛冷**

■症狀脈象　氣短氣淺，喘而汗出，呼多吸少，尿清尿頻，四肢不溫，頭痛頭暈，婦人可有經閉、帶下、不孕、滑胎等症；亦有痿證、溏泄等。

■治則治法　補腎壯陽。

■方藥用法　**右歸飲**，遵醫囑服用。

○**腸虛泄瀉**

■症狀脈象　久痢泄瀉，脫肛不收，四肢不溫，舌苔薄白，右尺脈濡而遲。

■治則治法　厚腸固澀。

■方藥用法　**眞人養臟湯**（《百一選方》）：丁香、木香、肉豆蔻（麵裹煨，去麵）、當歸、白茯苓、罌粟殼（去頂蒂，炙）、人參各37.5g，炙甘草30g，烏梅肉7.5g，酸石榴皮、陳皮（去白）、赤芍藥、黃連、白芍藥、厚朴（薑汁製，炒）、乾薑（炮）、阿膠（蛤粉炒）、地榆、呵子（炮，去核）各22.5g。上藥為粗末。每次取15g，用水230mL，煎至180mL，去渣。每日食前分2次溫服。

(二十)弱(陰)

弱脈，極軟而沉細，按之乃得，舉手則無(《脈經》)。

(弱乃濡之沉者。《脈訣》言：輕手乃得。黎氏譬如浮漚，皆是濡脈，非弱也。《素問》曰：脈弱以滑，是有胃氣。脈弱以澀，是謂久病。病後老弱見之順，平人少年見之逆。)

●**體狀詩**　弱來無力按之柔，柔細而沉不見浮。陽陷入陰精血弱，白頭猶可少年愁。

●**相類詩**　見濡脈。

●**主病詩**　弱脈陰虛陽氣衰，惡寒發熱胃筋痿。多驚多汗精神減，益氣調營急早醫。

寸弱陽虛病可知，關為胃弱與脾衰。欲求陽陷陰虛病，須把神門兩部推。

(弱主氣虛之病。仲景曰：陽陷入陰，故惡寒發熱。又云：弱主筋，沉主骨，陽浮陰弱，血虛筋急。柳氏曰：氣虛則脈弱，寸弱陽虛，尺弱陰虛，關弱胃虛。)

【提要】弱脈為沉細，應指無力之脈。主氣血兩虛，血虛脈不充，氣虛脈無力。

【注釋】痿：病名。以四肢軟弱無力為主症，尤以下肢痿弱，足不能行走多見。

【語解】《脈經》謂弱脈的脈象為極軟而兼沉細，用力按壓方可觸及，舉手輕取則無。

◎**脈象**：弱脈往來無力，按之柔弱，柔弱中又兼細象，沉取乃得，浮取不應。為陽陷入陰、精血虧弱之象，老年人見弱脈猶可，健康人或少年人見之則非吉象。

◎**相類脈：**詳見濡脈。注意與濡脈相鑒別。

◎**主病：**弱脈主陰血不足，陽氣虛衰，惡寒發熱，胃筋痿廢，易驚多汗，精神疲憊等病症。治療方法以益氣調營為主，宜早治。

◎**分部主病：**弱脈見於寸部，主陽虛之病；弱脈見於關部，主胃弱與脾虛；如果要診斷陽陷陰虛之病，必須在神門兩部（兩尺部）推尋診察。

【應用新解】弱脈，主陰精不足與陽氣虛衰，多表現為惡寒發熱、筋骨痿弱、驚悸、多汗、精神疲累等症狀，此時應當用補氣養血法來進行治療。

我們認為正氣虧虛也會出現弱脈，寸部屬陽，如寸部出現弱脈表現為陽氣虛；關部主中焦脾胃，如關部出現弱脈，表現為脾胃虛弱；尺部屬陰，如尺部出現弱脈則提示陰血虧虛。通常診斷此類陰精虛衰的病證多與腎有關，因此應當仔細診候尺部的脈象。

惡寒發熱是因為陽氣下陷於陰，不能外達以起到溫煦體衰的作用而出現的症狀。同時，陽熱之氣在體內蒸騰，又會表現出發熱的症狀。由於弱脈是筋病的反映，沉脈是

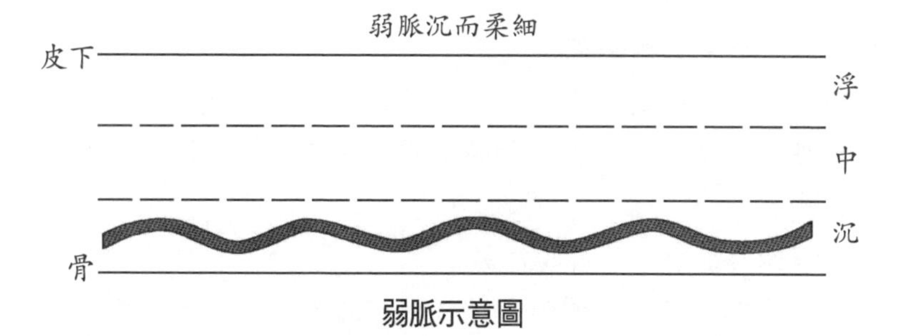

弱脈示意圖

骨病的反映（兩者相對而言），如出現寸脈浮而尺脈弱的脈象，即提示血虛，筋脈得不到濡養，筋脈就會表現出拘急、屈伸不利的症狀。

●脈理病機分析

弱脈的形成多由陰血虧虛、陽氣衰微所致，陰血虧虛，無以充盈脈道，則脈細；陽衰氣虛，溫運無力，不能鼓搏脈氣於外，則脈沉而無力，形成細軟之象。正如《靈樞・壽夭剛柔》所曰：「形充而脈小以弱者，氣衰。」

●弱脈診法主病證治

◎**診法**　脈沉而柔細，曰弱脈。弱脈之主病，為虛、悸、自汗、精氣不足、元氣虧耗、痿弱、痼冷、烘熱、泄精、陰虛、陽氣衰、陽陷真氣衰竭、內傷血氣、產後客風面腫、血痹虛勞、久嗽失血、脾虛食少、身倦神疲、腹部冷痛、大便不實、頭眩耳鳴等。弱脈兼脈，弱而兼澀為胃反，為陽結。弱而兼滑，為泄瀉下利。弱而兼遲，為痼冷。弱而兼緩，為脾虛。弱而兼數，為烘熱。弱而兼結，為腹部冷痛。弱而兼代，為元氣虧耗。弱而兼短，為精氣不足。古人還有言兼浮、兼濡、兼虛等，此明顯自相矛盾，縱一言九鼎，餘未敢附和也。

◎**主病證治**

○**年高陽虛多寐**

■症狀脈象　年高，是指年齡半百以上之人。老年人本應寤多寐少，今晝夜時時欲睡，精神欠佳，四肢不溫，脈弱。

■治則治法　溫陽益氣。

■方藥用法　**理中丸**（《傷寒論》）：人參、乾薑、炙甘草、白朮各90g。上藥為末，煉蜜為丸，如雞子黃大。每次1丸，用沸湯浸泡研碎，溫服，日3次，夜2次。腹中未熱，每次增至3～4丸。

○**陽虛發熱**

■症狀脈象　煩躁發熱，兩顴淺紅，口渴欲飲而又不能飲，兩足逆冷，小便清長，下利清穀，脈弱。若虛陽外越，則脈可促而弱甚或為散脈。

■治則治法　補腎溫陽，引火歸元。

■方藥用法　**八味腎氣丸**（《金匱要略》）：生地黃240g，山藥、山茱萸各120g，澤瀉、茯苓、牡丹皮各90g，桂枝、附子（炮）各30g。上藥為末，煉蜜為丸，如梧桐子大。每次15丸，加至25丸，用酒送服，每日2次。

●**細弱脈診法主病證治**

◎**診法**　弱脈，沉柔細，而浮分幾無。弱脈本含細意，究細字乃作陪襯字耳。但若不辨其兼脈，則究難實指到位。如脈弱而兼微，則為氣血虧虛、氣虛陽微、腎精下虧、中風脫證等；如脈弱而兼數，則為血虛；如脈弱而兼弦，則為血不養肝；如脈弱而兼緩，則為心脾血虧。

◎**主病證治**

○**心血不足，怔忡驚悸**

■症狀脈象　心悸不安，怔忡不寧，面白不華，頭暈目眩，舌質淡紅，脈象細弱。

■治則治法　補血養心，健脾益氣。

■方藥用法　**歸脾湯**（《濟生方》）：白朮、茯苓（去木）、黃蓍、龍眼肉、酸棗仁（炒，去殼）各30g，人參、木香（不見火）各15g，甘草（炙）7.5g。上藥切碎。

每次取12g，用水230mL，加生薑5片，大棗1枚，煎至160mL，去渣。溫服，不拘時候。

○腎精下虧耳鳴

■症狀脈象　耳鳴嗡嗡，甚或無聞，頭暈眼花，腰酸遺精，舌質紅，脈細弱。

■治則治法　補腎益精，滋陰潛陽。

■方藥用法　**耳聾左慈丸**（《飼鶴亭集方》）：熟地黃120g，山茱萸（炙）60g，茯苓45g，山藥60g，牡丹皮45g，澤瀉45g，磁石90g，柴胡33g。上藥為細末，煉蜜為丸，如梧桐子大。每次取9g，淡鹽湯送服，每日2次。

○中風脫證

■症狀脈象　突然昏仆，人事不省，鼻鼾息微，手撒尿遺，目合口乾，舌體痿軟，脈象細弱。

■治則治法　固脫益氣，回陽救逆，壯水制火。

■方藥用法　**地黃飲子**（《簡易方》引《家寶方》見《醫方類聚》）：人參、生地黃（洗）、熟地黃（洗）、黃耆（蜜炙）、天冬（去心）、麥冬（去心）、枳殼（麩炒）、石斛（炒）、枇杷葉（去毛，炒）、澤瀉、甘草（炙）各等份。上藥為粗末。每次9g，用水150mL，煎至90mL，去渣。食後、臨臥溫服。

○氣血虧虛眩暈

■症狀脈象　面白無華，髮色不澤，甚或作穗，唇甲不華，心悸不安，多寐欲睡，神疲懶言，飲食減退，眩暈欲倒，勞累更甚，舌質淡，脈細弱。

■治則治法　補益心脾。

■方藥用法　**歸脾湯**（《濟生方》）：白朮、茯苓（去朮）、黃蓍、龍眼肉、酸棗白朮、茯苓（去木）、黃蓍、龍眼肉、酸棗仁（炒，去殼）各30g，人參、木香（不見火）各15g，甘草（炙）7.5g。上藥切碎。每次取12g，用水230mL，加生薑5片，大棗1枚，煎至160mL，去渣。溫服，不拘時候。

○血虛不孕

■症狀脈象　結婚多年，長期不孕，面色萎黃，皮色不榮，形衰神減，頭暈目眩，經少色淡，或經期後延，舌淡苔白，脈象細弱。

■治則治法　養血護腎。

■方藥用法　**養精種玉湯**（《傅青主女科・卷上》）：熟地黃30g，當歸（酒洗）、白芍藥（酒炒）、山茱萸肉（蒸）各15g。上藥水煎服。每日1劑。

●軟弱脈診法主病證治

◎**診法**　弱脈，沉而柔細。此軟字，說其柔軟，乃作陪襯字用。軟脈，有診為濡脈者，此浮沉有別，更不可兼。本文肺虛，則脈弱而兼遲；脾虛弱而兼瘖瘂，則脈弱而兼弦。該脈象其實可歸並於各兼脈之中，此處另作介紹，乃承古人之提法也。

◎**主病證治**

○肺虛虛喘

■症狀脈象　氣喘氣促，氣短氣淺，言語無力，咳聲低微，畏風自汗，咽喉不利，口乾口苦，舌淡紅、苔薄白，脈軟弱。

■治則治法　益氣定喘。

■方藥用法　**生脈散**（《醫學啟源》）：麥冬9g，五味子15粒，人參9g。上藥水煎，去渣。溫服，不拘時候，日服2次。每日1劑。

○脾虛虛勞

■症狀脈象　食少便溏，四肢倦怠，渾身乏力，面色萎黃，舌淡苔白，脈軟弱。

■治則治法　益氣健脾。

■方藥用法　**參苓白朮散**（《太平惠民和劑局方》續添諸局經驗秘方）：蓮子肉（去皮）、薏苡仁、縮砂仁、桔梗（炒令深黃色）各500g，白扁豆（薑汁浸，去皮，微炒）750g，白茯苓、人參、甘草（炒）、白朮、山藥各1kg。上藥為細末。每次取6g，大棗湯調服，每日3次。

●左寸弱脈診法主病證治

◎**診法**　左寸，屬心、心包之部位。沉而柔細，曰弱。古人謂該部脈象所主病，為陽虛心悸自汗、心虛驚悸健忘、盜汗心悸、自汗短氣、心肺氣虛、胸悶自汗、失眠多夢等。但若不辨其兼脈，則究難實指到位，如心陽虛，則脈弱而遲；如心血虛，則脈弱而數；如心肺氣虛，則雙寸脈弱兼緩。或問：弱脈與沉細脈有何異處？曰：弱脈沉細而浮候全無；沉細浮候可診，以舉之不足，按之有餘成形也。

◎**主病證治**

○頭眩不寐

■症狀脈象　頭暈目眩，心煩不寐，腰膝酸軟，左寸脈弱。

■治則治法　滋補腎陰，交通心腎。

■方藥用法　**交泰丸**（《韓氏醫通》）：川黃連15g，肉桂心1.5g。上藥為末，煉蜜為丸。每取1.5～2.5g，空腹時淡鹽湯送服，日服3次。

○心血不足

■症狀脈象　心悸不安，頭暈目眩，舌質淡紅，脈弱而數，左寸為甚。

■治則治法　補益心脾。

■方藥用法　**歸脾湯**，見心血不足，怔忡驚悸。

●左關弱脈診法主病證治

◎**診法**　左關，屬肝、膽之部位。沉而柔細，曰弱。古人謂該部脈象所主病，為筋痿無力、婦人產後客風面腫、木枯攣急、脾虛肝旺等。但若不辨其兼脈，則究難實指到位，如筋痿，則脈弱而遲；如脾虛肝旺，則脈弱弦緩。

◎**主病證治**

○心煩喜怒

■症狀脈象　癲狂未癒，形體疲憊，心煩喜怒，舌赤目赤，左關脈弱。

■治則治法　滋陰養血，安神定志。

■方藥用法　**二陰煎**（《景岳全書》）：生地黃6～9g，麥冬6～9g，酸棗仁6g，生甘草3g，玄參4.5g，黃連3～6g，茯苓4.5g，木通4.5g。用水400mL，加燈心草20根，或竹葉亦可。煎至280mL，去渣。空腹時服，日服2次。每日1劑。

○氣鬱不舒

■症狀脈象　胃脘脹痛，連及兩脅，噯氣嘆息，甚或僵僕，目不識人，左關脈弱。

■治則治法　木鬱達之。

■方藥用法　**達鬱湯**（《雜病源流犀燭·內傷外感門·

卷一十八》）：升麻、柴胡、川芎、香附、白蒺藜、桑白皮、橘葉（原方未注明劑量）。水煎服。每日1劑。

●左尺脈弱脈診法主病證治

◎**診法**　左尺，屬腎、膀胱、小腸之部位。沉而柔細，曰弱。古人謂該部脈象所主病，為小便數、腎虛耳聾、骨肉酸疼、涸流、骨髓浮頻、腰酸腿疼、遺精、早泄、月經不調、不寐多夢等。但若不辨其兼脈，則必難實指到位。如陽虛，則脈弱而兼遲；如陰虛、血虛，則脈弱而兼數；如氣虛，則脈弱而兼緩；如脈弱而兼滑，則為下利；如脈弱而兼微，則根本脫離；如脈弱而兼澀，則氣血交敗。

◎主病證治

○頭眩耳鳴

■症狀脈象　潮熱盜汗，頭暈目眩，耳鳴耳聾，腰膝酸軟，左尺脈弱。

■治則治法　滋補肝腎。

■方藥用法　**龜鹿二仙膠**，遵醫囑服用。

○腰酸遺精

■症狀脈象　腰酸背痛，夜夢遺精，左尺脈弱。

■治則治法　滋陰降火。

■方藥用法　**知柏地黃丸**，遵醫囑服用。

●右寸弱脈診法主病證治

◎**診法**　右寸，屬肺、胸中之部位。沉而柔細，曰弱。古人謂該部脈象所主病，為身冷多寒、胸中短氣、肺虛自汗短氣、身疼短氣、心肺氣虛。但若不辨其兼脈，則究難實指到位。如身冷多寒，則脈弱而兼遲；如肺虛自汗，則脈弱而兼緩；如脈兼滑緩，則肺有濕痰；如脈弱而兼澀，則肺有瘀塞，或為胸痹之證。

◎**主病證治**

○**自汗短氣**

■症狀脈象　不因勞累、高溫、厚衣厚被、藥物等作用，動或不動就自汗溱溱，右寸脈弱。

■治則治法　益氣固表。

■方藥用法　**玉屏風散**，遵醫囑服用。

○**氣虛身冷**

■症狀脈象　四肢倦怠，少氣懶言，怯寒怕冷，自汗不止，頭痛眩暈，右寸脈弱。

■治則治法　補氣助陽。

■方藥用法　**補中益氣湯**（《內外傷辨惑論》）：黃耆3g，甘草（炙）1.5g，人參、升麻、柴胡、橘皮、當歸身（酒洗）、白朮各0.9g。上藥為粗散，都作1服。用水300mL，煎至150mL，去渣。早飯後溫服。

●**右關脈弱脈診法主病證治**

◎**診法**　右關，屬脾、胃之部位。沉而柔細，曰弱。古人謂該部脈象所主病，為無胃氣、胃氣重、胃中虛熱、胃中有熱、脾胃虛、食不化、土寒、脾虛弱、脘滿腹脹、肢冷便溏等。但若不辨其兼脈，則究難實指到位。如脈弱而滑，是有胃氣；如脈弱而澀，是無胃氣；如胃中有熱，則脈弱而數；如脾胃虛弱，則脈弱而緩；如肢冷便溏，則脈弱而遲。

◎**主病證治**

○**脾虛脘滿**

■症狀脈象　脘滿腹脹，身倦體怠，少語懶言，食而不化，舌淡苔白，右關脈弱。

■治則治法　補氣運脾。

■方藥用法　**香砂六君子湯**（《古今名醫方解》柯韻伯方）：人參3g，白朮、茯苓各6g，甘草2g，陳皮2.4g，半夏3g，砂仁2.4g，木香2.1g。加生薑2片，水煎，去渣。溫服，每日2次。每日1劑。

●右尺弱脈診法主病證治

◎**診法**　右尺，屬腎、命門、大腸之部位。沉細而柔，曰弱。古人謂該部脈象所主病，為少血、下焦冷、無陽、大便滑、臨晚熱至、骨煩發熱疼痛、陽衰等。但若不辨其兼脈，則終難實指到位。如下焦冷，則脈弱而遲；如無陽陽衰，則脈弱而微；如發熱，則脈弱而數。

◎**主病證治**

○**陽虛陰水**

■症狀脈象　肢體水腫，胸滿腹脹，足寒身冷，小便清長，大便溏泄，苔膩脈弱，右尺更甚。

■治則治法　溫腎實脾。

■方藥用法　**實脾散**（《醫方類聚》引《濟生方》）：厚朴（薑製炒）、白朮、木瓜（去瓤）、木香（不見火）、草果仁、檳榔、附子（炮，去皮、臍）、白茯苓、乾薑（炮）各30g，炙甘草15g。上藥為粗末，每次取12g，用水230mL，加生薑5片，大棗1枚，煎至140mL，去渣。溫服，不拘時候。

○**陽虛遺尿**

■症狀脈象　形寒肢冷，尿意頻頻，夜間尿床，甚則不禁，右尺脈弱。

■治則治法　溫補腎陽。

■方藥用法　**金匱腎氣丸**（《赤水玄珠》）：生地黃240g，山藥、山茱萸各120g，澤瀉、茯苓、牡丹皮各90g，桂枝、附子（炮）各30g。上藥為末，煉蜜為丸，如梧桐子大。每次15丸，加至25丸，用酒送服，每日2次。

●細弱而數脈診法主病證治

◎**診法**　細弱而數脈，該脈象只診弱而數脈即可。

◎**主病證治**

○**陰虛血澀**

■症狀脈象　唇甲蒼白，或有盜汗，膚色失潤，脈細弱而數。

■治則治法　養血滋陰。

■方藥用法　**四物湯**（《仙授理傷續斷秘方》）：白芍藥、川當歸、熟地黃、川芎各等份。每次取9g，用水225mL，煎至160mL，去渣。空腹熱服，每日2次。

（二十一）散（陰）

散脈，大而散。有表無裏（《脈經》）。渙漫不收（崔氏）。無統紀，無拘束，至數不齊，或來多去少，或去多來少，渙散不收，如楊花散漫之象（柳氏）。

（戴同父曰：心脈浮大而散，肺脈短澀而散，平脈也。心脈軟散，怔忡；肺脈軟散，汗出；肝脈軟散，溢飲；脾脈軟散，胻腫，病脈也；腎脈軟散，諸病脈代散，死脈也。《難經》曰：散脈獨見則危。柳氏曰：散為氣血俱虛，根本脫離之脈，產婦得之生，孕婦得之墮。）

●體狀詩　散似楊花散漫飛，去來無定至難齊。產為生兆胎為墮，久病逢之不必醫。

●**相類詩**　散脈無拘散漫然，濡來浮細水中綿。浮而遲大為虛脈，芤脈中空有兩邊。

●**主病詩**　左寸怔忡右寸汗，溢飲左關應軟散。右關軟散胻胕腫，散居兩尺魂應斷。

【**提要**】散脈為浮大散亂無根之脈。為臟腑之氣將絕之象，正氣衰竭，臟腑將絕，故見脈散亂不收。

【**注釋**】

◎**怔忡**：心跳劇烈之症。《素問・玄機原病式》曰：「心胸躁動，謂之怔忡。」常由心悸或驚悸進一步發展而來。

◎**溢飲**：四飲之一，語出《金匱要略・痰飲咳嗽胸滿脈證並治》。為溢飲於肌膚之病變。

◎**胻跗腫**：意指足背踝部腫脹。胻，指腳脛。《史記・龜策列傳》曰：「壯士斬其胻。」《裴駰集解》曰：「胻，腳脛也。」

【**語解**】散脈的脈象為大而散。《脈經》言其有表無裏。崔氏講散脈的脈象為渙散不收。脈跳不規則、不整齊，至數沒有規律，有時來勢較猛去勢較緩，有時卻來勢較緩而去勢較盛。柳氏說散脈渙散不收，就像楊花飄浮在空中那樣散漫無蹤。

◎**脈象**：散脈的脈象就似楊花在空中散漫飛舞一樣，來去或盛或緩，至數不齊。產婦見散脈為分娩之徵象，而孕婦見散脈則為墮胎之先兆。若久病之人突見散脈，為臟腑之氣將絕之危象。

◎**相類脈**：散脈為脈跳不規則，浮而虛大，散漫無根；濡脈為浮而細軟，似漂浮在水中的棉絮一樣。浮而遲大，按之無力的為虛脈；浮而中空，周邊充實的為芤脈。

◎**主病**：散脈見於左寸部，主怔忡；見於右寸部，為汗證；散脈見於左關部，主溢飲；散脈見於右關部，主足背踝部腫脹；散脈見於兩尺部，則主臟氣將絕，生命垂危之象。

【應用新解】散脈的出現多屬危重病候。戴同父認為：左手寸部反映心的功能變化，心脈多在夏季表現得很明顯，這是因為夏季陽氣強盛而外浮，氣血鼓動脈道所致；右手寸部反映肺的功能變化，因肺應於秋，秋天陽氣開始收斂，而陰氣始行，出現短澀而散的脈象，均屬於正常脈象。如左寸（候心）出現軟散的脈象，多是由於心陽之氣不足而致之心悸怔忡；如右寸出現軟散的脈象，則可見肺氣耗傷、衛不固表而致之自汗怕風；如左關出現軟散的脈象，可見於肝氣不足，肝木剋脾土，影響到脾主運化水濕的作用，水濕不能輸布周身，水性下行，於是循著脾經下行而積聚於腳踝。同樣的道理，如右關出現軟散的脈象，右關候脾，脾不能運化水濕，所以表現為足脛水腫；如尺部（候腎）出現軟散的脈象，則提示元氣大傷、陰陽離決，是屬死證。但決不可因此而認定散脈皆是死脈，其只是元氣

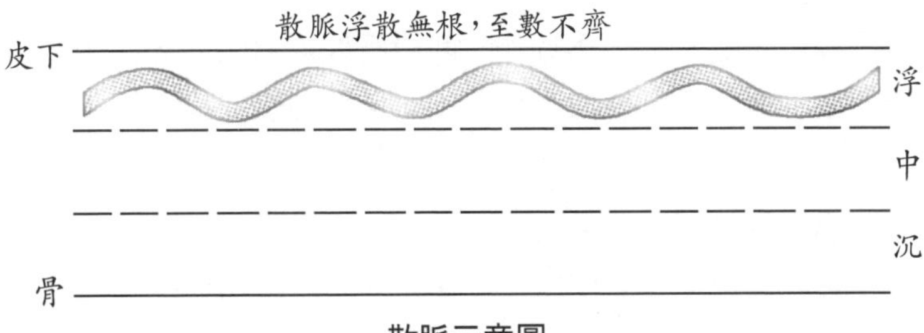

散脈示意圖

大虛而已，若陰陽不相離絕，經溫補元氣則仍可救治。

●脈理病機分析

散脈的形成，乃因心力衰竭，陽氣散離，陰陽不斂，氣虛血耗，無力鼓動於脈道，以致浮散無根、不齊，狀似揚花，至數不清。

●散脈診法主病證治

◎**診法**　散脈，無至數之可數，無邊緣之可劃；深淺無可捉摸，飄散無根；無大小之可判，余譬喻如秋風之捲落葉，縱橫上下散亂而飛。此乃元陽潰散，陰陽離決之證，多有屬纊（危證）之憂，醫者當未卜而先知也。

◎**主病證治**

○**癰疽陽脫氣散**

■症狀脈象　癰疽色敗而氣臭穢，瘡口難斂，飲食銳減，呼吸微弱，四肢厥冷，語音低微，怠惰嗜臥，脈象散亂。

■治則治法　溫補脾腎。

■方藥用法　**益胃湯**（《溫病條辨》）：沙參9g，麥冬15g，冰糖3g，細生地黃15g，玉竹（炒香）4.5g。上藥水煎，溫服，日服2次。每日1劑。

○**脫證危證**

■症狀脈象　突然昏仆，前段時間即有頭痛先兆，發作時人事不省，鼻鼾息微，目合口開，四肢厥逆，汗出痰湧，脈散。

■治則治法　回陽固脫。

■方藥用法　**參附湯**（《醫方類聚》引《濟生續方》）：人參15g，附子（炮，去皮、臍）30g。上藥切碎，分作3

服。用水300mL，加生薑10片，煎至240mL，去渣。食前溫服。

○太陰溫病

■症狀脈象　汗大出，息微喘，鼻扇脈散。

■治則治法　退邪陽，固正陽。

■方藥用法　**白虎加人參湯**（《傷寒論》）：知母9g，石膏30g，甘草（炙）3g，粳米9g，人參10g。倍加人參量。以水1L，煮至米熟湯成去渣。每日分3次溫服。每日1劑。

○暑溫

■症狀脈象　汗出而多，喘喝欲脫，脈散。甚者有昏迷、抽搐、角弓反張症狀，故有暑風、暑癇、暑痙之稱。

■治則治法　守陰留陽。

■方藥用法　**清營湯**（《溫病條辨》）：犀角（水牛角代）9g，生地黃15g，玄參9g，竹葉心3g，麥冬9g，丹參6g，黃連4.5g，金銀花9g，連翹6g（連心用）。用水1.6L，煮取600mL。每日分3次溫服。每日1劑。

此外，臨產先兆、胎墮、氣虛腹痛，也可見散脈。

●左寸散脈診法主病證治

◎**診法**　左寸，屬心、心包之部位。脈飄散無根，謂之散脈。古人謂該部脈象所主病，為怔忡、怔忡不寐。此乃心氣不斂，心血耗散之證。若三部俱散，每多不救。若一部脈散，用心醫治，偶有回春之喜。

◎**主病證治**

○怔忡不臥

■症狀脈象　心胸躁動不安，夜寐不寧，左寸脈散。

■治則治法　補血斂氣。

■方藥用法　**平補鎮心丹**（《太平惠民和劑局方》寶慶新增方）：酸棗仁7.5g（去皮，隔紙炒），車前子（去土，碾破）、白茯苓（去皮）、五味子（去枝、梗）、肉桂（去粗皮，不見火）、麥冬（去心）、茯神（去皮）各37.5g，天冬（去心）、龍齒、熟地黃（洗，酒蒸）、山藥（薑汁製）各45g，人參15g（去蘆），朱砂15g（細研，為衣），遠志（去心）、甘草（炙）各45g。上藥為末，煉蜜為丸，如梧桐子大。每次30丸，漸加至50丸，空腹時用米湯或溫酒送服，每日2次。

●左關散脈診法主病證治

◎**診法**　左關，屬肝、膽之部位。飄散無根，曰散。古人謂該部脈象所主病，為溢飲、脹滿蠱疾等。若肝血不藏，肝血虧損，或熱極生風，或陰虛風動，或肝脈瘀阻，膽氣鬱阻，均須早治，以防微而杜漸也。

◎**主病證治**

○**血臌蟲脹**

■症狀脈象　肚腹脹大，中有實物，小便清長，大便溏薄，氣短而促，左關脈散。

■治則治法　堅者消之，蟲者殺之。

■方藥用法　**枳朮丸**（《內外傷辨惑論》引張潔古方）：白朮60g，枳實（麩炒黃色，去瓤）30g。上藥為極細末，荷葉裹燒飯為丸，如梧桐子大。每次50丸，每日2次，用白湯送下，不拘時候。

●左尺散脈診法主病證治

◎**診法**　左尺，屬腎、膀胱、小腸之部位。脈飄散無根，曰散脈。古人謂該部脈象所主病，為魂應斷、北方水竭、血大虛等。兩尺俱散，終壽。

◎**主病證治**

○**北方水竭**

■症狀脈象　猝然昏倒，虛火上炎，甚或小便不禁，左尺脈散。

■治則治法　壯水之主。

■方藥用法　**六味地黃丸**，遵醫囑服用。

●**右寸散脈診法主病證治**

◎**診法**　右寸，屬肺、胸中之部位。脈飄散無根，曰散脈。古人謂該部脈象所主病，為出汗、自汗淋漓等。若見喘而不休，大汗淋漓，此屬肺氣將絕。

◎**主病證治**

○**自汗淋漓**

■症狀脈象　醒時汗出，且伴一派陽虛、氣虛症狀，右寸脈散。

■治則治法　甘味溫補。

■方藥用法　**玉屏風散**，遵醫囑服用。

●**右關散脈診法主病證治**

◎**診法**　右關，屬脾、胃之部位。脈飄散無根，不任尋按，曰散脈。古人謂該脈象所主病，為胻胕腫、溢飲、食痹、脹滿蠱疾等。胻胕，又稱髖骨。有稱雲肚也，脊也，又謂腳脛也。總由脾胃氣虛至極而成。

◎**主病證治**

○**飲證溢飲**

■症狀脈象　惡寒不渴，肢節疼痛，無汗而喘，身重肢腫，右關脈散。

■治則治法　解表化飲。

■方藥用法　**小青龍湯**（《傷寒論》）：麻黃（去節）、白芍藥各9g，細辛、乾薑、甘草（炙）各3g，桂枝（去皮）9g，五味子3g，半夏（洗）9g。用水1L，先煮麻黃減去200mL，去上沫，納入諸藥，煮取800mL，去渣。分3次溫服。每日1劑。

●右尺散脈診法主病證治

◎**診法**　右尺，屬腎、命門、大腸之部位。飄散無根，曰散。古人謂該部脈象所主病，為魂斷、陽消命絕等。若診得該脈象，為元氣離散，陰陽離決之危候。

◎**主病證治**

○**陽消命絕**

■症狀脈象　先有陰傷之病，發作時反目遺尿，右尺脈散。

■治則治法　益火之源。

■方藥用法　**地黃飲子**（《簡易方》引《家寶方》見《醫方類聚》）：人參、生地黃（洗）、熟地黃（洗）、黃蓍（蜜炙）、天冬（去心）、麥冬（去心）、枳殼（麩炒）、石斛（炒）、枇杷葉（去毛，炒）、澤瀉、甘草（炙）各等份。上藥為粗末。每次取9g，用水150mL，煎至90mL，去渣。食後、臨臥溫服。

（二十二）細（陰）

細脈，小於微而常有，細直而軟，如絲線之應指（《脈經》）。

（《素問》謂之小。王啓玄言如莠蓬，狀其柔細也。《脈訣》言：往來極微，是微反大於細矣，與《經》相悖。）

●體狀詩　脈來累累細如絲，應指沉沉無絕期。春夏少年俱不利，秋冬老弱卻相宜。

●相類詩　見微、濡。

●主病詩　細脈縈縈血氣衰，諸虛勞損七情乖；若非濕氣侵腰腎，即是傷精汗泄來。

寸細應知嘔吐頻，入關腹脹胃虛形。尺逢定是丹田冷，泄痢遺精號脫陰。

（《脈經》曰：細為血少氣衰。有此證則順，否則逆。故吐衄得沉細者生。憂勞過度者，脈亦細。）

【提要】細脈為至數分明，但氣勢如線之脈。主虛證，因陰血虧少，脈道不充而脈細如線。

【注釋】

◎**小於微**：《脈經》作「小，大於微」。是謂細脈雖小，但大於微脈。當從《脈經》說。

◎**莠**：草名，具體是指狗尾草，亦泛指田間雜草。

◎**累累**：連續不斷的意思。《漢書・五行志下》顏師古注曰：「累讀曰纍。纍，不絕之貌。」

【語解】《脈經》云細脈之象較微脈稍大而應指明顯，細直而柔軟無力，就像絲線那樣雖細但應指明顯。

◎**脈象**：細脈的脈象雖細弱如絲但卻連綿不絕，應指明顯無有終絕。春夏之季，或少年之人見及細脈，均為不吉之象，因春夏陽氣趨於外，氣血鼓動於外，少年之人生機旺盛，氣血勃然，若見及細脈，則預示將要發生疾病。

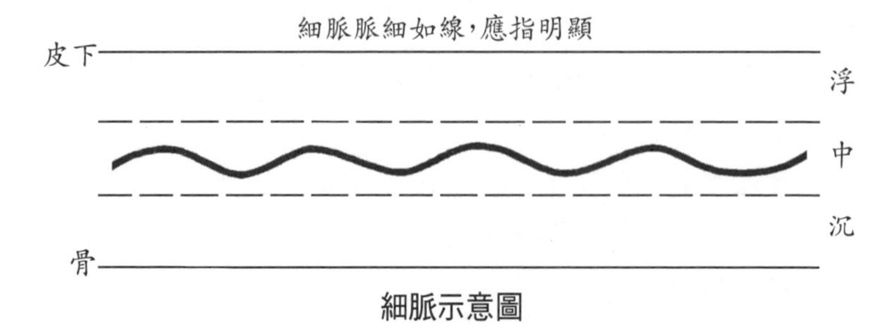

細脈示意圖

秋冬之季，或年老體弱之人見及細脈，則為脈證相宜。

◎**相類脈**：見微脈、濡脈。注意此二脈與細脈的鑒別。

◎**主病**：細脈縈細如絲，綿綿不絕，主病為氣血虛損，諸虛，勞損，以及七情不和所致之病。如果不是濕濁之氣內襲腰腎，就是精氣內傷、虛汗外泄之病。

◎**分部主病**：細脈見於寸部，主嘔吐頻作之病；細脈見於關部，主脾胃虛弱，腹脹；細脈見於尺部，主丹田虛冷、真陽不足、泄痢遺精、脫陰等。

【應用新解】細脈縈細如絲，綿綿不絕，為氣血虛損以及諸虛病證的反映。如虛損勞傷、七情不和，由濕濁之氣內襲腰腎而致精氣內傷以及多汗傷津等。寸部脈細，常因嘔吐不止所引起；關部脈細，可能為脾胃虛弱、腹脹所致；而尺部脈細，則多是下焦腎陽不固或是泄痢、遺精以及液耗精虧、陰血大傷的脫陰等證所引起。

《脈經》說：「細脈多是氣血虧虛，不能充盈脈道所致。虛證出現細脈，是屬順證；如是實證卻出現細脈，則為逆證。」舉例來說，如嚴重嘔血或大量流鼻血，導致陰血不足、津液虧虛等病證，那麼陰血不足，自然就會出現沉細脈，虛證見虛脈，因此就屬順證；反之，如出現痰飲內停阻滯氣機等實證，脈象本應搏指有力，卻見脈來細小如線時，則屬逆證了。

●脈理病機分析

細脈多因氣虛無力運血，血少不能滿注脈道，以致脈來形細如線。正如滑伯仁所言：「往來如線，蓋冷氣虛，不足以充故也。」若濕邪阻壓脈道，亦可見及細脈。

●細脈診法主病證治

◎**診法**　如絲線之應指，曰細。昔也有人稱小脈為細脈。從細脈中分離而獨立成形者，有浮而柔細之濡，沉而柔細之弱，細遲短滯之澀，此不能與細脈相兼。細脈之兼脈有浮、沉、遲、數、弦、滑、緩、長、短、促、結、代。如本文之血虛，則脈多細數；如腎陽虧損，則脈細遲。該脈名姑承陳說，若只顧先賢之情面，而不加辯解，必礙後學之耳目也。

◎**主病證治**

○**心血虛虛勞**

■症狀脈象　心悸不安，怔忡不已，不寐健忘，面色不華，睡時多夢，脈細。

■治則治法　養血安神。

■方藥用法　**天王補心丹**，遵醫囑服用。

○**血虛胃痛**

■症狀脈象　胃脘疼痛，面色蒼白，頭暈目眩，舌淡脈細。

■治則治法　養血柔肝。

■方藥用法　**調營斂肝飲**（《醫醇賸義・卷四》）：當歸、茯苓各6g，白芍藥（酒炒）、阿膠珠、炒酸棗仁各

4.5g，枸杞子9g，五味子、木香各1.5g，川芎2.4g，陳皮3g，大棗2枚，生薑3片。水煎服。每日1劑。

●細促脈診法主病證治

◎診法　如絲線之應指，曰細；一息六至以上，時而一止，止而能回，曰促。二脈合診為細促脈。此屬脫陰之證，究不如散脈之危機四伏也。

◎主病證治

○脫陰

■症狀脈象　驚惕不已，高熱不退，汗泄不止，目陷或盲，脈象細促無力。

■治則治法　滋陰復脈。

■方藥用法　**生脈散**（《醫學啟源》）：麥冬9g，五味子15粒，人參9g。水煎，去渣。溫服，不拘時候，日服2次。每日1劑。並配合西醫輸液、輸血搶救。

●細無力脈診法主病證治

◎診法　細無力脈。如絲線之應指，曰細脈。此脈但診細脈即是。無力二無形質可準，姑承古人之說耳。

◎主病證治

○氣虛乏力

■症狀脈象　氣短氣淺，少氣懶言，神疲體倦，四肢發軟，舌淡苔白，脈細無力。

■治則治法　補脾益氣。

■方藥用法　**六君子湯**（《醫學正傳》引《大平惠民和劑局方》）：陳皮3g，半夏4.5g，茯苓、甘草、人參各3g，白朮4.5g。上藥切細，作1服。加大棗2枚，生薑3片，水煎，去渣。溫服。每日2次。

●虛細脈診法主病證治

◎**診法**　虛細脈，此虛脈與浮、遲、軟、大，四合為虛迥別。此處止作陪襯字也。只診細脈即可。其主病證治結合細脈、單脈內容，兼脈亦然。

◎**主病證治**

○**血虛月經過少**

■症狀脈象　婦人經少色淡，皮膚失潤，頭暈目眩，耳鳴耳聾，心悸不安，舌淡苔少，脈象虛細。

■治則治法　健脾養血。

■方藥用法　**五福飲**（《景岳全書‧新方八陣‧卷五十一》）：人參適量，熟地黃適量，當歸6～9g，炙甘草3g，炒白朮4.5g（或加生薑3～5片）。水煎，食遠服。每日1劑。宜溫者加乾薑、附子；宜散者加升麻、柴胡、葛根。

●左寸細脈診法主病證治

◎**診法**　左寸，屬心、心包之部位。如絲線之應指，曰細脈。古人謂該部脈象所主病，為怔忡、不寐、嘔吐、發熱等。但若不辨其兼脈，則實難辨證到位。如發熱嘔吐，則脈必細滑而數；如僵仆之病，則脈浮滑細數；如悲傷少氣汗出，瘡腫裏虛，則脈沉而細數；如心氣虛傷濕，則脈多細緩無力；如陰虛盜汗，則脈細而數；如陽虛自汗，則脈細遲緩；如少陰病，則脈沉細而遲。

◎**主病證治**

○**怔忡驚悸**

■症狀脈象　面色不華，驚悸不寧，夜寐不安，自汗而出，左寸脈細。

■治則治法　補益陰血。

■方藥用法　**炙甘草湯**（《傷寒論》）：甘草（炙）12g，生薑（切）9g，人參6g，生地黃30g，桂枝9g，阿膠6g，麥冬（去心）10g，火麻仁10g，大棗（擘）5～10枚。以清酒700mL，水800mL，先煮8味藥，取300mL，去渣，納入阿膠烊消盡。每次溫服100mL，日服3次。

●左關細脈診法主病證治

◎**診法**　左關，屬肝、膽之部位。指下如絲線之狀，曰細脈。古人謂該部脈象所主病，為肝陰枯竭、肝血枯竭、肝陰虛損等疾患。但若不辨其兼脈，則究難實指到位。如肝陰血虛，則脈多兼數；如肝陽上亢，則脈多細而弦數；如膽虛不寐，則脈細兼弦緩。

◎**主病證治**

○**肝陰血虛**

■症狀脈象　夢多易驚，虛煩不寐，頭暈頭痛，視力減退，眼乾夜盲，婦人月經不調，脈左關細而兼數。

■治則治法　滋陰補血。

■方藥用法　**補肝湯**（《醫學六要・卷七》）：當歸、川芎、白芍藥、熟地黃、酸棗仁、炙甘草、木瓜（原方未注明劑量）。水煎服。每日1劑。

○**膽虛不寐**

■症狀脈象　心煩急躁，不寐噩夢，或睡易驚醒，神思欠安，脈左關細緩或細數。

■治則治法　滋肝溫膽。

■方藥用法　**溫膽湯**（《普濟方》）：半夏、麥冬各9g，茯苓、酸棗仁各12g，甘草、桂心、黃芩、遠志、萆薢、人參、生薑各6g，秫米6g。上藥切碎。以千里流水10L煮米，令蟹目沸。揚之萬遍，澄清，取1L煮藥，取250mL。每日分為3服。

●左尺細脈診法主病證治

◎**診法**　左尺，屬腎、膀胱、小腸之部位。如絲線之應指，曰細。古人謂該部脈象所主病，為瀉痢、遺精、心腹冷積、癥瘕、積聚、骨蒸、痹證等。但須辨析其兼脈，才能實指到位。如濕熱痢疾，則脈細而滑數；如虛寒痢疾，則脈細而兼沉遲，此為同一病而兼脈各異。故讀者必以脈象病機入手，方不被症狀所迷惑。

◎**主病證治**

○**陰虛瀉痢**

■症狀脈象　瀉痢日久，舌質紅絳而乾，脈左尺細。

■治則治法　滋養氣陰。

■方藥用法　**開噤湯**（《秋瘧指南》）：人參6g，麥冬、煅石膏各9g，梔子、川連各6g，黃芩、黃柏各3g，生地黃、當歸各9g，射干6g，杏仁9g，檳榔3g，枳殼、生甘草各3g，天花粉6g。加沙參、麥冬、石斛、玉參適量。水煎，去渣。溫服，每日2次。每日1劑。

●右寸細脈診法主病證治

◎**診法**　右寸，屬肺、胸中之部位。如絲線之應指，曰細。古人謂該部脈象所主病，為嘔吐氣怯、咳逆氣短等。但若不辨其兼脈，則究難辨證到位。如陽虛，則脈細而兼遲；如陰虛，則脈細而兼數；如肺氣虛，則脈細而兼緩；如濕滯，則脈多細而沉遲。

◎**主病證治**

○**咳逆氣短**

■症狀脈象　身體羸瘦，兩顴發紅，五心煩熱，夜間盜汗，咳嗽帶血，苔少而潤，右寸脈細。

■治則治法　養陰清肺。

■方藥用法　**百合固金湯**（《慎齋遺書》）：生地黃6g，熟地黃10g，麥冬6g，百合、白芍藥（炒）、當歸、貝母、生甘草、玄參、桔梗各3g。上藥水煎，去渣。分3次溫服。每日1劑。

○**胸滿**

■症狀脈象　形體消瘦，喘促胸滿，胸部哮鳴，怯寒怕冷，少氣無力，腰腿酸軟，舌淡苔少，左寸細緩。

■治則治法　益補止喘。

■方藥用法　**蘇子降氣湯**，遵醫囑服用。

●**右關細脈診法主病證治**

◎**診法**　右關，屬脾、胃之部位。如絲線之應指，曰細。古人論該部脈象所主病，為脾胃虛、腹滿、胃虛。該脈之兼脈，如脾胃陰虛，則脈多細數；如脾陽虛，則脈多細遲；如脾胃濕熱，則脈細滑而數；如脾虛濕困，則脈多細緩。

◎**主病證治**

○**胃虛脹滿**

■症狀脈象　胃痛隱隱，日久不癒，脹滿喜按，右關脈細。

■治則治法　健脾和胃。

■方藥用法　**香砂六君子湯**（《古今名醫方解》柯韻

伯方）：人參3g，白朮、茯苓各6g，甘草2.1g，陳皮2.4g，半夏3g，砂仁2.4g，木香2.1g。上藥加生薑2片，水煎，去渣。分2次溫服，每日1劑。

○嘔吐氣怯

■症狀脈象　嘔吐日久，氣短氣微，神疲肢倦，飲食減少，食滯納呆，右關脈細。

■治則治法　培土生金。

■方藥用法　**異功散**（《小兒藥證直訣》）：人參、茯苓、白朮、陳皮（銼）、甘草各等份。上藥為細末。每次取6g，用水150mL，加生薑5片，大棗2枚，同煎取105mL，去渣。食前分2次溫服，每日1劑。

●右尺細脈診法主病證治

◎**診法**　右尺，屬腎、命門、大腸之部位。如絲線之應指，曰細。古人謂該部脈象所主病，為下元冷憊。然古人所論，卻過於籠統。除腎臟陽虛四證以外，尚有命門、大腸須當涉及。命門主人生長、發育、衰老。又主男子之精，女子胞宮。命門有火旺、火衰兩端。大腸有液虧、虛寒等證。是以兼脈各異，讀者又當深思也。

◎**主病證治**

○下元冷憊

■症狀脈象　下元冷憊在以下四證中，症狀脈象已在有關內容中敘述。即腎氣不足，一也；腎不納氣，二也；腎陽不振，三也；腎虛水泛，四也。

■治則治法　補腎納氣，固攝腎氣，溫補元陽，溫陽化水。

■方藥用法　**腎氣丸**（《金匱要略》）：生地黃240 g，

山藥、山茱萸各120g，澤瀉、茯苓、牡丹皮各90g，桂枝、附子（炮）各30g。上藥為末，煉蜜為丸，如梧桐子大。每次15丸，加至25丸，用酒送服，每日2次。

（二十三）伏（陰）

伏脈，重按著骨，指下裁動（《脈經》）。脈行筋下（《刊誤》）。

（《脈訣》言：尋之似有，定息全無，殊為舛謬。）

●**體狀詩**　伏脈推筋著骨尋，指間裁動隱然深。傷寒欲汗陽將解，厥逆臍疼證屬陰。

●**相類詩**　見沉脈。

●**主病詩**　伏為霍亂吐頻頻，腹痛多緣宿食停。蓄飲老痰成積聚，散寒溫裏莫因循。

食鬱胸中雙寸伏，欲吐不吐常兀兀。當關腹痛困沉沉，關後疝疼還破腹。

（傷寒，一手脈伏曰單伏，兩手脈伏曰雙伏，不可以陽證見陰為診。乃火邪內鬱，不得發越，陽極似陰，故脈伏，必有大汗而解。正如久旱將雨，六合陰晦，雨後庶物皆蘇之義。又有夾陰傷寒，先有伏陰在內，外復感寒，陰盛陽衰，四肢厥逆，六脈沉伏，須投薑附及灸關元，脈乃復出也。若太谿、衝陽皆無脈者，必死。《脈訣》言：徐徐發汗。潔古以麻黃附子細辛湯主之，皆非也。劉元賓曰：伏脈不可發汗。）

【提要】伏脈為脈位較深，按至筋骨始得或脈伏而不顯之脈。主厥證或痛極。寒邪內伏，陽氣不達於外，故脈伏而不出。痛極氣閉，脈亦見伏。

【注釋】

◎**裁**：通「才」，意指剛剛、方才。

◎**兀兀**：意指昏昏沉沉的樣子。

【語解】《脈經》言伏脈之脈象要用力重按，手指至骨才能感覺到搏動。《刊誤》講伏脈是脈在筋膜下搏動。

◎**脈象**：伏脈必須用力按壓至骨，循骨推動筋肉去感覺它的跳動，只有至骨指下才能覺察到隱然而動，脈位是非常深的。傷寒見之為陽氣回蘇，欲汗出而解之象。四肢厥冷，臍腹冷痛之病見之，就是陰寒內鬱之陰證。

◎**相類脈**：見沉脈。注意伏、沉二脈的鑒別。

◎**主病**：伏脈主霍亂，嘔吐頻作而不止；亦主腹痛，多由宿食內停而致；水飲停蓄於內，頑痰蘊結於裏，日久則成積聚之病，也可出現伏脈，要因證施治，宜用溫裏散寒之法暢通血氣，解鬱破積，化痰逐飲。

◎**分部主病**：伏脈見於兩寸，主食鬱胸中，症見想吐而吐不出，昏沉難受。伏脈見於關部，主腹痛身體困重。伏脈見於關後尺部，則主疝痛劇烈。

【應用新解】伏脈主病主要有兩類：一類見於氣閉、熱閉、寒閉、痛閉或痰食阻滯等造成的氣血不通，是屬實證；另一類見於陰寒偏盛陽衰欲脫或由於霍亂吐利而造成的氣陰兩傷、寒絕四逆，是屬虛證。如寸部出現伏脈，多為食積停留，胸中氣鬱，使胃氣上逆，欲吐不吐，常作兀兀乾嘔聲；如關部出現伏脈，多屬中焦脾胃感受寒邪，阻滯氣機所致；如尺部見出現伏脈，多屬寒邪侵犯肝經，使得肝經循行經過的外陰、小腹出現劇烈疼痛，甚至是破腹般劇烈的疝痛。因此，要因證施治：若是陰寒邪所致的氣

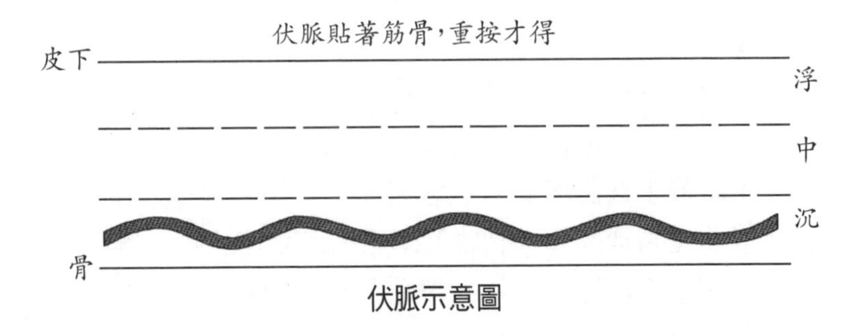

伏脈示意圖

血不暢，應用溫裏散寒之法暢通血氣；若是由於有形實邪積滯，則要解鬱破積，化痰逐飲。

單手出現伏脈的，叫做「單伏」；兩手都出現伏脈的，則為「雙伏」。如有傷寒病，卻出現單伏或是雙伏，很容易令人誤認為是在陽證中出現陰脈，但實際上，此乃火邪內鬱，陽氣不能布達於外，無法溫煦機體的緣故。此時，脈氣也隨之深伏於內，故出現伏脈，這就是真熱假寒的病證，即熱證卻表現出寒象來。治療這種病證最好的方法就是透過發汗法來進行解除，使熱能夠隨汗而出。大汗之後邪熱自然退去，脈搏自然恢復。此外，患傷寒夾陰證也會出現伏脈，主要是因先有陰寒之邪潛伏於體內，之後又再度感受外寒之氣，這樣內外皆為寒，使得陽氣不能外達，沒有了陽氣的溫煦，四肢自然就會變得冰冷，沒有陽氣的鼓動，脈象自然就會沉伏。這是陰盛陽虛至極、脈氣無力向外鼓動的表現，此時必須立即服用乾薑、附子之類溫性藥物用以溫陽救逆，同時溫灸關元等穴，其脈象方可再予恢復。但如太谿、衝陽脈皆無脈動，則提示為亡陽證，是屬死證。《脈訣》說，伏脈應徐徐發汗。張潔古認為，應服用麻黃附子細辛湯方劑來溫裏解表。其實這兩種說法都不正確。如何認識這一問題，《診味三宗》則說得較好，每一種病都有各自不同的情況，其治療方法也會因病而異，不能生搬硬套，只用一種方法來解決。

●**脈理病機分析**

伏脈的形成，一是陰血虛損，陽氣衰微欲絕，無力鼓搏脈氣向外，以致脈伏而無力；二是實邪在內，結聚阻閉，氣機鬱滯，陽氣沉潛，致使脈伏而有力，多見於暴病、驚駭之際。

●**伏脈診法主病證治**

◎**診法**　伏為隱伏，重手按至筋骨乃得，曰伏脈。沉候有弱脈、牢脈，此伏脈更深沉於弱牢兩脈。古人謂該脈象之兼脈，三部脈伏而兼微者，長病得之死。兼澀者，吐逆神思多。《醫宗金鑑》謂沉伏閉鬱，此但診伏脈即可，此沉字無實際意義，乃作陪襯字耳。

◎**主病證治**

○**氣厥實證**

■症狀脈象　突然昏倒，口噤握拳，呼吸俱粗，四肢厥逆，苔白脈伏。

■治則治法　行氣解鬱。

■方藥用法　**五磨飲子**（《醫便》）：木香、烏角沉香、檳榔、枳實、白烏藥各等份。用白酒磨。每取15g，燉溫服，每日2次。

●**左寸伏脈診法主病證治**

◎**診法**　左寸，屬心、心包之部位。重手按至筋骨乃得，曰伏。古人謂該部脈象所主病，為胸中逆氣、噎塞不通、積氣胸中、心氣不足神不守、抑鬱、血鬱之慼、邪傷營、頭眩痛、胸悶、心悸、氣短時痛等。心與心包之病，有心氣虛、心陽不振、心陽暴脫、心陰不足、心血不足、心脈瘀膽、痰蔽心包、心火上炎、火擾心神等，其間病機各不相同，是以兼脈亦各有異處也。

◎**主病證治**

○**頭眩疼痛**

■症狀脈象　頭暈頭痛，惡寒懼冷，四肢發冷，耳鳴耳聾，氣短自汗，眩暈欲倒，左寸脈伏。

■治則治法　溫補陽氣。

■方藥用法　**參附湯**（《醫方類聚》引《濟生續方》）：人參15g，附子（炮，去皮、臍）30g。上藥切碎，分作3服。上藥用水300mL，加生薑10片，煎至240mL，去渣。食前溫服。

○**心悸氣短**

■症狀脈象　心悸不安，氣短氣淺，面白無華，神疲乏力，舌質淡白，左寸脈伏。

■治則治法　補益心陽。

■方藥用法　**眞武湯**（《傷寒論》）：茯苓、白芍藥、生薑（切）各9g，白朮6g，炮附子9g。上藥用水800mL，煎煮取300mL，去渣。分2次溫服。每日1劑。

○**氣短胸痛**

■症狀脈象　氣短胸痛，語聲低微，神疲乏力，甚或小便失禁，半身不遂，婦人或有閉經，舌有瘀點或紫斑，左寸脈伏。

■治則治法　補氣化瘀。

■方藥用法　**補陽還五湯**（《醫林改錯》）：生黃耆

初服 30～60g，以後漸加至 120g，當歸尾 6g，赤芍藥 4.5g，地龍3g，川芎3g，桃仁3g，紅花3g。水煎，去渣。溫服。至微效時，日服2劑，2劑服至5～6日，每日仍服1劑。

●左關伏脈診法主病證治

◎**診法**　左關，屬肝、膽之部位。重手按至筋骨乃得，曰伏。古人謂該部脈象所主病，為中焦有水氣、腸癖、血冷腰腳痛、肋下寒氣、肝血在腹、寒、熱、蓄水、停痰、氣厥逆、積、痛極、頭眩痛、肝氣上沖、肋脹痛等。肝膽病機，有肝氣不疏、肝氣橫逆、肝火上炎、肝血虧損、肝陰不足、肝陽上亢、肝風內動、肝經寒滯、肝脈瘀阻、肝膽濕熱、膽氣鬱阻、膽氣虛寒、膽胃不和等。無論何因，而致氣閉、血阻、邪滯、物格，或元陽大傷，或陰陽離決，皆能導致脈伏。大抵是實證易治，虛證難療。

◎**主病證治**

○**肝氣上沖**

■症狀脈象　大便結滯不快，小便亦見不利，口苦口乾，煩躁易怒，左關脈伏。

■治則治法　解鬱破結。

■方藥用法　**利氣丸**（《古今醫鑒・卷六》）：生大黃、黑牽牛子末各180g，炒香附120g，黃柏90g，木香、檳榔、枳殼（麩炒）、青皮、陳皮、煨莪朮、黃連各30g。上藥為細末，水泛為丸，梧桐子大，每服60～100丸，睡前淡薑湯送下，以利為度。

○**胸脅脹痛**

■症狀脈象　胸脅脹痛，噯氣頻頻，情緒波動更甚，左關脈伏。

■治則治法　疏肝理氣。

■方藥用法　**柴胡疏肝散**，遵醫囑服用。

●左尺伏脈診法主病證治

◎**診法**　左尺，屬腎、膀胱、小腸之部位。伏為隱伏，推筋著骨乃得。古人謂該部脈象所主病，為小腹痛、癥瘕、疝、腎寒、精虛、疝瘕結核、腎虛、腰痛等。縱其變證多端，但論部位卻不外腎、膀胱、小腸。論病性不外虛實兩端。實證多由寒熱氣閉，邪氣阻滯，氣機壅塞，氣血鬱滯，脈氣不暢所致；虛證多為久病氣血虧損，元陽大傷，血脈運行無力而成。

◎**主病證治**

○**下寒癥瘕**

■症狀脈象　癥者氣病，瘕者血病。癥者牢固不移，瘕者忽聚忽散。左尺脈伏。

■治則治法　活血行氣。

■方藥用法　**大七氣湯**（《三因極一病證方論》）：半夏12g，厚朴9g，茯苓12g，生薑15g，乾蘇葉6g。上藥以水700mL，煮取400mL。分溫4服，日3次，夜1次。每日1劑。

●右寸伏脈診法主病證治

◎**診法**　右寸，屬肺、胸中之部位。伏為埋伏，深藏可知。古人謂該部脈象所主病，為胸中逆氣、噎塞不通、積氣胸中、胸中氣滯、寒痰冷積、食鬱胸中、氣鬱、痰熱、嘔吐、邪傷衛、胸滿氣短、咳嗽氣促、胸痹硬等。其實證，或治以順氣、降氣、破積、疏鬱、祛痰、消食等法或治以開胸、宣肺、除濕、清熱等法，邪去則人安。唯虛證則元氣幾息，血氣將脫，古人用參附湯圖救。若為熱傷元氣，暑熱傷肺，用生脈飲此皆挽性命於百一也。

◎**主病證治**

○**氣鬱脹滿**

■症狀脈象　胸脅脹滿，喘急嘔咳，痰涎壅塞，右寸脈伏。

■治則治法　行氣化痰。

■方藥用法　**氣鬱湯**（《證治準繩・類方・第二冊》）：香附（童便浸）9g，蒼朮、橘紅、製半夏各4.5g，貝母（去心）、茯苓、川芎、紫蘇葉（自汗用蘇子）、炒梔子仁各3g，甘草、木香、檳榔各1.5g。加生薑5片，水煎服。每日1劑。

○**咳痰氣促**

■症狀脈象　面色青黑，四肢發涼，神志不清，痰聲轆轆，痰塞氣壅，甚則舌短捲縮，言語不清，右寸脈伏，甚則六脈俱伏。

■治則治法　溫陽化痰開閉。

■方藥用法　①**三生飲**（《易簡方》）：天南星30g，川烏、生附子各15g，木香7.5g。上藥切碎。每次取15g，用水300mL，加生薑10片，煎至180mL，去渣。溫服。每日1劑。②獨參湯送服**蘇合香丸**。

●**右關伏脈診法主病證治**

◎**診法**　右關，屬脾、胃之部位。按至筋骨乃得，曰伏。古人謂該部脈象所主病，為中焦有水氣、溏泄、腸澼、中脘積塊、腹痛、寒凝水穀、蓄水、停痰、氣逆、胃脘脹、食慾減退、胃中冷氣、霍亂、惡膿死肌、老痰膠固等。總由氣閉、痰閉、火閉、寒閉等因，或因陰陽相離，上下氣隔，皆能致此脈象。

◎**主病證治**

○**中寒腹痛**

■症狀脈象　腹痛不止，畏寒怕冷，嘔吐泄瀉，唇舌淡白，右關脈伏。

■治則治法　溫中健脾。

■方藥用法　**六君子湯**（《醫學正傳》引《太平惠民和劑局方》）：陳皮3g，半夏4.5g，茯苓、甘草、人參各3g，白朮4.5g。上藥切細，作1服。上藥加大棗2枚，生薑3片，水煎，去渣。溫服，日服2次。

○**胃脘脹滿**

■症狀脈象　腹部脹滿，胃脘疼痛，滿口臭氣，不欲飲食，脈伏。

■治則治法　溫胃消滯。

■方藥用法　蒼朮、厚朴、陳皮、木香、砂仁、炮薑、神麴、穀芽、枳殼、青皮、香櫞，劑量隨證而定，水煎服。

●**右尺伏脈診法主病證治**

◎**診法**　右尺，屬腎、命門、大腸之部位。按至筋骨乃得，曰伏。古人謂該部脈象所主病，為少火消亡、寒積、小腹痛、疝瘕、腎寒、精虛、火衰陽伏、臍下冷痛、寒氣攣急等。此雖脈位及所處臟腑有異，而病因病機脈理相同，故不多述。

◎主病證治

○寒氣攣急

■症狀脈象　手足厥冷，下利清穀，畏寒懼冷，腹痛不止，甚則攣急而昏厥，右尺脈伏。

■治則治法　溫陽益氣，養血和營。

■方藥用法　**四逆湯**（《傷寒論》）：甘草（炙）6g，乾薑6～9g，附子（生用，去皮，破8片）9～12g。以水600mL，先煎附子1小時，再入餘藥，同煎取240mL，去渣。溫服，每日2次。每日1劑。

●六脈俱伏脈診法主病證治

◎診法　即左右手之寸、關、尺，俱宜推筋著手乃得，曰六脈俱伏。古人謂該部六脈之主病，為長病得之死。《內經》云：陰陽離決，精氣乃絕。故蓄壽命不可久長也。

◎主病證治

○虛脫心衰

■症狀脈象　呼吸困難，鼻翼扇動，張口抬肩，心悸不寧，煩躁不安，額汗不止，四肢厥冷，面色發紺，六脈俱伏。

■治則治法　益氣救陰。

■方藥用法　**生脈散**（《醫學啟源》）：麥冬9g，五味子15粒，人參9g。上藥水煎，去渣。分2次溫服，不拘時候，每日1劑。

○卒中昏迷

■症狀脈象　痰壅喉內，轆轆有聲，突然昏仆，不省人事，六脈俱伏。

■治則治法　扶正祛邪。

■方藥用法　**滌痰湯**（《奇效良方》）：天南星（薑製）、半夏（湯洗7次）各7.5g，枳實（麩炒）、茯苓（去皮）各6g，橘紅4.5g，石菖蒲、人參各3g，竹茹2g，甘草1.5g。上作1服，水5盅，生薑5片，煎至2盅。食後服，每日2次。

（二十四）動（陽）

動乃數脈，見於關上下，無頭尾，如豆大，厥厥動搖。

（仲景曰：陰陽相搏名曰動，陽動則汗出，陰動則發熱，形冷惡寒，此三焦傷也。成無己曰：陰陽相搏，則虛者動，故陽虛則陽動，陰虛則陰動。龐安常曰：關前三分為陽，後三分為陰，關位半陰半陽，故動隨虛見。《脈訣》言：尋之似有，舉之還無，不離其處，不往不來，三關沉沉。含糊謬妄，殊非動脈。詹氏言其形鼓動如鈎、如毛者，尤謬。）

●**體狀詩**　動脈搖搖數在關，無頭無尾豆形團。其原本是陰陽搏，虛者搖兮勝者安。

●**主病詩**　動脈專司痛與驚，汗因陽動熱因陰。或為泄痢拘攣病，男人亡精女人崩。

（仲景曰：動則為痛為驚。《素問》曰：陰虛陽搏，謂之崩。又曰：婦人手少陰脈動甚者，妊子也。）

【提要】動脈為脈位短小，滑數如豆之脈。主驚恐，因驚則氣亂，恐則氣下，氣血紊亂，陰陽不和，則脈見躁動。

【注釋】厥厥：短的樣子。宋・劉攽之《貢父詩話》

曰：「今人呼禿尾狗為厥尾；衣之短後者，亦曰厥。」

【語解】動脈屬數脈類，一息五六至。動脈見於關部上下，脈位短小，無頭無尾像豆大一般，脈位雖短，但應指明顯，搖動不休。

◎**脈象：**動脈搖動不休，一息六至，見於關部，無頭無尾恰似豆粒一樣躍動，應指明顯。出現動脈的原因為陰陽兩氣相搏結，虛者則搖動，勝者則安靜。

◎**主病：**動脈專主疼痛與驚恐。亦主陽氣不足之自汗，陰虧不能制陽之發熱。瀉痢、拘攣、男人亡精、女人崩中等，也可出現動脈。

【應用新解】動脈是疼痛與驚證的反映，常見症狀正如張仲景所說，多表現為因陽虛而體表不密所導致的多汗，以及因陰虛陽旺所致的熱盛。另外，瀉痢、經脈拘攣、男子亡精病及女子崩漏等，有時也會見出現動脈。

《素問》說：當陰血虧虛，陽氣偏盛時，氣血相互搏擊，陰不制陽，陽熱之氣使血妄行而溢出而導致崩證。這也就是導致婦人出現動脈的原因。《素問》還說：當婦人出現往來滑動流利的動脈時，提示為妊娠。這是因為婦人在妊娠期間，經血不再外排而聚於內，體內血液較為旺

動脈滑數有力，脈形如豆，厥厥動搖
皮下
浮
中
沉
骨

動脈示意圖

盛，所以會出現動脈。

●脈理病機分析

動脈的形成，乃因陰陽相搏，升降失和，使氣血衝動，故脈道隨衝動呈滑數有力的動脈，加之關部脈管較寸尺略高略粗，所以脈動以關部較為明顯。張仲景認為是「陰陽相搏」的表現。痛則其血不通，驚則其氣竄進，血無氣不行，氣無血不附，陰陽乖違，氣血相搏，因此出現動脈。故曰：「動脈專司痛與驚。」

●動脈診法主病證治

◎**診法**　寸尺俯下，關上突起，既滑且數，形如豆粒，一蕩即過，曰動脈。古人謂該脈象所主病，為虛勞、崩中、血痢、痛、驚、痹、泄、恐、汗、熱、拘攣、亡精、形冷惡寒陽不通、狂、失血等。該脈象之病機，乃陰陽相搏而虛者妄動，即盛方安靜，虛方堅緊，陰虛則陰動，陽虛則陽動。該脈之兼脈，有兼弱兼弦大者。有兼澀者，誠有自矛自盾之嫌，因動脈本含滑數脈。另有兼滑兼數者，此乃頭上安頭，屋上架屋，反誤後學耳。

◎**主病證治**

○**水不涵木頭痛**

■症狀脈象　低熱不退，頭暈目眩，耳鳴耳聾，甚或無聞，腰酸遺精，口乾咽燥，手足蠕動，甚則抽掣不已等。左尺左關脈動。

■治則治法　滋水涵木。

■方藥用法　**耳聾左慈丸**（《飼鶴亭集方》）：熟地黃120g，山茱萸（炙）60g，茯苓45g，山藥60g，牡丹皮、澤瀉各45g，磁石90g，柴胡33g。上藥為細末，煉蜜為丸，如梧桐子大。每次取9g，淡鹽湯送服，每日2次。

○陽不勝陰自汗

■症狀脈象　不分晝夜，不因勞作，不因高溫，不因發散，時時汗出，脈動。

■治則治法　益氣固表。

■方藥用法　**大補黃蓍湯**（《魏氏家藏方》）：黃蓍（蜜炙）、防風（去蘆）、川芎、山茱萸（去核）、當歸（去蘆，酒浸）、白朮（炒）、肉桂（去粗皮，不見火）、甘草（炙）、人參（去蘆）、五味子各30g，白茯苓（去皮）45g，熟地黃（洗）60g，肉蓯蓉（酒浸）90g。上藥切碎。每次取15g，用水220mL，加生薑5片，大棗1枚，同煎至180mL，去渣。空腹、食前溫服。

○心脾疼痛

■症狀脈象　喘咳日久不癒，或嗜睡欲臥，身疲體倦，胸悶痛有憋氣感，頭蒙如裹，心悸不寧，脈動。

■治則治法　健脾化痰，益氣活血。

■方藥用法　**血府逐瘀湯**（《醫林改錯》）：當歸、生地黃各9g，桃仁12g，紅花9g，枳殼、赤芍藥各6g，柴胡3g，甘草3g，桔梗4.5g，川芎4.5g，牛膝10g。上藥水煎，去渣。分2次溫服，每日1劑。

○陰虛陽盛遺精

■症狀脈象　腰膝酸痛，遺精夢泄，頭暈目眩，骨蒸潮熱，夜裏盜汗，脈動。

■治則治法　補心益腎。

■方藥用法　**金鎖固精丸**，遵醫囑服用。

●左寸動脈診法主病證治

◎**診法**　左寸，屬心、心包之部位。形如豆粒，既滑且數，一蕩即過，曰動。古人謂該部脈象所主病，為驚悸、驚悸煩亂、怵惕不安等。陽虛則陽動，此屬心經與心包絡之虛證無疑，故有以上之諸病也。

◎**主病證治**

○**怔忡驚悸**

■症狀脈象　心胸躁動，心跳劇烈，上至心胸，下達臍腹，不因驚嚇，而心慌心跳。左寸脈動。

■治則治法　氣虛宜溫陽益氣；血虛宜益氣補血，養心安神。

■方藥用法　①氣虛用**小建中湯**（《傷寒論》）：桂枝（去皮）9g，甘草（炙）6g，大棗（擘）12枚，白芍藥18g，生薑（切）9g，飴糖30g。上藥用水1L，煮取600mL，去渣，納飴糖，更上微火溶解。每次溫服200mL，日服3次。每日1劑。

②血虛用**四物湯**（《仙授理傷續斷秘方》）：白芍藥、川當歸、熟地黃、川芎各等份。每次取9g，用水225mL，煎至160mL，去渣。空腹熱服，日服2次。

●左關動脈診法主病證治

◎**診法**　左關，屬肝、膽之部位。形如豆粒，既滑且數，一蕩即過，曰動。古人謂該部脈象所主病，為驚悸拘攣、拘攣掣痛等。總是肝血不足，肝膽不寧使然也。

◎**主病證治**

○**攣急**

■症狀脈象　爪甲蒼白，頭暈目眩，心悸不安，耳鳴耳聾，手足心熱，筋脈拘急，左關脈動。

■治則治法　養血息風。

■方藥用法　**人參養榮湯**（《太平惠民和劑局方》）：黃蓍、當歸、桂心、炙甘草、橘皮、白朮、人參各30g，白芍藥90g，熟地黃、五味子、茯苓各22g，遠志（去心，炒）15g。上藥為散劑。每次取12g，用水200mL，加生薑3片，大棗2枚，煎取150mL，去渣。空腹時溫服，每日2次。

●左尺動脈診法主病證治

◎**診法**　左尺，屬腎、膀胱、小腸之部位。形如豆粒，既滑且數，一蕩即過，曰動。古人謂該部脈象所主病，為亡精、失血、亡髓、驚恐、拘攣等。該脈象總屬腎、膀胱、小腸虛之範疇。

◎**主病證治**

○**恐懼傷腎**

■症狀脈象　惶恐不安，骨痿骨弱，滑精遺精，大小便失禁，滑泄不止，下焦脹滿，左尺脈動。

■治則治法　滋補心腎。

■方藥用法　**六味地黃丸合養心丸**，遵醫囑服用。

●右寸動脈診法主病證治

◎**診法**　右寸，屬肺、胸中之部位。形如豆粒，既滑且數，一蕩而過，曰動。古人謂該部脈象所主病，為自汗、自汗氣促等。陽虛則陽動，故主肺氣虛及胸中餘熱內戀之證。

◎**主病證治**

○**陽虛自汗**

■症狀脈象　畏寒，汗出覺冷，體倦神怠，右寸脈動。

■治則治法　溫陽固表。

■方藥用法　**耆附湯**（《魏氏家藏方》）：附子（炮，去皮、臍）6g，黃耆（鹽水或蜜拌，炙）3g。上藥為粗末。每次取9g，用水220mL，加生薑3片，棗子1枚，煎至150mL，去渣。食前服，每日2次。

○**氣虛自汗**

■症狀脈象　自汗惡風，汗出身冷，疲乏無力，右寸脈動。

■治則治法　益氣固表。

■方藥用法　**玉屏風散**，遵醫囑服用。

●右關動脈診法主病證治

◎**診法**　右關，乃脾、胃之部位。形如豆粒，既滑且數，一蕩即過，曰動。古人謂該部脈象所主病，為心脾疼痛、脾虛疼熱、脾痛、胃痛、吐逆等。總不越脾胃之範疇。

◎**主病證治**

○**脾陽虛**

■症狀脈象　腹脹納呆，大便溏薄，四肢不溫，全身水腫，或咳吐痰涎，右關脈動。

■治則治法　溫陽運脾。

■方藥用法　**回陽返本湯**（《古今醫鑒・卷七》引雲林方）：人參、白朮、炒乾薑、甘草、陳皮、製半夏、製附子各3g，丁香、茯苓、白豆蔻各2.4g，炒神麴1.8g，沉香1.5g。為粗末，加生薑3片，大棗2枚，鹽水少許，水煎服。每日1劑。

●右尺動脈診法主病證治

◎**診法**　右尺，屬腎、命門、大腸之部位。形如豆粒，既滑且數，曰動。古人謂該脈象所主病，為龍火奮迅、相火熾盛、亡精、失血等。

◎**主病證治**

○**相火熾盛**

■症狀脈象　頭痛眩暈，耳聾耳鳴，多夢易怒，五心發熱，性欲亢進，遺精早泄，右尺脈動。

■治則治法　滋陰降火。

■方藥用法　**滋陰降火湯**（《明醫雜著・卷一》）：生地黃（酒洗）、炙甘草、炮薑各1.5g，川芎、熟地黃、知母（蜜炙）、天冬各3g，炒白芍藥、當歸、白朮各3.3g，陳皮、黃柏（蜜炙）各2.1g。加生薑3片，水煎，空腹服。若咳嗽盛，加桑白皮、馬兜鈴、瓜蔞仁各2.1g，五味子10粒；痰盛，加薑半夏、貝母、瓜蔞仁各3g；潮熱盛，加桑白皮、沙參、地骨皮各2.1g；夢遺滑精，加牡蠣、龍骨、山茱萸各2.1g；盜汗多，加牡蠣、酸棗仁各2.1g，浮小麥1撮；赤白濁，加茯苓3g，炒黃連0.9g；兼衄血、咳血，加桑白皮3g，黃芩、炒梔子各5g；兼嗽血、痰血，加桑白皮、貝母、黃連、瓜蔞仁各2.1g；兼嘔吐血，加梔子、黃連、乾薑、炒蒲黃各3g，韭汁半盞，薑汁少許；兼唾血，加桔梗、玄參、炒側柏葉各3g。

（二十五）促（陽）

促脈，來去數，時一止復來（《脈經》）。如蹶之趣，徐疾不常（黎氏）。

（《脈經》但言數而止為促。《脈訣》乃云：並居寸口。不言時止者，謬矣。數止為促，緩止為結，何獨寸口哉。)

●**體狀詩**　促脈數而時一止，此為陽極欲亡陰。三焦鬱火炎炎盛，進必無生退可生。

●**相類詩**　見代脈。

●**主病詩**　促脈惟將火病醫，其因有五細推之。時時喘咳皆痰積，或發狂斑與毒疽。

(促主陽盛之病。促、結之因，皆有氣、血、痰、飲、食五者之別。一有留滯，則脈必見止也。)

【提要】促脈為脈來急數，時而一止，止無定數之脈。主陽盛熱實，氣、血、痰、食停積之病。陽熱亢盛，故脈來急數，陽盛陰衰，陰不遂陽，故脈來時止，止無定數。

【注釋】如蹶之趣：像腿腳不利之人快步行走一樣。蹶，是指腳上肌肉萎縮行走不利。

【語解】《脈經》言促脈的脈象為往來急數，時有停止，隨即又恢復跳動。黎氏說促脈就像腿腳不利之人快步疾行一樣，快慢不一。

◎**脈象**：促脈的脈象為脈來急數，時有一止，這是陽熱盛極，陰氣欲亡之象。三焦鬱火充盛，陽熱內熾，若歇止次數增加，則病情加重；若歇止次數減少，則說明病情緩解。

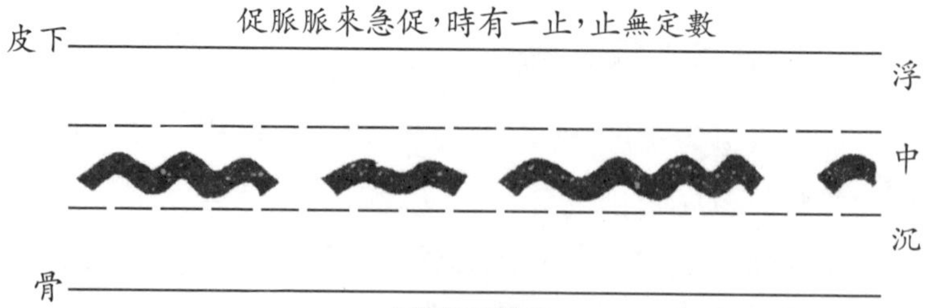

促脈脈來急促，時有一止，止無定數
皮下
浮
中
沉
骨

促脈示意圖

◎**相類脈**：詳見代脈，注意二脈的鑒別。

◎**主病**：促脈為火熱內盛之象，但細究其因，氣、血、痰、飲、食五者之別，應詳加推敲。時時喘咳者，多由痰積，而精神狂亂，肌膚發斑，或出現毒疽的，則為火熱熾盛所致。

【應用新解】促脈，是陽氣亢盛病證的反映。見及有促脈的病，多按照火證來進行治療。引起火盛的原因，有氣滯、血瘀、停痰、水飲、食積等5種。這些有形實邪一旦瀦留於體內，脈來必見有停歇的現象。切脈時，須仔細研究並加以鑒別。脈促並兼有時時喘咳、痰涎壅盛症狀的，則是痰積所致；而脈促又兼有發狂、發斑或毒疽等症的，則是陽氣亢極，影響心主神志的功能所致。

●脈理病機分析

促脈的形成，乃因陽熱獨盛而陰不能和所致，脈搏往來急數而促。此乃因為血隨氣行，氣熱則血行加速，故脈來急數；數中一止，多因血在急馳中量有不續，故脈見中止。亦可因氣、血、食、痰等病邪留滯，阻其血運，以數中一止，此必數中一止而有力；若數中一止而無力，多因真元衰憊，臟氣乖違，陰血衰少，陰陽不相接續之故。總之，促脈的產生多由邪阻壅滯所致。

●促而洪實脈診法主病證治

◎**診法**　促而洪實脈，其脈或診洪而兼促，或診實而兼促。三脈相兼，概指促而有力已耳。此診主熱盛火極。

◎**主病證治**

○**火鬱臟腑發狂**

■症狀脈象　心神煩亂，橫暴剛強，雙目紅絲，裸體打人，逾垣上屋，狂言叫罵，不避親疏，棄衣而走，體力過人，數日不食，苔黃，脈促而洪實。

■治則治法　降火化痰。

■方藥用法　**瀉心湯**（《金匱要略》）：大黃6g，黃連、黃芩各3g。用水300mL，煮取100mL，去渣。頓服。

○**熱毒入營發斑**

■症狀脈象　高熱神昏，躁動譫語，身發斑塊，或出斑疹，或出血，舌質絳，脈促而洪實。

■治則治法　鹹寒清熱，佐以苦甘。

■方藥用法　**犀角地黃湯**（《千金要方》）：赤芍藥12g，生地黃30g，牡丹皮9g，犀角屑（水牛角代）3g。上藥切碎。以水1L，煮取400mL，去渣。每次溫服200mL，日服2次。每日1劑。

●促而滑脈診法主病證治

◎**診法**　數而時一止，止能自還，曰促；滑脈，往來流利。二脈合診為促而滑脈。該脈象多為痰熱之證。

◎**主病證治**

○**痰鬱**

■症狀脈象　咳嗽喘促，胸悶不舒，或咽部如有物梗塞，咳之不出，吞之不下，脈促而滑。

■治則治法　降氣化痰。

■方藥用法　**半夏厚朴湯**（《金匱要略》）：半夏12g，厚朴9g，茯苓12g，生薑15g，乾蘇葉6g。上藥以水700mL，煮取400mL。分溫4服，日3次，夜1次。每日1劑。

○食鬱

■症狀脈象　噯腐吞酸，乾噫食臭，嘔逆惡食，胸滿脅痛，失氣頻作，腹痛而瀉，甚則譫語發狂，脈促滑。

■治則治法　行氣消導。

■方藥用法　**食鬱湯**（《雜病源流犀燭・內傷外感門・卷十八》）：蒼朮、厚朴、川芎、陳皮、神麴、梔子、枳殼、炙甘草、香附、砂仁（原方未注明劑量）。水煎服。每日1劑。

●浮而促脈診法主病證治

◎**診法**　舉之有餘，按之不足，曰浮；數而時止，曰促。二脈合診為浮而促脈。此乃外有表邪，內有熱邪之證。

◎**主病證治**

○肺癰

■症狀脈象　喘咳不停，時時潮熱，或有惡寒表證，吐粘臭膿痰，胸痛不已，脈浮而促。

■治則治法　清肺化痰，逐瘀排膿。

■方藥用法　**千金葦莖湯**（《金匱要略》）：葦莖（切）30g，薏苡仁30g，桃仁9g（去皮、尖，兩仁者），冬瓜子9g。上藥以水1.5L，先煮葦莖令得600mL，去渣，納入諸藥，煮取240mL。溫服，日服2次。每日1劑。

●促而沉脈診法主病證治

◎**診法**　數而時止，曰促；舉之不足，按之有餘，曰沉。二脈合診為促而沉脈。主熱蓄於裏，為瘡腫、氣滯、血瘀、痰阻、食壅、狂、斑、怒氣厥搐、毒疽、五積停中、胸膈逆滿、頭眩、氣喘、下利厥逆等。

◎主病證治

○氣鬱

■症狀脈象　胸脅滿痛，咳喘嘔吐，噯氣不食，痰涎結聚，脈促而沉。

■治則治法　清氣化痰。

■方藥用法　**七氣湯**（《三因極一病證方論》）：半夏（湯洗）150g，厚朴（薑製）、桂心各90g，茯苓、白芍藥各120g，紫蘇葉、橘皮各60g，人參30g。上藥銼散。每次取12g，用水225mL，加生薑7片，大棗1枚，煎至160mL，去渣。空腹溫服。

○血鬱

■症狀脈象　胸脅疼痛，固定不移，肌膚甲錯，如錐如刺，大便色黑，脈促而沉。

■治則治法　化瘀疏鬱。

■方藥用法　**血府逐瘀湯**（《醫林改錯》）：當歸、生地黃各9g，桃仁12g，紅花9g，枳殼、赤芍藥各6g，柴胡、甘草各3g，桔梗、川芎各4.5g，牛膝10g。水煎，去渣。分2次溫服，每日1劑。

●小而促脈診法主病證治

◎**診法**　小脈亦即細脈。如絲線之應指，曰細脈；數而時止，曰促脈。二脈合診為小而促脈。常有兼澀兼虛者，實難苟同，因遲數相兼，豈有此理焉。

◎主病證治

○腎衰心脫脫證

■症狀脈象　呼吸困難，鼻翼扇動，張口抬肩，煩躁不寧，心悸不安，額汗不止，面色發紺，指甲青紫，四肢逆冷，脈細小而促。

■治則治法　益氣生津，回陽救脫。

■方藥用法　**參附湯**（《醫方類聚》引《濟生續方》）：人參15g，附子（炮，去皮、臍）30g。上藥切碎，分作3服。用水300mL，加生薑10片，煎至240mL，去渣。食前溫服。

○**熱毒熾盛陰津大傷**

■症狀脈象　頭痛高熱，大汗淋漓，口乾口渴，面色潮紅，煩躁不寧，心中悸動不已，舌質紅、苔黃燥，脈細促。

■治則治法　益氣生津。

■方藥用法　**白虎加人參湯**（《傷寒論》）：知母9g，石膏30g，甘草（炙）3g，粳米50g，人參10g。上藥以水1L，煮至米熟湯成去渣。每日分3次溫服。每日1劑。

●左寸促脈診法主病證治

◎**診法**　左寸，屬心、心包之部位。數而時止，曰促。古人謂該部脈象所主病，為心火炎炎，心熱壅迫。心熱有虛實之分，若脈促而兼洪，則多為實熱；若脈促而兼細，則多為陰虛；若脈促而兼滑，則多為痰火擾心；若熱入心包，則脈促而大。

◎**主病證治**

○**心熱壅迫**

■症狀脈象　煩躁不安，面色發赤，舌面生瘡，口乾口渴，神昏譫語，小便短赤，或澀痛，左寸脈促。

■治則治法　涼心祛火。

■方藥用法　**導赤散**（《小兒藥證直訣》）：生地黃、

甘草（生）、木通各等份。上藥為末。每次9g，用水150mL，加竹葉3g，同煎至75mL，食後分3次溫服，每日1劑。

○血瘀陰虛真心痛

■症狀脈象　胸悶氣憋，胸痛夜間為甚，頭暈目眩，耳鳴耳聾，口乾口渴，腰酸腿軟，足跟疼痛，或有盜汗，舌有瘀點、瘀斑，左寸脈細數而促。

■治則治法　養陰化瘀。

■方藥用法　**生脈散**〔（《醫學啟源》）：麥冬9g，五味子15粒，人參9g。水煎，去渣。分2次溫服，不拘時候，每日1劑。〕**合血府逐瘀湯**〔（《醫林改錯》）：當歸、生地黃各9g，桃仁12g，紅花9g，枳殼、赤芍藥各6g，柴胡3g，甘草3g，桔梗4.5g，川芎4.5g，牛膝10g。水煎，去渣。分2次溫服，每日1劑〕。

●左關促脈診法主病證治

◎**診法**　左關，屬肝、膽之部位。數而時止，曰促脈。古人謂該部脈象所主病，為血滯、血燥、血滯脅脹等。該脈象之病機多由肝氣、肝火、肝瘀、肝膽濕熱、膽氣鬱阻等所致。火亢物停是促脈病理之總綱。

◎**主病證治**

○血滯脅脹

■症狀脈象　脅肋脹痛，痛有定處，兩目黯黑，肌膚甲錯，左關脈促。

■治則治法　活血化瘀。

■方藥用法　**復元活血湯**（《醫學發明》）：柴胡15g，天花粉、當歸各9g，紅花、甘草、穿山甲（炮）各

6g，大黃（酒浸）30g，桃仁（酒浸，去皮、尖，研如泥）50枚。上藥除桃仁外，均銼片。每次取30g，用水225mL，加酒75mL，同煎至210mL，去渣。食前溫服。以利為度，得利痛減，不盡服。

○膽熱石阻

■症狀脈象　右脅肋絞痛，發熱，多因進食油膩或劇烈運動而誘發，疼痛難忍，大汗淋漓，面色蒼白，噁心嘔吐，可見黃疸，左關脈促。

■治則治法　清熱利濕，疏肝利膽，化痰散結，活血祛瘀。

■方藥用法　**利膽排石片**，遵醫囑服用。

●左尺促脈診法主病證治

◎診法　左尺，屬腎、膀胱、小腸之部位。脈數而時止，曰促。古人謂該部脈象所主病，為遺滑堪憂、腎熱、頭眩、淋濁、便血等。該脈象之病機多為腎陰虧虛、腎精虧損、膀胱濕熱、膀胱絡傷、小腸實熱、小腸氣滯等病證所引起的一系列症狀。

◎主病證治

○腎熱石阻

■症狀脈象　小便淋瀝，尿帶沙石，色紅如血，病為石淋；或尿如脂膏，病為膏淋；莖中熱痛，時流穢濁，色如蘇木水，病為赤濁。以上諸病，皆與腎膀胱積熱有關。

■治則治法　清熱利濕。

■方藥用法　**石韋散**（《外台秘要》引《集驗方》）：石韋（去毛）60g，瞿麥30g，滑石150g，車前子90g，冬葵子60g。上藥為散劑。每次取3g，開水調服，每日3

次。

○頭眩而暈

■症狀脈象　頭暈目眩，遺精早泄，腰腿酸軟，脈左尺促無力。

■治則治法　壯水之主。

■方藥用法　**左歸飲**（《景岳全書》）：熟地黃6～9g（或加至30～60g），山藥、枸杞子各6g，炙甘草3g，茯苓4.5g，山茱萸3～6g（畏酸者少用之）。用水400mL，煎至280mL，去渣。食遠服，每日2次。每日1劑。

●右寸促脈診法主病證治

◎**診法**　右寸，屬肺、胸中之部位。脈數而時止，曰促脈。古人謂該部脈象所主病，為肺鳴咯咯、咳喘痰湧。細論豈止兩病了得，如肺癰之熱壅血瘀、肺津不布、肺熱葉焦、肺癆、肺氣脫絕，皆可致成該脈象。

◎**主病證治**

○咳喘痰湧

■症狀脈象　咳喘痰湧，面色發紅，口乾口苦，口渴咽痛，舌紅少津，右寸脈促。

■治則治法　清肺降火。

■方藥用法　**瀉白散**（《濟生方》）：桑白皮（炙）、桔梗（炒）、地骨皮、半夏（湯洗7次）、瓜蔞仁、升麻、杏仁（去皮、尖）、甘草（炙）各等份。上藥切碎。每次取12g，用水150mL，加生薑5片，煎至120mL，去渣。食後溫服。

●右關促脈診法主病證治

◎**診法**　右關，屬脾、胃之部位。脈數而時一止，曰促。古人謂該部脈象所主病，為脾宮食滯、食傷、脘脹痛、食積嘔惡等。古人之論，未免過於籠統，如濕熱蘊脾、脾陰胃陰不足、胃脘積滯、胃火上炎、胃絡瘀阻、痰濕鬱阻，乃至外科之脾癰、胃癰等，皆可導致該脈象的形成。

◎**主病證治**

○**胃脘脹痛**

■症狀脈象　胃脘脹痛，噯氣吞酸，嘔吐或瀉下奇臭，右關脈促。

■治則治法　消食導滯。

■方藥用法　**枳實導滯丸**（《內外傷辨惑論》）：大黃30g，枳實（麩炒，去瓤）、神麴（炒）各15g，茯苓（去皮）、黃芩（去腐）、黃連（揀淨）、白朮各9g，澤瀉6g。上藥為細末，湯浸蒸餅為丸，如梧桐子大。每次取50～70丸，每日2～3次，食遠用溫開水送服。

●**右尺促脈診法主病證治**

◎**診法**　右尺，屬腎、命門、大腸之部位。數而時止，曰促。古人謂該部脈象所主病，為灼熱、灼熱亡陽、相火旺盛等。該脈象之病機，為腎陰虧虛、腎精虧損、大腸濕熱、腸絡損傷、虛火上浮、元陽暴脫、相火妄動等。此皆失治而導致病情嚴重而出現該脈象也。

◎**主病證治**

○**相火旺盛**

■症狀脈象　牙齒酸痛，耳聾齒鬆，五心發熱，舌紅少津，右尺細數而促。

■治則治法　滋腎安火。

■方藥用法　**左歸飲**，見頭眩而暈。

○**下焦溫病**

■症狀脈象　熱深厥深，心中大動，甚而心痛，右尺脈促。

■治則治法　補水潛陽。

■方藥用法　**三甲復脈湯**（《溫病條辨》）：炙甘草18g，生地黃、生白芍藥各18g，麥冬（不去心）15g，阿膠、火麻仁各9g，生牡蠣15g，生鱉甲24g，生龜甲30g。上藥用水1.6L，煮取600mL，去渣。上為1日量，分3次溫服。

（二十六）結（陰）

結脈，往來緩，時一止復來（《脈經》）。

（《脈訣》言：或來或去，聚而卻還。與結無關。仲景有累累如循長竿曰陰結，藹藹如車蓋曰陽結。《脈經》又有如麻子動搖，旋引旋收，聚散不常者曰結，主死。此三脈，名同實異也。）

●**體狀詩**　結脈緩而時一止，濁陰偏盛欲亡陽。浮為氣滯沉為積，汗下分明在主張。

●**相類詩**　見代脈。

●**主病詩**　結脈皆因氣血凝，老痰結滯苦沉吟。內生積聚外癰腫，疝瘕為殃病屬陰。

（結主陰盛之病。越人曰：結甚則積甚，結微則積微，浮結外有痛積，伏結內有積聚。）

【提要】結脈為脈來緩慢，時有一止，止無定數之脈。主病為陰盛氣結，寒痰瘀血，癥瘕積聚。陰氣內盛，故脈來緩慢。痰瘀內結，血脈時阻，故脈常歇止。

【注釋】

◎**累累**：連續不斷之意。

◎**藹藹**：布滿、籠罩之義。《文選》呂向注曰：「藹，蓋也。」

【語解】《脈經》云結脈的脈象為往來緩慢，時有一止，又復跳動。

◎**脈象**：結脈的脈象為脈來緩慢，時有一止，是陰寒內盛，陽氣欲亡之象。脈浮兼結為氣滯，脈沉兼結為積聚，浮結宜汗，沉結宜下，要辨證分明，因證施治。

◎**相類脈**：詳見代脈，注意二脈的鑒別。

◎**主病**：結脈是因氣血凝結不通所致。老痰結滯於內，氣血不通而痛，令患者苦痛沉吟。內生之積聚與外見之癰腫，以及疝瘕等屬陰的病變，均為結脈所主。

【應用新解】結脈的「結」，說明了結脈通常反映的病證多是由於氣血凝滯所致，包括陰盛、陽虛、氣滯、血瘀、水飲停留等形成的結聚，表現為痰、瘀、積、聚、疝、瘕等阻礙氣機的表像。比如，寒痰壅結，阻滯氣血運行，就會導致體內形成積聚，體表形成癰瘍或疝氣，抑或

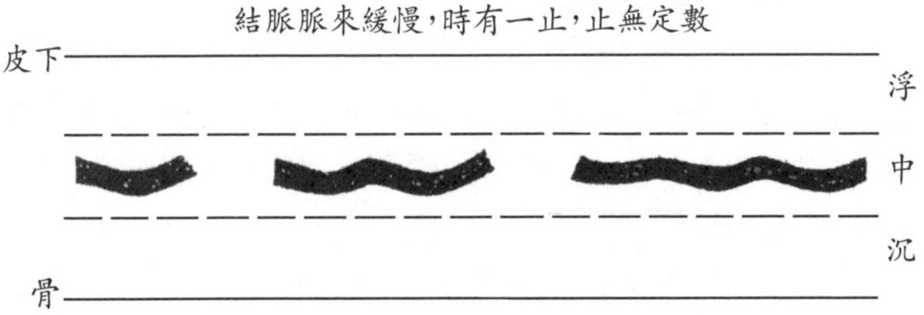

結脈脈來緩慢，時有一止，止無定數
皮下
浮
中
沉
骨

結脈示意圖

是癥瘕等，並且表現為結脈。結脈也可見於正常人（心臟病除外）或情志失常、菸酒過量者。

由於出現結脈的病情較為複雜，出現單一的脈象是比較少見的，常以兼脈為主。若結脈與浮脈同時出現，有結脈說明體內有積滯、氣滯血瘀等病證，而浮脈則說明病位較為輕淺，相對而言病情不是很複雜；如結脈與沉脈同時出現，說明積滯病位較深，且尤以氣積臟腑為多見；如結脈與澀脈同時出現，因兩者都與血有關，提示其病多為瘀血阻滯；如結脈與滑脈同時出現，同理，兩者又都與痰涎有關，提示其病多是痰凝阻絡；如結脈與數脈同時出現，那就又與熱邪扯上了關係；如結脈與代脈同時出現，那病情就較為嚴重了，多是臟氣衰微的危重病證。

另外，若是受到驚嚇或是心悸時亦會出現代脈，所以需要認真辨證才對。

●脈理病機分析

結脈的形成，其因有二，一由氣血痰食飲邪積滯不散，阻礙血脈，以致心陽澀滯，脈來遲緩中止；二由氣血漸衰，精力不繼，心陽不振，氣虧則血流不暢，以致遲緩中止。

●結脈診法主病證治

◎**診法**　緩而時一止，止無常數，且能自還，曰結脈。古人所謂更來小數，即自還之義。以更通俗之語言詮釋，即脈來歇止後，連續搏動兩下，以補償歇止之至數。故以古人之緩而時止，名曰結脈，業已定形，即一息四至或五至，其間有歇止之表現者。但以實際而論，一息三至以下之遲脈，若有時一止之現象，亦應歸屬於結脈。該脈象若不辨其兼脈，則仍難實指到位，如寒邪滯經，則脈來浮結；如積氣在內，痰飲瘀血，則脈來沉結。另有文獻載有兼代兼緩兼數脈，此謂眩惑後學耳目之最甚也。其代脈所異於結脈，是止有常數，且不自還，故古人有結生代死之說。又仲聖本有結代聯提之語，此是或結或代之義，是故結代不能相兼。又兼緩，結脈本含緩，兼之無意義。兼數更是相悖，既已變數，脈名隨之為促脈可也。

◎主病證治

○血虛虛勞

■症狀脈象　面色萎黃，飲食減少，四肢倦怠，神怯氣短，健忘怔忡，脈結無力。

■治則治法　補益心脾。

■方藥用法　**歸脾湯**（《濟生方》）：白朮、茯苓（去木）、黃耆、龍眼肉、酸棗仁（炒，去殼）各30g，人參、木香（不見火）各15g，甘草（炙）7.5g。上藥切碎。每次取12g，用水230mL，加生薑5片，大棗1枚，煎至160mL，去渣。溫服，不拘時候。

○陰邪結裏

陰寒內盛，邪結於裏，處所非一，簡述如下。

◇心寒可見脈結，左寸為甚，方藥用薑附湯。肝實寒可見脈結有力，左關為甚，方藥可用暖肝煎；肝虛寒可見脈結無力，左關為著，方藥可用四逆湯。脾寒可見脈結，右關為甚，方藥可用六君子湯。肺寒可見脈結，右寸為甚，方藥可用苓甘五味薑辛湯。腎寒可見脈結無力，右尺為甚，方藥可用右歸飲。

○陽衰正減

◇腎陽虛

■症狀脈象　腰酸腰痛，耳鳴耳聾，肢冷懼寒，夜尿頻多，或有水腫。男人則精冷精少精敗而無能種玉；婦人可有宮冷無能受孕。或常夢死人陰鬼，涉渡江河，此皆陽虛之候。脈結無力，右尺為甚。

■治則治法　溫補腎陽。

■方藥用法　**八味丸**（《壽親養老新書》）：川巴戟天（酒浸，去心，用荔枝肉30g同炒赤色，去荔枝肉）45g，高良薑（銼碎，用麥冬45g，去心，同炒赤色為度，去麥冬）30g，川楝子（去核，用降真香30g，銼碎同炒，油出為度，去降真香）60g，吳茱萸（去梗，用青鹽30g，同炒後，吳茱萸炮，同用）45g，胡盧巴（用全蝎14個，同炒後，胡盧巴炮，去全蝎）30g，山藥（用熟地黃同炒焦色，去地黃）45g，茯苓（用川花椒30g同炒赤色，去川花椒）30g，香附子（去毛，用牡丹皮30g同炒焦色，去牡丹皮）45g。上藥為細末，鹽煮麵糊為丸，如梧桐子大。每次40～50丸，食前空腹鹽湯送服；溫酒亦得。

◇心陽虛

■症狀脈象　面色蒼白，心悸不安，氣短氣淺，自汗不止，唇舌紫紅，甚則四逆，心痛脈結，左寸為甚。

■治則治法　溫心陽，益心氣

■方藥用法　**四逆湯**（《傷寒論》）：甘草（炙）6g，乾薑6～9g，附子（生用，去皮，破8片）9～12g。以水600mL，先煎附子1小時，再入餘藥，同煎取240mL，去渣。溫服，日服2次。每日1劑。

●沉結脈診法主病證治

◎**診法**　舉之不足，按之有餘，曰沉；緩而時止，曰結。二脈合診為沉結脈。古人謂沉結脈之主病，為內有積氣、痰飲瘀血、大便下紅、痛積相迫等。該沉結脈雖已兩兼，但如欲入木三分，則須窮底而後可也。如陰凝氣阻，虛寒疝氣，虛寒癥瘕，則脈多結兼遲緩；如老痰結滯，則脈結兼緩。諸如此類，不一而足。

◎**主病證治**

○**陰凝氣阻**

■症狀脈象　周身脹痛，夜間及陰雨天加重，情志不舒則脹痛加劇，脈象沉結。

■治則治法　理氣行氣。

■方藥用法　**烏藥順氣湯**（《三因極一病證方論》）：烏藥（去木）、麻黃（去根、節）、橘皮各60g，川芎、枳殼（麩炒，去瓤）、甘草（炙）、白僵蠶（去絲嘴，炒）、白芷、桔梗各30g，乾薑（炮）15g，上藥為粗末。每次取6g，用水150mL，加生薑3片，薄荷7葉，煎至105mL，去渣。空腹溫服，每日2次。

○**老痰結滯**

■症狀脈象　痰呈黏塊，凝滯於喉，吐之不出，吞之不下，或見毛焦，咽乾口燥；咳嗽喘促，色白如同枯骨，脈象沉結兼滑。

■治則治法　鹹寒軟堅，開鬱化痰。

■方藥用法　**半夏厚朴湯**（《金匱要略》）：半夏12g，厚朴9g，茯苓12g，生薑15g，乾蘇葉6g。以水700mL，煮取400mL。分溫4服，日3次，夜1次。每日1劑。

○血瘀腹痛

■症狀脈象　肌膚甲錯，兩目黯黑，爪甲枯焦，口渴不飲，痛有定處，或有腫塊，疼痛拒按，大便色黑，脈結。

■治則治法　行氣逐瘀。

■方藥用法　**復元活血湯**（《醫學發明》）：柴胡15 g，天花粉、當歸各9g，紅花、甘草、穿山甲（炮）各6g，大黃（酒浸）30g，桃仁（酒浸，去皮、尖，研如泥）50枚。上藥除桃仁外，均銼片。每次取30g，用水225mL，加酒75mL，同煎至210mL，去渣。食前溫服。以利為度，得利痛減，不盡服。

○血瘀黃疸

■症狀脈象　面色黧黑，少腹脹急，有塊而痛，小便自利，大便色黑，身黃脈結。

■治則治法　利濕祛濁，破瘀生新。

■方藥用法　**桃仁承氣湯**（《仁齋直指方附遺》）：桃仁、大黃、桂枝、芒硝、甘草、當歸、蘇木、紅木、紅花（原方未注明劑量）。水煎，去渣，入酒、童便。溫服，每日2次。每日1劑。

●結有力脈診法主病證治

◎**診法**　緩而時止，曰結脈。唯有力字，最難言傳，姑承古人之說法耳。究不如兼浮，兼滑，兼弦，兼實，兼大確切。大凡寒邪侵襲，復兼阻滯，而致實證脈結；陽氣虛及氣虛脈不續者，可致虛證脈結。故脈來之強弱寬窄有別也。

◎**主病證治**

○食積

■症狀脈象　飲食不化，噯腐吞酸，脘腹脹痛，大便臭如敗卵，脈結。

■治則治法　健脾消導。

■方藥用法　**健脾丸**（《醫方集解》）：人參、白朮（土炒）各60g，陳皮、麥芽（炒）各60g，山楂（去核）45g，枳實90g。上藥為末，神麴糊為丸，如梧桐子大。每次取10丸，每日2次，米飲送服。

●結無力脈診法主病證治

◎**診法**　緩而時一止，曰結。唯「無力」二字毫無權衡規矩之可擬。終不如兼細、芤、濡、弱更為形象。吾輩雖姑承刊載，此名雖存而實亡矣。本文所列三病，如虛寒，則脈結多兼沉而遲；如氣虛，則脈多結而細。

◎**主病證治**

○**虛寒泄瀉**

■症狀脈象　身體沉重，懶食腹脹，口不見渴，四肢發冷，瀉下澄清，小便清長，脈沉遲而結。

■治則治法　補虛散寒。

■方藥用法　**實脾散**（《醫方類聚》引《濟生方》）：厚朴（薑製炒）、白朮、木瓜（去瓤）、木香（不見火）、草果仁、檳榔、附子（炮，去皮、臍）、白茯苓、乾薑（炮）各30g，炙甘草15g。上藥為粗末，每次取12g，用水230mL，加薑5片，大棗1枚，煎至140mL，去渣。溫服，不拘時候。

○**虛寒腸鳴**

■症狀脈象　腹中轆轆有聲，終日如此，有瀉者，亦有不瀉者，脈結無力。

■治則治法　溫陽化濕。

■方藥用法 **五苓散**〔（《傷寒論》）：豬苓9g（去皮），澤瀉15g，白朮、茯苓各9g，桂枝6g。上藥為散劑。每次取3～6g，以白飲和服，每日3次。多飲暖水，汗出癒。〕**合理中丸**〔（《傷寒論》）：人參、乾薑、炙甘草、白朮各90g。上藥為末，煉蜜和丸，如雞子黃大。每次1丸，用沸湯浸泡研碎，溫服，日3次，夜2次。腹中未熱，每次增至3～4丸〕。

●左寸結脈診法主病證治

◎**診法** 左寸，屬心、心包之部位。緩而時止，曰結。古人謂該部脈象所主病，為心寒、心疼痛、胸滿痛、心悸氣短、自汗身倦等。其病機總為血瘀，心氣不寧，心氣大虛，寒邪犯心，物停瘀塞，而致氣不能接續，致成該脈。

◎**主病證治**

○**心脹**

■症狀脈象 心煩急躁，短氣懶言，平臥不安，左寸脈結。

■治則治法 祛寒化瘀。

■方藥用法 **離照湯**（《醫醇賸義·卷四》）：琥珀、陳皮、青皮各3g，丹參、茯神各9g，朱砂、沉香、生薑皮各1.5g，柏子仁、鬱金各6g，燈心100cm。水煎分服。每日1劑。

○**心疝**

■症狀脈象 腹部疼痛，腹皮隆起，自感有氣由臍下沖心，脈左寸結。

■治則治法 溫經散寒，和血止痛。

■方藥用法 **木香散**（《太平聖惠方》）：木香、青橘皮（湯浸，去白，焙）、赤芍藥、吳茱萸（湯浸7遍，焙乾，微炒）、當歸（銼，微炒）、檳榔、附子（炮裂，銼）、柴胡（去苗）各30g，麝香9g（細研）。上藥為散劑，入麝香和令勻。每次取6g，以水250mL，煎至150mL，去渣。稍熱服，不拘時候，每日2次。

●**左關結脈診法主病證治**

◎**診法**　左關，屬肝、膽之部位。緩而時一止，曰結。古人謂該部脈象所主病，為疝瘕、氣鬱不舒、脘滿脅痛、食少嘔惡等。該脈象之病機，為肝氣不疏、肝氣橫逆、肝經寒滯、肝脈瘀阻、膽氣鬱阻、膽氣虛寒，導致瘀血、痰阻、症積、包塊、疝氣、腹痛、婦人經閉、痛經、轉筋、陰縮、腰膝酸軟、疲憊不堪、憂鬱膽怯、乾嘔吐沫、巔頂頭痛、視物不明、膽怯易驚、遇事決斷無權等。上述諸多病證，皆在考慮之列。

◎**主病證治**

○**少食嘔惡**

■症狀脈象　乾嘔不止，泛吐涎沫，四肢厥冷，頭痛脈弦或結。

■治則治法　溫肝和胃，降逆止嘔。

■方藥用法　**吳茱萸湯**（《傷寒論》）：吳茱萸、人參各9g，大棗（擘）12枚，生薑（切）18g。以水1L，煮取400mL，去渣。溫服，每次100mL，日服3次。每日1劑。

○**膽氣鬱阻**

■症狀脈象　頭暈目眩，胸悶嘔惡，喜善太息，口乾口苦，或煩躁不寐，驚悸不寧，或有黃疸，脅痛，左關脈結而兼弦。

■治則治法　清膽解鬱。

■方藥用法　**溫膽湯**（《外台秘要》引《集驗方》）：生薑12g，半夏（洗）6g，橘皮9g，竹茹85.6g，枳實（炙）6g，炙甘草3g（《三因極上病證方解》有茯苓）。用水1.6L，煮取400mL，去渣。分2次溫服。每日1劑。

●左尺結脈診法主病證治

◎**診法**　左尺，屬腎、膀胱、小腸之部位。緩而一止，曰結。古人謂該部脈象所主病，為痿躄之疴、少腹脹滿、食少便溏、下肢拘攣等。該脈象之病機為腎陽虛衰、腎虛水泛、腎不納氣、腎氣不固、膀胱氣化不利、小腸氣滯、小腸虛寒等證。總之，不為正衰，即為物停。

◎主病證治

○下肢拘攣

■症狀脈象　腰膝沉重，步履艱難，下肢拘攣，甚則半身不遂，左尺脈結。

■治則治法　養血驅風，溫經通絡，益氣活血，補腎益精。

■方藥用法　**大秦艽湯**（《素問·病機氣宜保命集》）：秦艽90g，石膏、甘草、川芎、當歸各60g，川羌活30g，川獨活60g，防風30g，黃芩30g，白芍藥60g，吳白芷30g，白朮、生地黃、熟地黃、白茯苓各30g，細辛15g。上藥銼細。每次取30g，水煎，去渣。溫服。

●右寸結脈診法主病證治

◎**診法**　右寸，屬肺、胸中之部位。緩而時止，曰結。古人謂該部脈象所主病，為肺虛、氣寒凝結、肺虛氣寒、胸滿氣短、胸痛心悸、咳喘等。該脈象之病機，為肺失肅降、肺失治節、肺氣虛寒、肺氣不足、肺絡損傷、肺氣脫絕等。此或因氣虛不能接續而致脈結，或因痰濕阻塞氣道而致脈結，或因痰飲瘀血積於肺臟而致脈結。先辨結脈，次辨兼脈，於同中求異。

◎**主病證治**

○**胸滿氣短**

■症狀脈象　乾嘔不止，氣短氣淺，心悸不安，喘息不得平臥，咳吐泡沫涎痰，胸滿痛引脅肋，舌質淡、苔白膩，脈弦而結。

■治則治法　瀉肺化痰。

■方藥用法　**葶藶大棗瀉肺湯**（《金匱要略》）：葶藶子（熬令黃色）9g，大棗12枚。用水600mL，煮棗取400mL，去棗，納葶藶子煮取200mL，去渣。趁熱頓服。每日1劑。

●**右關結脈診法主病證治**

◎**診法**　右關，屬脾、胃之部位。緩而時止，曰結。古人謂該部脈象所主病，為痰滯食停、脘滿腹脹、食少納呆、胃痛等。該脈象之病機，為脾虛失運、脾陽不振、脾虛濕盛、胃失和降、胃脘積滯、胃氣虛寒、胃絡瘀阻、胃絡損傷等。以上諸證，實證實而結，虛證虛而結。識者鑒之。

◎**主病證治**

○**脾胃虛寒**

■症狀脈象　胃脘冷痛，得熱則舒，嘔吐清水，舌苔白滑，右關脈結。

■治則治法　溫補脾胃。

■方藥用法　**香砂六君子湯**（《古今名醫方解》柯韻伯方）：人參3g，白朮、茯苓各6g，甘草2.1g，陳皮2.4g，半夏3g，砂仁2.4g，木香2.1g。加生薑2片，水煎，去渣。溫服，日服2次。每日1劑。

○**氣血虛少**

■症狀脈象　氣短氣淺，胸悶不舒，心下動悸，舌光少苔，右關脈結。

■治則治法　益氣補血，滋陰復脈。

■方藥用法　**炙甘草湯**（《傷寒論》）：甘草（炙）12g，生薑（切）9g，人參6g，生地黃30g，桂枝9g，阿膠6g，麥冬（去心）、火麻仁各10g，大棗（擘）5～10枚。以清酒700mL，水800mL，先煮8味藥，取300mL，去渣，納入阿膠烊消盡。每次溫服100mL，日服3次。每日1劑。

●右尺結脈診法主病證治

◎**診法**　右尺，屬腎、命門、大腸之部位。緩而時止，曰結。古人謂該部脈象所主病，為陰寒、月經不調、經行腹痛、少腹脹等。該脈象之病機，為腎陽虛衰、命門火衰、大腸虛寒等。其腎陽虛衰與命火衰微，所表現之症狀相差無幾，如形寒怯冷、寒厥、陽痿早泄、婦人宮冷不孕、小便不利或清長、遺尿或小便不禁、尿少、水腫、水泛為痰、便下溏薄、泄瀉、精神委靡、陰疽、喑啞、大腸虛寒、脫肛、便秘等。

◎**主病證治**

○**月經後期**

■症狀脈象　量少色黯，小腹絞痛，痛處拒按，得熱則減，面青肢冷，脈沉而結。

■治則治法　溫經散寒。

■方藥用法　**吳茱萸湯**，見少食嘔惡。

○**虛寒痛經**

■症狀脈象　月經色淡量少，腹痛綿綿，頭暈目眩，心悸不安，腰酸無力，面白無華，脈右尺結。

■治則治法　溫經補虛。

■方藥用法　**溫經湯**（《金匱要略》）：吳茱萸9g，當歸、白芍藥、川芎、人參、桂枝、阿膠、牡丹皮（去心）、生薑、甘草、半夏各6g，麥冬（去心）9g。水煎服，阿膠烊化。溫服，日服3次。每日1劑。

（二十七）代（陰）

代脈，動而中止，不能自還，因而復動（仲景）。脈至還入尺，良久方來（吳氏）。

（脈一息五至，肺、心、脾、肝、腎五臟之氣，皆足五十動而一息，合大衍之數，謂之平脈。反此則止乃見焉，腎氣不能至，則四十動一止；肝氣不能至，則三十動一止。蓋一臟之氣衰，而他臟之氣代至也。《脈經》曰：代則氣衰。滑伯仁曰：若無病，羸瘦脈代者，危脈也。有病而氣血乍損，氣不能續者，只為病脈。傷寒心悸脈代者，復脈湯主之，妊娠脈代者，其胎百日。代之生死，不可不辨。）

●**體狀詩**　動而中止不能還，復動因而作代看。病者得之猶可療，平人卻與壽相關。

●**相類詩**　數而時止名為促，緩止須將結脈呼。止不能回方是代，結生代死自殊途。

（促、結之止無常數，或二動、三動，一止即來。代脈之止有常數，必依數而止，還入尺中，良久方來也。）

●**主病詩**　代脈之因臟氣衰，腹疼泄痢下元虧。或為吐瀉中宮病，女人懷胎三月兮。

《脈經》曰：代散者死。主泄及便膿血。

五十不止身無病，數內有止皆知定。四十一止一臟絕，四年之後多亡命。三十一止即三年，二十一止二年應。十動一止一年殂，更觀氣色兼形證。

兩動一止三四日，三四動止應六七。五六一止七八朝，次第推之自無失。

（戴同父曰：脈必滿五十動，出自《難經》；而《脈訣》五臟歌，皆以四十五動為準，乖於經旨。柳東陽曰：古以動數候脈，是吃緊語。須候五十動，乃知五臟缺失。今人指到腕臂，即云見了。夫五十動，豈彈指間事耶？故學者當診脈、問證、聽聲、觀色，斯備四診而無失。）

【提要】代脈為動而中止，良久復來，止有定數之脈。主臟氣衰微，下元虧損。乃陰陽之氣不相順接所致。

【注釋】中宮：即中焦脾胃之意。

【語解】張仲景稱代脈的脈象為脈動中有歇止，不能自行恢復，下一次搏動復又出現。崔氏說脈跳恢復時，仍是從尺部開始，很久才恢復跳動。

◎**脈象：**代脈的脈象為搏動中有停跳，不能自行恢復，下一次搏動復又出現。有病之人出現代脈，尚有藥可治；若正常人出現代脈，則與壽命有關。

◎**相類脈：**脈來急數而時有一止者是促脈，脈來緩慢時有一止者為結脈，有歇止但不能自行恢復才是代脈。結

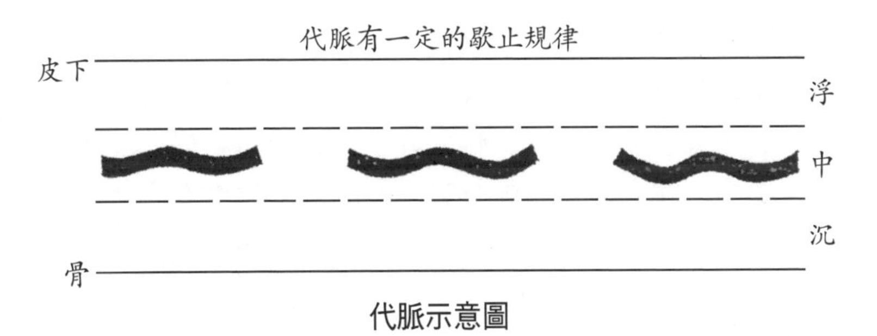

代脈示意圖

脈提示病情尚輕，代脈提示病情較重，二者之間有很大的不同。

◎**主病**：代脈的病因為臟氣衰微、下元虧虛所致的腹痛瀉痢，中焦病變所致的嘔吐、腹瀉，以及女人懷胎至三個月時，也可出現代脈。

【應用新解】代脈是由於臟氣衰微、元陽不足所致，所以凡是由於下元虧損所引起的腹痛、瀉痢以及由於中陽不足所引起的脾胃虛弱、嘔吐、泄瀉等，均有出現代脈的可能。

《脈經》說：若是出現代脈並兼有散脈的，多是比較凶險的病證，通常有泄瀉、大便膿血等症狀。

通常根據脈動兩次歇止間的搏動次數來判斷病情的發展。如脈動40次而出現一次歇止，通常提示為一臟之氣衰絕，這預示著患者多在4年後死亡；如果脈動30次而出現一次歇止，這預示著患者多在3年之後死亡；如果脈動20次而出現一次歇止，這預示著患者多在2年後死亡；如果脈動10次而出現一次歇止，那麼體內邪氣已經很深重，多在1年之後就會死亡。但在臨床上則不可一概而論，需要透過觀察患者的氣色變化、形體狀況後，進行綜合判斷。

假若脈動兩次就出現一次歇止，那患者在三四天內就會死亡；又若脈動三次或四次就出現一次歇止，那患者可能在六七天內就會死亡；又若脈動五次或六次而出現一次歇止的，那患者在七八天內就有死亡的危險。在患者病情危重時，用該方法進行推算，即能大概估知患者的生存時間。

戴同父認為：在診脈時，必須要靜候30次才能較好地把握瞭解脈象，這一原則最初是出自《難經》。而《脈訣》五臟歌卻是以45次為標準，那是錯誤的。而柳東陽的觀點與戴同父相一致：古人在診脈時以脈的跳動次數為依據，所以每次診脈時都必須靜候脈搏50次以上，只有這樣才能很好地把握脈象，才能基本瞭解人體各臟腑的大致功能情況。可是，現在的醫家診脈大多手指剛剛接觸到腕臂就說已經把握了脈象，是非常草率的。50次的脈動哪是彈指一揮間的工夫？因此學醫的人一定要認真掌握好望、聞、問、切這四項中醫診斷的方法，只有掌握了這四診之法，在辨證論治時，才能不會有遺漏現象，才會做到萬無一失。

●脈理病機分析

代脈的形成，其因有二：一乃臟氣衰微，氣血虛衰，運行無力，以致脈氣不相接續，脈來緩慢，中間歇止，出現脈代無力；二乃因猝逢驚恐，跌仆損傷，氣滯血瘀，以致脈氣不能銜接，出現停跳，呈現脈代而有力。正如《傷寒溯源集》所載：「代，替代也，氣血虛憊，真氣衰微，力不支給。」這就說明精氣盡竭，不能接濟是產生代脈的主要原因。

●遲代脈診法主病證治

◎**診法**　遲脈，一息三至；代脈，歇止而有常數，不能自還。二脈合診為遲代脈。其代脈古人謂臟氣衰微，畢竟氣衰臟未衰，氣衰乃指功能之喪失。臟未衰，故尚可救治。古人不談其兼脈，實際而有陰、陽、虛、實之分，故結生代死之說，不可不信，亦不可盡信也。

◎**主病證治**

○**中寒吐利**

■症狀脈象　上吐下瀉，脘腹疼痛，飲食不下，汗出肢冷，舌淡苔白，脈遲而代。

■治則治法　溫補中陽。

■方藥用法　**附子理中丸**，遵醫囑服用。

○**心腎陽虛水濕氾濫**

■症狀脈象　心悸不安，氣短氣淺，泛發水腫，四肢發冷，倚息不得臥，頭暈目眩，胸悶不舒，口渴不飲，面白無華，舌淡苔白，脈遲而代。

■治則治法　強心益腎，溫陽利水。

■方藥用法　**眞武湯**（《傷寒論》）：茯苓、白芍藥、生薑（切）各9g，白朮6g，炮附子9g。用水800mL，煎煮取300mL，去渣。每日分2次溫服。每日1劑。

○**氣滯血瘀真心痛**

■症狀脈象　心悸不安，氣短氣淺，自汗活動後加重，胸部憋悶，面唇青黯，頭暈欲仆，身疲乏力，舌質紫暗，脈象遲代。

■治則治法　活血補氣，化瘀通絡。

■方藥用法　**通竅活血湯**（《醫林改錯》）：赤芍藥、

川芎各3g，桃仁（研泥）、紅花各9g，老蔥（切碎）3根，鮮薑（切碎）9g，大棗（去核）7枚，麝香（絹包）0.16g，黃酒250g。上藥前7味煎1盅，去渣，將麝香入酒內再煎沸。臨臥服用。每日1劑。

●數代脈診法主病證治

◎**診法**　數脈，一息六至；代脈，止有常數，不能自還。二脈合診為數代脈。古人謂該脈象所主病，本有虛、實之分。如熱病、瘡病、寒熱、瘈瘲、便膿血等，其脈多代而兼數；如陰虛血虛等，則脈多代而兼細數。此虛實之辨，讀者當詳究焉。

◎**主病證治**

○**陰虛心神不寧**

■症狀脈象　心悸不寧，精神緊張，情緒波動更甚，不寐多夢，心煩不安，手足心熱，舌紅少苔，脈象細數而代。

■治則治法　滋陰降火，養心安神。

■方藥用法　**知柏地黃丸**，遵醫囑服用。

○**血虛氣少心脈不足**

■症狀脈象　心悸不安，怔忡不已，喘促水腫，頭暈目眩，面色少華，夜寐不寧，脈數而代。

■治則治法　益氣滋陰，補血復脈。

■方藥用法　**復脈湯**（《傷寒論》）：甘草（炙）12g，生薑（切）9g，人參6g，生地黃30g，桂枝9g，阿膠6 g，麥冬（去心）10g，火麻仁10g，大棗（擘）5～10枚。上藥以清酒700mL，水800mL，先煮8味藥，取300mL，去渣，納阿膠烊消盡。每次溫服100mL，每日3次。

●代有力脈診法主病證治

◎**診法**　代脈，止有常數，不能自還。有力之說，此姑承古人之提法也。質言之，倒不如兼弦、緊、實、牢、浮、數、洪、滑等脈象，則更能實指到位矣。

◎**主病證治**

○**中風**

■症狀脈象　口噤，項強，震顫，抽搐，拘攣，咬牙，角弓反張，雙目上視或口眼喎斜，筋惕肉瞤，頭暈目眩，脈代而有力。

■治則治法　清熱開竅，宣鬱開竅，回陽固脫，扶正祛風，補腎祛風，補虛驅風，滌痰驅風，祛風活絡，活血祛風，搜風通腑，平肝息風。

■方藥用法　清熱開竅用至寶、安宮。宣鬱開竅，蘇合、三生。回陽固脫，參附、理中。扶正祛風，續命、蠲痹。補腎祛風，地黃飲子。補虛祛風，黃蓍桂枝五物。宣竅滌痰，滌痰湯。祛風活絡，大、小活絡丸。活血祛風，大秦艽、續命、牽正。搜風通腑，三化湯。鎮肝息風，鎮肝熄風湯、羚羊鉤藤湯、黃連阿膠湯。

●代無力脈診法主病證治

◎**診法**　代脈，止有常數，不能自還。然無力之說，實有不到位之嫌。該脈象可兼細、虛、微、芤、濡、弱等脈，既可發皇古義，亦可嘉惠來學也。

◎**主病證治**

○**下元虧損瀉痢**

■症狀脈象　小腹疼痛，久利不止，或裏急後重，四肢不溫，或見腫脹，脈代無力。

■治則治法　補脾益真元。

■方藥用法　**補中益氣湯**，遵醫囑服用。

○陰陽兩虛真心痛

■症狀脈象　胸悶心痛，夜間憋醒，心悸不安，氣短氣淺，頭暈目眩，耳鳴耳聾，腰酸腿軟，飲食減少，四肢倦怠，脈代無力。

■治則治法　調補陰陽，益氣養血。

■方藥用法　**炙甘草湯**（《傷寒論》）：甘草（炙）12g，生薑（切）9g，人參6g，生地黃30g，桂枝9g，阿膠6g，麥冬（去心）10g，火麻仁10g，大棗（擘）5～10枚。上藥以清酒700mL，水800mL，先煮8味藥，取300mL，去渣，納入阿膠烊消盡。每次溫服100mL，日服3次。每日1劑。

●**左寸代脈診法主病證治**

◎**診法**　左寸，屬心、心包之部位。止有常數，不能自還，曰代。古人謂該部脈象所主病，為胸滿氣短、心悸等。該部代脈若不辨其兼脈，必陰陽難別，虛實難辨。如心氣虛弱，則脈必細遲而代；如心陽暴脫，則脈浮代無根；如心陰不足，則脈細數而代；如痰阻心竅，則脈代而兼滑。此兼脈不可偏廢而用也。

◎**主病證治**

○胸部窒塞

■症狀脈象　胸膺部窒塞疼痛，甚則痛引徹背，喘息不已，不能平臥，左寸脈代而遲。

■治則治法　疏氣活絡祛痰。

■方藥用法　**烏頭赤石脂丸**（《金匱要略》）：蜀椒

30g，烏頭（炮）7.5g，附子（炮）15g，乾薑30g，赤石脂30g。上藥為末，煉蜜為丸，如梧桐子大。每次1丸，食前服，每日3次。不效稍加。

●左關代脈診法主病證治

◎**診法**　左關，屬肝、膽之部位。止有常數，不能自還，曰代。古人謂該部脈象所主病，為疝瘕、氣鬱不舒、脘滿脅痛、食少嘔惡等。該脈象之病機，如肝氣不舒，則脈代兼弦緩；如肝經寒滯，則脈代兼弦遲；如肝膽濕熱，則脈代兼濡數；如肝脈瘀阻，則脈代而兼澀；如肝血虛甚，則脈代而兼芤。

◎**主病證治**

○**肝脈瘀阻**

■症狀脈象　少腹睾丸作痛，脈弦而代，此為血因寒凝之故。

■治則治法　活血化瘀。

■方藥用法　**膈下逐瘀湯**（《醫林改錯》）：五靈脂（炒）6g，當歸9g，川芎6g，桃仁（研泥）、紅花各9g，牡丹皮、赤芍藥、烏藥各6g，延胡索3g，甘草9g，香附、枳殼各4.5g。水煎，去渣。溫服，每日2～3次。病輕者少服，病重者多服，病去停服，不可多服。上藥隨證加減。

●左尺代脈診法主病證治

◎**診法**　左尺，屬腎、膀胱、小腸之部位。止有常數，不能自還，曰代。古人謂該部脈象所主病，為腰酸痛、少腹脹痛、不寐、便秘等。該脈象之病機，如腎陰虛，則脈代而兼數；如腎陽虛，則脈代兼細遲；如腎不納氣，則脈代而兼虛；如膀胱濕熱，則脈代而兼濡數；如小陽虛寒，則脈代而弦遲。

◎**主病證治**

○**大便祕結**

■症狀脈象　大便秘結，可能引起代脈者有五，一曰老年氣衰；二曰勞傷過度；三曰失血過多；四曰脾胃素弱；五曰肝氣橫逆。

■治則治法　氣血雙補，滋陰潤燥，疏肝解鬱。

■方藥用法　①**補中益氣湯**（《內外傷辨惑論》）：黃蓍3g，甘草（炙）1.5g，人參、升麻、柴胡、橘皮、當歸身（酒洗）、白朮各0.9g。上藥為粗散，都作1服。用水300mL，煎至150mL，去渣。早飯後溫服。

②**麻仁丸**，遵醫囑服用。

③**逍遙散**，遵醫囑服用。

●**右寸代脈診法主病證治**

◎**診法**　右寸，屬肺、胸中之部位。止有常數，不能自還，曰代。古人謂該部脈象所主病，為胸痹、氣短、胸疼、心悸、血汗等。該脈象之病機，如肺氣虛寒，則脈代而兼虛；如肺氣不足，則脈代而兼緩；如肺陰虧損，則脈代而兼數；如胸陽不振，則脈代而兼微；如肺氣脫絕，則脈代而兼浮無根。

◎**主病證治**

○**胸痹**

■症狀脈象　胸膺部疼痛，喘息咳唾，脅肋疼痛，四肢逆冷，身倦體怠，少氣懶言，語聲低微，右寸脈代。

■治則治法　虛寒者，宜通陽開結；陽虛者，宜振奮中陽；停飲者，宜和胃化飲；飲停胸膈者，宜宣肺化飲；

胸痹急證者，宜急緩解。

■方藥用法　①通陽開結，用**枳實薤白桂枝湯**（《金匱要略》）：枳實6g，厚朴12g，薤白10g，桂枝3g，瓜蔞實（搗）10g。用水1L，先煮枳實、厚朴，取400mL，去渣納入諸藥，煮數沸，去渣。溫服，每日3次。

②振奮中陽，用**獨參湯**（《校注婦人良方》）：好人參60～120g，炮薑15g。徐徐溫服。

③和胃化飲，用**橘皮枳實生薑湯**（《金匱要略》）：橘皮12g，枳實2.5g，生薑6g。用水500mL，煮取200mL，去渣。溫服，每日2次。

●右關代脈診法主病證治

◎**診法**　右關，屬脾、胃之部位。止有常數，不能自還，曰代。古人謂該部脈象所主病，為胃脘痞痛、饑不思食、腹脹等。該脈象之病機，如脾陽虛，則脈兼細遲；如脾胃陰虛，則脈代兼細數；如痰凝濕阻，則脈代兼濡滑；如飲食停滯，則脈代兼滑緊；如胃絡瘀阻，則脈代而兼澀；如脾虛血弱，則脈代而兼芤。

◎**主病證治**

○**胃脘痞痛**

■症狀脈象　胸脘痞悶，內有痞痛之感，外無脹急之形，右關脈代。

■治則治法　升清降濁。

■方藥用法　**半夏瀉心湯**（《傷寒論》）：半夏（洗）9g，黃芩、乾薑、人參、甘草（炙）各6g，黃連3g，大棗（擘）4枚。上藥以水1L，煮取600mL，去渣，再煎取300mL。每次溫服200mL，日服3次。每日1劑。

●右尺代脈診法主病證治

◎**診法**　右尺，屬腎、命門、大腸之部位。止有常數，不能自還，曰代。古人謂該部脈象所主病，為少腹脹疼、疝痛、便秘、二便不暢等。該脈象之病機，如腎陽虛衰，則脈代而兼遲；如命門火衰，則脈代而無根；如大腸虛寒，則脈代而兼遲；如腸絡損傷，則脈代而兼澀。

◎**主病證治**

○**二便不暢**

■症狀脈象　大便不暢或小便不暢，前已論述。該病證是大小便同時不暢。另有交腸一病，亦名差經，大小腸交，症見大小便易位而出，以小便出糞者居多。另有婦人經期大便同時出血者。

■治則治法　利濕分流。

■方藥用法　**五苓散**（《傷寒論》）：豬苓（去皮）9g，澤瀉15g，白朮、茯苓各9g，桂枝6g。加赤芍藥、阿膠、當歸、川芎、肉桂。上藥為散劑。每次取3～6g，以白飲和服，每日3次。多飲暖水，汗出癒。

二、四言舉要

(一)脈的生理

【原文】 脈乃血派(1),氣血之先,血之隧(2)道,氣息(3)應焉。其象法地(4),血之府(5)也,心之合(6)也,皮之部(7)也。

【提要】 該段主要論述脈的含義、功能及其與呼吸、心臟的關係。

【注釋】

(1)脈乃血派:脈,屬奇恒之府,是容納、約束營血沿著一定渠道運行,而不使其外溢的一種人體結構。如《靈樞・決氣》曰:「壅遏營氣,令無所避,是謂脈。」派,坊刻本作「脈」,於義為安,應據改。

(2)隧:鑿通山石或在地下挖溝所形成的通路,稱隧道。

(3)氣息:氣,指呼吸之氣。息,一呼一吸稱一息。氣息,此指呼吸運動。

(4)其象法地:脈在人體的分布,就像地面存在的江河一樣。

(5)府:此處作「藏」解,即容納之意。

(6)合:配合。《素問・五臟生成》曰:「心之合,脈也。」

（7）部：此作「分布」解。

【語解】脈就是血脈。血脈不僅是血液運行的通道和容納血液的一種結構，而且還是全身氣血運行的先決條件。脈在體內與心臟相互配合，在外遍布於皮膚肌肉之中。它就像地面上存在的許多江河一樣。血液在脈中的流行與呼吸運動息息相關。

【新解】脈與經絡不同。中醫學先有「脈」的概念，且明確認識到脈就是運行血液的一種人體結構。如《素問・脈要精微論》曰：「脈者，血之府也。」「經絡」，是秦漢時期的醫家們為解釋人體感傳現象，從古代水利工程學中引進而確立的中醫術語。所以，經絡和血脈不完全是一回事，二者起源不同，描述的對象也不完全相同。《漢書・藝文志》曰：「醫經者，原人血脈、經落（絡）……以起百病之本。」它將「血脈」與「經絡」分別而列，即是明證。由於初起尚無經絡概念，人們也無法細辨，於是便用「脈」字來概括循經感傳通路。又由於有些經（如肺經）部分地與血脈（橈動脈）平行，脈搏比循經感傳現象更顯而易見，所以後世「經絡」與「脈」混用現象層出不窮。如人們常說的「經脈」、「絡脈」等。這也造成了今人學習理解的混淆和困難。故《四言舉要》開篇就指出了「脈乃血脈」，是很有見地的。

（二）脈氣行血

【原文】資始於腎(1)，資生於胃(2)，陽中之陰(3)，本乎營衛(4)。營者陰血，衛者陽氣。營行脈中，衛行脈外。

脈不自行，隨氣而至。氣動脈應，陰陽之義。氣如橐籥(5)，血如波瀾。血脈氣息，上下循環。

【提要】該段主要論述脈氣的生成，脈氣鼓動血行脈中，循環不已之理。

【注釋】

（1）資始於腎：資，獲得、取得。腎為先天之本，元氣之根。是講脈氣的根源在於腎。

（2）資生於胃：胃為水穀之海，與脾同稱為後天之本。由脾胃運化的水穀精微，不斷地滋培先天元氣。是講脈氣不僅根源於腎，還賴胃氣的滋培方能顯示出作用。

（3）陽中之陰：是講脈氣的陰陽屬性。氣屬陽，而脈屬陰，脈氣又在脈內，故脈氣屬陽中之陰。

（4）本乎營衛：營，即營氣，由水穀精氣所化生，行於脈中，具有化生血液和鼓動血行的作用。衛，即衛氣，由水穀之悍氣所化，行於脈外，具有調控、溫煦血脈的作用。此處是講脈氣不離營衛之理。

（5）橐籥：該處作風箱之意解。

【語解】脈氣獲得之根，源於先天之本腎的元氣，滋養於後天之本的胃氣。它屬於陽中之陰的氣。脈氣作用的實現還要靠行於脈中屬陰的營氣和行於脈外屬陽的衛氣的配合。

血脈自身不能單獨運行血液，一定要隨著與血脈密切相關的脈氣的運動，才能使血行脈中而不停息。脈氣的運動可以從脈象上反映出來，氣為陽，血為陰，脈氣行血，亦是陰陽互根互用關係的體現。脈氣的運動就像風箱的鼓動作用一樣，脈中血液受到脈氣的推動就會掀起波瀾，上下來去，往復無窮地在全身血脈中循環不息。

【新解】什麼是脈氣？脈氣有經脈之氣和血脈之氣的分別。該處是指血脈之氣。原文開章即指出「脈乃血脈」，就注意到這一區別了。

脈氣的作用是什麼？一是鼓動、約束和溫煦血脈，產生有節律的運動，以促進血液在脈中定向循環不已。二是溫煦、推動、固攝血液，使血液在脈中運行而不溢於脈外。

脈氣，作為一種氣，其生成與腎中精氣、脾胃運化的穀氣及肺吸入的清氣這些物質密切相關，而這些物質來源又分別組成了元氣、衛氣、營氣、宗氣、經絡之氣、臟腑之氣等。這正是原文論述脈氣必及營衛、胃腎的主要原因。認識脈氣的生成、功能都不能脫離整體聯繫而孤立地認識。五臟之氣中的心氣、脾氣、肺氣、腎氣在脈氣的生成、作用方面都有著重要的作用。

宗氣之「貫心脈」助心行血；營行脈中之化生血液、營運血液；衛氣行於脈外與營氣陰陽相隨對脈道、血液都起著溫熙、調控的作用。

由於氣的組成成分的差異，分布部位不同，表現出的作用亦有所區別，而有許多不同名目的氣，脈氣就是其中之一。實質上，人身內只有一氣貫通全身。那就是元氣或稱真氣。因此，不能孤立地認識人體內諸多不同名目的氣，應從其相互關聯，從根本上去認識它們，就不至於困惑。如元氣布於胸中則為宗氣；宗氣布於腸外則為衛氣，貫於脈中則為營氣；元氣布於臟腑則為臟腑之氣，布於經絡則為經絡之氣，布於血脈則為脈氣也。

（三）重視寸口脈診及呼吸和血行的關係

【原文】十二經(1)中，皆有動脈(2)，惟手太陰，寸口(3)取決。此經屬肺上系吭嗌(4)，脈之大會，息(5)之出入，一呼一吸，四至為息。日夜一萬三千五百。一呼一吸，脈行六寸。日夜八百十丈為準。

【提要】該段是講獨取寸口以診病之理以及呼吸與血行的關係。提示診脈必須「調息」，以定至數。

【注釋】

（1）十二經：經絡系統中的十二正經。即手太陰肺經、手厥陰心包經、手少陰心經、手陽明大腸經、手少陽三焦經、手太陽小腸經、足太陰脾經、足厥陰肝經、足少陰腎經、足陽明胃經、足少陽膽經、足太陽膀胱經。

（2）動脈：該處是指在十二經所過部位上可以觸及的血脈搏動處。既非古脈象中的「動脈」，亦非今動、靜脈之「動脈」。

（3）寸口：又名氣口、脈口。兩手橈骨頭內側橈動脈的切脈部位。屬手太陰肺經。寸口部位的太淵穴去魚際僅一寸處，故名寸。口，是出入往來的地方。寸口，為脈之大會，脈中氣血出入往來之處也。

（4）吭嗌：指喉嚨。

（5）息：鼻息、呼吸。一呼一吸為一息。《素問·平人氣象論》曰：「呼吸定息，脈五動。」

【語解】全身十二正經中，每條經脈在體表所過部位都有可以切診脈動的地方，但一般都單獨在手太陰脈所過的寸口處診脈以決斷病情。手太陰經屬肺臟，上聯繫咽喉，正當呼吸之氣出入的要道，肺又「朝百脈」，為脈氣會聚之處。因此，診候肺經所過的「寸口」動脈，便可測知全身氣血的盛衰變化。人的一呼一吸間隔時間為一息，在每一息的時間內，寸口脈搏動4次。人在一晝夜的時間內呼吸的息數為13500息。血液在脈中運行與呼吸的關係，大約一呼一吸前進18厘米，在一晝夜裏約共運行2700公尺。

【新解】

●古代脈診沿革概況

診脈部位，《內經》有「三部九候」遍診法。遍診法是將人身分為「上部頭」、「中部手」、「下部足」三大部分。在每部又分為「天」、「地」、「人」三個主要診候疾病的「動脈」，合稱「三部九候」。本文「十二經中，皆有動脈」，就是指的這種診脈法。詳見《素問・三部九候論》。該處所說三部九候與今說寸口診法之寸、關、尺三部，每部又有浮取、中取、沉取三候，亦合稱三部九候，名同而實異，應注意區別。

《傷寒雜病論》有「三部相參」法。三部，即人迎（頸動脈搏動處）以候胃氣，寸口（橈動脈搏動處）以候十二經，趺陽（足背動脈搏動處）以候胃氣，或加足少陰（太谿穴）以候腎氣。

《難經》有「獨取寸口」診脈法，即本文所說的「惟手太陰，寸口取決」。該法問世以來，一直沿用至今，為中醫臨床切脈所普遍應用。「遍診法」、「三部診法」則較少應用了。

脈診的沿革概況是一個由繁至簡的過程。雖今以「獨取寸口」為主，但其他兩種脈法仍有其存在和應用的價值，故不應廢棄不用。現今西醫命名的「多發性動脈炎」，表現為兩側的脈象、血壓都不一樣，許多部位的動脈搏動都不相同。因此，在診候時廣泛地觸按如頸動脈、腋動脈、腹主動脈、腹股溝動脈、膕動脈等，是十分必要的，這便是「遍診法」仍有當存當用的一個實例。「三部診法」中的「趺陽、太谿預決死生」之論，對於判斷危重患者的預後仍有重要參考價值。若趺陽脈微絕，則提示後天之本氣絕而病危預後不良；若太谿脈微欲絕，則提示先天之本氣絕而患病預後不良。

●「獨取寸口」之理

為什麼該診法提出後為後世醫家普遍採用，且一直沿用至今呢？可能與以下因素有關。一是橈動脈自身的優勢。其脈位較淺，搏動明顯，便於診候，簡便易行。二是傳統理論的優勢。《難經・一難》就闡述了這個問題，曰：「十二經皆有動脈，獨取寸口以決五臟六腑死生之法，何謂也？然寸口者，脈之大會，手太陰之脈動也。」其意思就是說，寸口乃手太陰肺經之動脈，為氣血會聚之處。而五臟六腑十二經脈氣血的運行又都起止於肺，故《素問・經脈別論》有「肺朝百脈」之說。所以，全身的健康或疾症狀脈象況的信息都可以從寸口反映出來。此外，肺經起於中焦，肺脾二經同屬太陰。肺為氣之主，脾為後天之本、氣血生化之源。手太陰肺經與足太陰脾經相連通。由胃與脾化生的水穀精微，經脾的運化轉輸上達於肺（脾氣散精，上歸於肺），再由肺的宣降布散以滋養全身。因此，寸口脈不僅能反映肺或肺經的信息，也能攜帶脾胃及其他臟腑的信息，於是「獨取寸口」便可診察所有臟腑、經脈的病變。正如《素問・五臟別論》所曰：「氣口何以獨為五臟主？曰：胃者，水穀之海，六腑之大源也，五味入口藏於胃，以養五臟氣。氣口亦太陰也，是以五臟六腑之氣味，皆出於胃，變見於氣口。」就是這個道理。三是與社會因素有關。隨著「男女授受不親」封建禮教的日益森嚴，為「遍診法」及「三部診法」的實施帶來了極大阻力。另據考察，中國婦女纏足之風盛於魏晉六朝。此時為女性患者診病使用「遍診法」或「三部診法」已是極為不便或不可能了。鑒於「獨取寸口」，簡便易行，無傷「大雅」、「風化」等諸多優勢，該診法在此時首先應用於女人診病，顯示出該診法的優越性之後，又廣泛用於男人，故而逐漸推廣沿用。似乎這也是晉·王叔和《脈經》所倡導「獨取寸口」的一個社會因素罷了！

●**呼吸與血行的關係**

呼吸與血行在生理上相輔相成，在病理上相互影響，兩者關係密切，已為古今醫家所共識。肺主氣，司呼吸，「朝百脈」；心主血脈，這便建立了呼吸與血行的關係。從脈診的角度探討呼吸與血行的關係，主要體現在用一個呼吸間歇（一息）作為時間單位來測知血脈搏動的次數，從而從單位時間（一息）內脈搏動次數來判斷病情。《素問・平人氣象論》一開章就論述了這個問題。其原文曰：「人一呼，脈再動；一吸，脈亦再動。呼吸定息脈五動，閏以太息命曰平人。平人者，不病也。當以不病調病人，醫不病，故為病人平息，以調之為法。」

其一，確立了「一呼，脈再動（兩次）；一吸，脈亦再動（兩次）」，即為正常值，每息四至，本文所說的「四至為息」，就是這個意思。《內經》曰：「閏以太息命曰平人」，提出每息5至亦為正常值，現今認為，每息4～5至屬正常現象。

其二，強調了醫者在診脈時要為患者「平息」，即在診脈時醫生必須調整自己的呼吸，使之均勻平穩，從而才能準確測知一息之間脈來的至數多少。這也就是後世所說的「調息」。而今有了手錶或秒表，能準確計算出單位時間脈搏次數，醫者還要不要「調息」或「平息」呢？回答是肯定的，要！因為在「調息」過程中，還能使醫者「審容止，專慮念」，集中精力，有利於實施寸口脈診法，以測知病情的詳情。

●八百十丈的計算　是13500息／晝夜×6寸／息的乘積為810丈／晝夜。

（四）寸口脈的分部及持脈要點

【原文】初持脈時，令仰其掌。掌後高骨(1)，是謂關(2)上。關前為陽，關後為陰。陽寸陰尺，先後推尋。

【提要】該段主要是講寸口脈分為寸、關、尺三部及其陰陽屬性。

【注釋】

（1）高骨：是指前臂內側腕後的橈骨莖突。

（2）關：即寸、關、尺三部中的關部，亦稱關脈。其在橈骨莖突內側旁。

【語解】開始診察脈象的時候，讓患者伸出手臂，掌心向上，自然擺平。先看準掌後高骨隆起的地方，這就是

「關部」。「關部」的前方為「寸部」，屬陽；「關部」的後方是「尺部」，屬陰。先把中指端準確地布在「關部」，然後將示（食）指端和環（無名）指端先後自然地布在「寸部」和「尺部」，便可仔細體會脈象變化，以診候病情。

【新解】

◎**反關脈**　某些人脈搏不現於寸口，而現於寸口背側，此稱「反關脈」，有一手「反關」，亦有雙手「反關」的。此由血脈循行走向變異所致，並非病脈。

◎**斜飛脈**　有人脈從尺部斜向虎口腕側，稱為「斜飛脈」，亦屬生理變異，不作病論。

若在診寸口脈時，發現在寸口摸不到脈的搏動，則不必驚慌怪異，要考慮到脈位的變異情況，或是「斜飛脈」或是「反關脈」，然後鎮定從容地診之。

（五）三部的臟腑分屬及男女脈象之異

【原文】心肝居左，肺脾居右，腎與命門，居兩尺部。魂魄谷神(1)，皆見寸口。左主司官(2)，右主司府(3)。左大順男，右大順女，本命扶命，男左女右。關前一分，人命之主，左為人迎，右為氣口。神門決斷(4)，兩在關後，人無二脈，病死(5)不癒。男女脈同，惟尺則異，陽弱陰盛，反此病至。

【提要】該段主要是講寸、關、尺三部在左右手的臟腑分屬，如左寸主候心，右寸主候肺等。

【注釋】

（1）魂魄谷神：魂魄，《靈樞・本神》曰：「隨神往來者，謂之魂。並精出入者，謂之魄。」《左傳・昭公七年》曰：「人生始化曰魂，既生魄，陽曰魂，用物精多，則魂魄強。」孔穎達之疏語云：「魂魄，神靈之名。本從形氣而有，形氣既殊，魂魄各異。附形之神為魄；附氣之神為魂也。附形之靈者，謂初生之時，耳目心識，手足運動，啼呼為聲，此則魄之靈也。附氣之神者，謂精神、性識，漸有所知，此則附氣之神也。」

「谷神」，老子形容「道」的稱呼。「谷」即山谷，象徵空虛；「神」，有變化莫測之意。《老子》曰：「谷神不死。」「道」，亦指變化規律。合而言之，「魂魄谷神」，即人的精神活動變化的規律。聯繫下文「皆現於寸口」，是說人的精神活動的變化亦可反映到寸口脈上。

（2）左主司官：意謂左寸口脈主司候氣。

（3）右主司府：意謂右寸口脈主司候血。

（4）神門決斷：「神門」，該處亦指《脈經》所稱兩尺脈為「神門」，非手少陰經穴之「神門」穴。決斷，判斷腎陰與腎陽的變化。

（5）死：對於「死」字宜「活看」。古醫書中的「死」，其中有指生命停止而死亡的。但在一些語言環境中，多指病重、難治等，雖言「死」，但並不一定就指死亡。所以說，在讀古醫書時，凡見及「死」字，均宜活看。

【語解】左寸主候心，左關主候肝，故說心肝居左。右寸主候肺，右關主候脾，故說肺脾居右。左尺候腎，右尺候命門，故說腎與命門，居兩尺部。人的精神活動的變化規律也都可以在寸口脈上反映出來。氣與血的變化在脈象的反映是左寸口脈主司診候氣的變化，右寸口脈主司診候血的變化。左為陽，右為陰；男為陽，女為陰。男人陽氣偏盛，當以左手寸口脈稍大為順；女人陰血偏盛，當以右手寸口脈稍大為順，故說男左女右。男女的寸口脈是一致的，只有尺脈略有差異，如男女的尺脈強弱相反，就說明有了病變。關脈前一分的寸脈，左寸主心，心主血為「生之本」，「君主之官」，右寸主肺，肺主氣，為「氣之本」，「相傳之官」，故為「人命之主」。左寸口脈又稱為「人迎」，右寸口脈又稱為「氣口」。左右手兩尺脈又稱為「神門」，尺脈在關脈之後。「神門」是診察腎陰、腎陽盛衰的主要部位，腎陽為全身諸陽之本，腎陰為全身諸陰之本，腎的陰陽充足，身體就會健壯。腎的陰陽不足，則身體就虛弱。如患者左右兩尺脈都沒有了，那病情就顯得危重而難以治癒了。

【新解】

●寸口脈象要有根

所謂的「根」，就是尺脈重按仍有一定的搏動力度，即有根。凡「有根」之脈，雖病久病重，亦提示預後良好。因為腎為「先天之本」，「有根」的脈，提示著腎的精氣未衰或尚存，所以預後頗佳。原文曰：「神門決斷，兩存關後，人無兩脈，病死不癒。」即指「無根」之脈。

●人迎與氣口的含義

人迎，一是指「遍診法」與「三部診法」的診脈部位，又稱為人迎脈，即結喉兩側頸總動脈搏動處。《靈樞・寒熱病》曰：「頸側之動脈人迎。人迎，足陽明也，在嬰筋之前。」二是左手寸口脈的別稱，《脈經》曰：「左為人迎，右為氣口。」三是一個經穴的名稱即人迎穴，出自《靈樞·寒熱病》。別名「天五會」。屬足陽明胃經，在胸鎖乳頭肌前緣處。是書原文「左為人迎」，實宗《脈經》之說。

氣口，一為「寸口脈」的別稱。二專指右寸口脈，見於《脈經》。

《脈經》還認為「人迎」主要診候外感病，「氣口」，主要診候內傷病。「人迎」脈盛於「氣口」脈，提示以外感病為主；相反，則以內傷病為主。後世醫家多不認同該見。故錄於此，僅供學習者研習參考。

(六) 診脈方法及意義

【原文】脈有七診：曰浮、中、沉、上、下、左、右，消息求尋(1)。又有九候，舉按輕重。三部浮沉，各候五動(2)。

寸候胸上；關候膈下；尺候於臍，下至跟踝(3)。左脈候左，右脈候右，病隨所在，不病者否(4)。

【提要】該節段講了「舉、按、尋」，寸、關、尺三部，每部又需浮、中、沉三取，即「三部九候」等診脈方法。還強調診脈要有一定的診候時間，「各候五動」即含該義。還要求要認真體認脈象，「消息尋求」即為此義也。

脈診的診斷意義基本是寸、關、尺三部分候人體上、中、下部的病變，左脈候左半身的病變，右脈候右半身的病變，病在哪裏，就在哪個脈位上反映出來。

【注釋】

(1) 消息求尋：消息，本為減增之意。尋，用中等指力仔細體認脈象的指法就稱為「尋」。全句意指要求醫者要全面仔細地體認脈象各種變化，尋求病因，明辨病證。

（2）各候五動：各候，指診候左右兩手寸口脈。五動，當指「五十動」。謂每次診脈時間，不應少於跳動50次。必要時，診脈時間還可適當延長。時間過短則不能精確體察脈象，甚至會漏診某些脈象，如促、結、代等節律不齊的脈。《靈樞·根結》曰：「持其脈口，數其至也，五十動而不一代者，五臟皆受氣，四十動一代者，一藏無氣……不滿十動一代者，五臟無氣。所謂五十動而不一代者，以為常也。」漢·張仲景批評某些草率的醫生時曰：「動數發息，不滿五十……夫欲視死別生，實為難矣。」

另，各候五動，若理解為在「三部九候」中，每部每候都要至少診候五次跳動，亦可。五九得四十五動，亦相差無多。

（3）跟踝：指小腿與腳之間的左右兩側突起，是由脛骨和腓骨下端的膨大部分形成的。踝，有內踝、外踝之分，踝子骨，則是其合稱。

（4）否：相當於口語中的「不」。

【語解】切寸口脈中的所謂「七診」，就是浮取、中取、沉取，單按上部的寸脈，單按下部的尺脈，既要診候左手的寸口脈，也要診候右手的寸口脈，這就是「七診」。運用「七診」手法診脈測病，既要上下比較，也要左右參照，做到全面、仔細地體認脈象變化，以尋求病因，明辨病證。診法中還有所謂「九候」，即在寸、關、尺三部，每診一部時，都必須經過輕手浮取（亦稱「舉」）、稍重中取（亦稱「尋」，不輕不重，委曲求之）、重按沉取（亦稱「按」）三種手法，每用一種手法時，都必須候到脈搏50次以上的搏動。

凡屬胸膈以上至頭頂的病變，都可以在「寸部」診候；凡屬胸膈以下至臍以上的病變，都可在「關部」診候；凡屬臍以下延至足跟的病變，都可在「尺部」診候。左半身的病變還可從左手寸、關、尺三部脈診察而知；右半身的病變還可從右手寸、關、尺三部脈診察得知。這是因為某一部分有了病變，脈象便相應地在寸口脈的某一部位反映出來，亦即「病隨所在」的緣故。某一部分沒有病變，相應的寸口脈某部脈象也就正常，並不發生什麼異常變化，亦即「不病者否」。

【新解】

●「病隨所在」的臨症體驗

在臨症實踐中，觀察到大凡做了心臟瓣膜手術者，或肺切除者，其寸脈皆弱，且有左右相應的特點，心病者多在左寸；左肺切除弱在左寸，右肺切除尤弱在右寸。胃切除者，其右關尤弱。腎摘除、子宮摘除，或大腸部分切除者，其尺脈皆弱，甚或似有若無。亦有左右傾向，左腎切除，則左尺弱。以上臨症觀察所得，可為「上以候上」、「中以候中」、「下以候下」、「左以候左」、「右以候右」提供某些佐證。此屬一得之愚，僅供臨症參考，亦望同仁在臨症實踐中留意觀察。

●臨證體認脈象的參考要點

脈診正如前人所曰「心中了了，指下難明」。首先要做到「心中了了」，如熟讀《瀕湖脈學》便是措施之一。由「指下難明」到「指下分明」也是可以達到的。其主要措施，就是多摸脈、多臨症、多實踐，在臨證實踐過程中潛心體認脈象。那麼，在臨證實踐中怎樣體認脈象呢？以下幾點意見僅供讀者參考：

◎**從脈位淺深體認脈象**：輕取可得者，脈位較淺；重按始得者，脈位較深。這便初步分出浮脈與沉脈了，也初步辨別了症候的表與裏了。

◎**從脈力強弱體認脈象**：指頭下感覺脈搏動有力或無力。這便初步分出是實脈還是虛脈。虛脈是無力的脈，提示正氣不足為主，其症候性質亦以虛證為主。實脈則是指有力的脈，提示以邪氣亢盛為主，其症候性質以實證為主。

◎**從脈來速率快慢體認脈象**：一息脈動四至五至為正常至數。若速率較快，超過這個值，便為數脈，多提示熱證。若速率較慢，低於正常值，便是遲脈，多提示寒證。

◎**從脈動波幅大小體認脈象**：脈動波幅小的，脈道較窄，多為細脈、濡脈、弱脈或微脈，大多提示正氣不足。脈動波幅大的，脈道較寬，如洪脈，大多提示邪熱有餘。

◎**從脈搏的流利度體認脈象**：脈搏往來流利如「小魚游動」的多為滑脈，大多提示氣血流暢，或有痰熱，亦可提示婦人初妊。脈搏往來不利如「輕刀刮竹」的，多屬澀脈，大多提示氣滯血瘀或傷精血少。

◎**從脈搏節律齊否體認脈象**：正常脈象的節律是整齊劃一而有節奏的。凡節律不齊的則為病脈，主要有「數，時一止，止無定數」的促脈、「遲，時一止，止無定數」的結脈、「緩，時一止，止有定數」的代脈三種，皆多見於心臟本身的病變，亦可提示其他病證。

◎**從脈搏的形象體認脈象**：如脈象「端直以長，如按琴弦」的弦脈；「如牽繩轉索」的緊脈等。

學習者應先熟記各脈象的特徵及其主病，然後在臨症上自覺而有目的地從以上7個方面體認脈象，就會逐漸達到「指下分明」的境界，從而「以脈測症」，以正確診斷疾病。切莫走「以證定脈」的道路，如據臨床症狀，可以確認為「風寒表實證」，但對脈象體認不清，但又必須對脈象有所記載或描述，於是不管指下感覺是什麼脈象，反正寫上「浮緊」脈是不會錯的。因為浮脈主表，緊脈主寒，所以就據症狀確認為浮緊脈。

這樣的做法，雖然脈證相符，但可能有假，做不到「脈證從舍」，會造成診斷失誤。如走上「以證定脈」的道路，終生都不會對脈診有什麼體會或發現、發明，對此，敬請初學脈者，應慎之又慎也。

（七）五臟平脈

【原文】浮為心肺，沉為腎肝，脾胃中州，浮沉之間。心脈之浮，浮大而散。肺脈之浮，浮澀而短。肝脈之沉，沉而弦長。腎脈之沉，沉實而濡。脾胃屬土，脈宜和緩。命為相火(1)，左寸同斷。

【提要】該節段文字敘述了五臟正常脈象的不同表現和浮、中、沉三候分應心肺、脾胃、肝腎的理論。

【注釋】

（1）相火：與君火相對而言。二火相互配合，以溫養臟腑，推動機體的各種功能活動。一般認為相火的根源發自命門而寄於肝、膽、三焦等臟腑之內。

【語解】浮取為心肺之象，沉取為肝腎之候。脾胃居於中焦，位於浮沉之間。心脈的浮象，浮中兼見大與散。

肺脈之浮象，浮中又兼短與澀。肝脈的沉象，沉中兼見弦而長。腎脈之沉象，沉中兼有實與濡。脾胃在五行中屬土，脈象以和緩為宜。命門相火，可從左寸部判斷。

【新解】命門相火，左寸同斷之理：按通行的「寸口脈的臟腑分屬」，命門相火，當從各尺部測知。為什麼此處而言「左寸同斷」呢？左寸屬心。心為「陽中之陽」，屬火，主一身之陽氣，亦即「君」也，為全身諸陽之本。君火下降以溫充腎陽（命火），即使腎水不寒，亦使相火不衰不亢、腎陰上濟心陰制約心火，而使之守位不亢，遂成心腎陰陽水火相濟之局，即「水火既濟」、坎離既濟（心屬離卦；腎屬坎卦）。因此，命門相火之盛衰實與心之君火盛衰密切相關。故從左寸心火變化便可測知命門相火的變化。

（八）四時平脈

【原文】春弦夏洪，秋毛冬石(1)。四季和緩，是謂平脈(2)。太過實強，病生於外。不及虛微，病生於內。春得秋脈，死在金日。五臟準此，推之不失。

【提要】該節段敘述了一年四季的正常脈象。

【注釋】

（1）秋毛冬石：毛，輕虛浮軟。石，沉而有力。是指秋季平脈應浮；冬季平脈應沉。

（2）平脈：正常脈象，亦稱常脈。

【語解】春季之脈應見弦象，夏季之脈應見洪象。秋季之脈應見輕虛浮軟之象，冬季之脈應見沉而有力之象。四季之末，長夏之季，脈應兼得和緩之象，這就是隨著季節變換而表現出的相應的正常脈象。

若在應弦、應洪、應毛、應石之時而出現太過而強實的變化，則是邪氣由外侵犯所致之病。若出現不及或虛微之象，則是邪由內生侵犯內臟所成之病。春季出現秋季之毛脈，為金來乘木，以五行生克預測，其死應在金日。五臟均可以該法推知，不會出現失誤。

（九）脈貴有神

【原文】四時百病，胃氣(1)為本。脈貴有神(2)，不可不審。

【提要】該段是講脈有胃氣、有神的重要性。

【注釋】

（1）胃氣：本指脾胃功能。該處是指脾胃功能在脈象的反映。

（2）神：含義頗多，約而言之，有廣、狹兩義。廣義者，泛指生命活動及其外在表現。狹義者，是指人的精神思維意識活動。即心主神。該處是指神在脈象上的反映，亦即脈象的神氣。

【語解】診察四時之脈，測知百病之變，總以脈有「胃氣」為本。脈來有「神」，和緩有力，此乃生命之根本，不能不詳加審察也。

【新解】

●胃氣爲本

胃為「水穀之海」、「後天之本」，是人體氣血生化之源，人之死生，取決於胃氣之有無，所謂「有胃則生，無胃則死」。

胃之強弱，亦與胃氣盛衰密切相關，故該脈亦以胃氣為本。胃氣在脈象的反映是：正常人的脈象不浮不沉，不快不慢，從容和緩，節律整齊，就是有胃氣。若是病脈，不論浮沉遲數等何種脈象，只要有和緩之象，便是有胃氣之脈，病情雖重，亦易治易癒，預後良好，不獨診脈要診察胃氣，望舌時亦要觀察胃氣之存亡。切脈驗舌要診察胃氣之有無，以判斷病情輕重預後，治療疾病時，要注意「保胃氣」。所以，診治疾病，要以胃氣為本。金·李杲之《脾胃論》則強調曰：「人以胃氣為本。」

●脈貴有神

《靈樞・本神》曰：「兩精相搏謂之神。」《靈樞・平人絕穀》曰：「故神者，水穀之精氣也。」說明先後天的精氣是神的物質基礎。凡神氣充旺，反映臟腑精氣充足而功能協調；若神氣渙散，說明臟腑精氣將竭而功能衰敗。如《素問·移精變氣論》曰：「得神者昌，失神者死。」神的重要性由此可知。

《靈樞・本神》曰：「心藏脈，脈舍神。」《素問・痿論》曰：「心主身之血脈。」《素問・脈要精微論》曰：「脈者，血之府也。」《素問・靈蘭秘典論》曰：「心者，君主之官，神明出焉。」《靈樞・營衛生會》曰：「血者，神氣也。」

從以上所引《內經》原文可以看出：心、血、脈、神密切相關。心主血脈而藏神，脈為行血之道、舍神之處，血氣充盈，脈道通利，心神便健旺，脈象自然有神。神在脈象上的反映特徵是脈來柔和有力，即使病中而現微弱之脈，但微弱之中不至於完全無力；若現弦實之脈，弦實之中仍帶柔和之象，皆是有神之脈，雖病重而預後良好。脈神之盛衰，對於判斷疾病的輕重預後有重要的意義。《靈樞·天年》曰「得神者生，失神者死」，亦含此意也。故說「脈貴有神」。

（十）辨表裏寒熱的四綱脈象

【原文】調停自氣(1)，呼吸定息(2)，四至五至，平和之則。三至為遲，遲則為冷。六至為數，數即熱證。轉遲轉冷，轉數轉熱。遲數既明，浮沉當別。浮沉遲數，辨內外因，外因于天(3)，內因於人。天有陰陽，風雨晦冥(4)。人喜怒憂，思悲恐驚。外因之浮，則為表證，沉裏遲陰，數則陽盛。內因之浮，虛風所為，沉氣遲冷，數熱何疑。浮數表熱，沉數裏熱，浮遲表虛，沉遲冷結。表裏陰陽，風氣冷熱，辨內外因，脈證參別。脈理浩繁，總括於四，既得提綱，引申觸類。

【提要】該節段主要敘述的是浮、沉、遲、數四綱脈，以此參詳，即可執簡馭繁，觸類旁通，舉其一而反其三也。

【注釋】

（1）調停自氣：醫者在診脈之先，要先調整自己的呼吸，使之平靜均勻而自然。此亦稱「平息」，「調息」。其目的有兩個方面，一是醫者用一個均勻自然的呼吸單元時間來計算患者脈來的至數多少，以定脈之或遲或數或為平脈至數，此為主要目的。《素問·平人氣象論》曰：「常以不病調病人，醫不病，故為病人平息以調之為法。」此即「調停自氣」的意義與目的。其次，「平息」

還有利於醫者「專慮念」集中精力體認脈象。

（2）呼吸定息：出自《素問・平人氣象論》。是指兩次呼吸之間的間歇。明·張介賓曰：「出氣為呼，入氣為吸，一呼一吸，總名一息……呼吸定息，謂一息既盡而換息未起之際也。」

（3）天：是指自然界。《楊子方言》曰：「自然之外，別無天。」

（4）天有陰陽，風雨晦冥：該句話與《左傳・昭公元年》載，秦國醫生醫和診晉候疾患時，曰：「天有六氣……淫生六疾。六氣曰陰、陽、風、雨、晦、明也」類同。「冥」，當為「明」之誤。陰，指寒；陽，指熱；風，即風；雨，當指濕；晦，指夜；明，指晝。此「六氣」統屬自然變化。今可理解為泛指外界「六淫」之邪。

【語解】診脈之時，調整呼吸，一呼一吸，氣息穩定。一息脈跳，四至五至，是正常脈象的準則。若一息三至，就是遲脈，遲脈主寒。若一息六至，就是數脈，數脈主熱。脈跳越遲，寒冷越深；脈跳愈數，熱勢愈重。遲數既已分清，還當再別浮沉。辨清浮、沉、遲、數四個綱脈，就可分析疾病之內因、外因。外因由自然界變化所引起，內因則是人體自身變化所致。自然界有陰、陽、風、雨、晦、明的變化，人體有喜、怒、憂、思、悲、驚、恐七情的不同。外因引起的病變出現了浮脈，則為表證。若見沉脈，則為表邪入裏。若見遲象，則為陰證。若有數象，則為陽盛。內因所引起的病變若見浮脈，則為精氣虧虛，虛風內動。若見沉脈，則為氣病。若見遲象，則為內寒。若見數脈，則為陽熱內盛。浮而兼數，為表熱證。沉而兼數，為裏熱證。浮而兼遲，為表虛證。沉而兼遲，為內有冷結。表、裏、陰、陽之辨，風、氣、冷、熱之別，內因、外因之分，可脈證合參，進行辨別。儘管脈理浩繁，但總可用浮、沉、遲、數四種脈象來進行概括。掌握了這四個綱脈，就可引而廣之，觸類旁通而用了。

（十一）辨四綱脈的相類脈象及長短脈象

【原文】浮脈法天，輕手可得。泛泛在上，如水漂木(1)。有力洪大，來盛去悠(2)。無力虛大，遲而且柔。虛甚則散，渙漫不收。有邊無中，其名曰芤(3)。浮小為濡，綿浮水面。濡甚則微，不任尋按(4)。

沉脈法地，近於筋骨(5)。深深在下，沉極為伏。有力為牢，實大弦長。牢甚則實，愊愊而強(6)。無力為弱，柔小如綿。弱甚則細，如蛛絲然(7)。

遲脈屬陰，一息三至。小駃於遲，緩不及四。二損一敗，病不可治(8)。兩息奪精，脈已無氣(9)。

虛大虛散，或見芤革。浮小濡微，沉小細弱。遲細為澀，往來極難。易散一止，止而復還。結則來緩，止而復來(10)。代則來緩，止不能回(11)。

數脈屬陽，六至一息，七疾八極(12)，九至為脫(13)。浮大者洪，沉大牢實。往來流利，是謂之滑。有力為緊，彈如轉索(14)。數見寸口，有止為促(15)。數見關中，動脈可候。厥厥動搖，狀如小豆(16)。

長則氣治，過於本位(17)。長而端直，弦脈應指(18)。短則氣病，不能滿部，不見於關，惟尺寸候(19)。

【提要】該節段是講如何辨四綱脈的相類脈及長短脈。

【注釋】

（1）泛泛在上，如水漂木：浮脈主表，輕取即得，如水上漂浮的木塊，觸之即得。

（2）來盛去悠：悠，是閑適的意思。洪脈的脈象如洪水一樣，來勢盛大，去勢漸衰。

（3）有邊無中，其名曰芤：芤脈脈象如按蔥管，兩旁皆見脈形，而中間獨空。

（4）不任尋按：是說診濡脈時，不能用中取和沉取的指力，只宜用浮取、輕取的指力進行。元·滑壽之《診家樞要·診脈之道》云：「持脈之要有三：曰舉，曰按，曰尋。」舉、按、尋三法是前人對診脈手法、用指力度的高度概括。用輕指力按在皮膚上為「舉」，亦稱輕取、浮取，但應注意「輕不離皮」。用重指力按筋骨間為「按」，亦稱重取、沉取，但應注意，「重不著骨」。用指力不輕不重，委曲求之為「尋」，也稱「中取」。診脈時，必須注意舉、按、尋之間的指力變化。

（5）近於筋骨：診沉脈應以重取指力觸於筋骨之間，方能體認清楚。

（6）愊愊而強：實脈的脈象堅實有力。愊愊，在這裏作堅實解。

（7）弱甚則細，如蛛絲然：細脈比弱脈更為細小，像觸及蛛絲一樣。

（8）二損一敗，病不可治：一息僅二至稱為「損脈」，而一息一至則稱為「敗脈」，該二脈皆屬病情危重，極難救治。

（9）兩息奪精，脈已無氣：若脈跳兩息才一至的稱為「奪精」，預示正氣將絕。「奪」，脫也，急驟大兼散失之意也。

（10）結則來緩，止而復來：結脈脈來遲緩，時而一止，止無定數，但止後脈搏很快又復跳。

（11）代則來緩，止不能回：代脈脈來遲緩，時有一止，止有規律，但歇止較長時間才能復跳。

（12）七疾八極：脈跳一息七至稱為「疾脈」；而一息八至則稱為「極脈」。

（13）九至為脫：脈跳一息九至為「脫脈」，可主陽氣暴脫的亡陽危證。

（14）有力為緊，彈如轉索：緊脈脈來繃急有力，如牽繩轉索，左右彈動。

（15）數見寸口，有止為促：促脈脈來急數，時而一止，止無定數，多見於寸部。

（16）厥厥動搖，狀如小豆：動脈形短如豆，跳動急促滑數。

（17）長則氣治，過於本位：長脈首尾端直，超越寸部、尺部，可為正常脈象。

（18）長而端直，弦脈應指：弦脈端直而長，脈氣緊張，如按琴弦。

（19）不見於關，惟尺寸候：短脈脈體短小，不能滿部，不見於關部，只表現為寸、尺兩部。

【語解】浮脈如天陽之氣在上，輕取即可得到，如水中漂木，泛泛在上。在浮脈類中還兼見其他脈象。若浮而有力，來盛去衰則為洪脈；浮遲無力，脈體雖大但脈勢柔軟的為虛脈；較虛脈散漫無根，重按則無者為散脈；浮大中空，如按蔥管者為芤脈；浮而細小，軟綿無力為濡脈；比濡脈更加細軟無力，中取、沉取難見的為微脈。

沉脈如大地在下，指下推筋著骨始得。在沉脈類還可兼見其他脈象。比沉脈更沉，甚則深伏不見者為伏脈；沉而有力，堅牢不移，長大而弦的為牢脈；比牢脈更為堅實有力的為實脈；沉而無力，細小軟弱如綿者為弱脈；比弱脈更為細小無力，有如蛛絲的為細脈。

遲脈屬陰脈，一息只見三至。遲脈類中還兼有其他脈象。比遲脈略快，一息將夠四至的為緩脈；一息只有二至甚或一至的，分別稱之為「損脈」和「敗脈」，主病重難治；而脈跳兩息才有一至的為「奪精脈」，預示正氣將絕。

脈象浮大見於虛脈或散脈，有的為芤脈與革脈；脈象浮小的見於濡脈、微脈；脈象沉小的為細脈、弱脈。若脈來遲細艱澀，時或一止的為澀脈。若脈來遲緩，時有一止，止無定數的為結脈；若脈來遲緩，時有一止，止有定數，良久復跳的為代脈。

數脈為陽脈，一息六至。數脈類還兼有其他脈象。一息七至、八至的分別稱為「疾脈」與「極脈」；一息九至的稱為「脫脈」。浮大者為洪脈，沉大者見於牢脈、實脈。往來流利，應指圓滑者為滑脈；脈來繃急有力，如牽繩轉索，左右彈動者為緊脈；數脈見於寸口，時有一止，止無定數的稱為促脈；數脈見於關部，脈形短小如豆，急促搏動的為動脈。

長脈脈體超過寸部、尺部，可視為常脈。端直以長，如按琴弦，則為弦脈。脈體短小，不能滿於寸部、尺部，是為短脈，為病脈。

（十二）諸脈主病

【原文】一脈一形，各有主病。數脈相兼，則見諸證。浮脈主表，裏必不足(1)。有力風熱，無力血弱。浮遲風虛(2)，浮數風熱。浮緊風寒，浮緩風濕。浮虛傷暑，浮芤失血(3)。浮洪虛火，浮微勞極。浮濡陰虛，浮散虛劇。浮弦痰飲，浮滑痰熱(4)。

沉脈主裏，主寒主積(5)。有力痰濕，無力氣鬱。沉遲虛寒，沉數熱伏。沉緊冷痛，沉緩水蓄。沉牢痼冷(6)，沉實熱極。沉弱陰虛，沉細痹濕(7)。沉弦飲痛(8)，沉滑宿食。沉伏吐利，陰毒(9)聚積。

遲脈主臟，陽氣伏潛，有力為痛，無力虛寒。數脈主腑，主吐、主狂(10)。有力為熱，無力為瘡(11)。

滑脈主痰，或傷於食。下為蓄血，上為吐逆(12)。澀脈少血，或中寒濕。反胃結腸(13)，自汗厥逆(14)。

弦脈主飲，病屬膽肝。弦數多熱，弦遲多寒。浮弦支飲(15)，沉弦懸痛(16)。陽弦頭痛，陰弦腹痛。緊脈主寒，又主諸痛。浮緊表寒，沉緊裏痛。

長脈氣平，短脈氣病。細則氣少，大則病進。浮長風癇(17)，沉短宿食。血虛脈虛，氣實脈實。洪脈為熱，其陰則虛(18)。細脈為濕，其血則虛。

緩大者風，緩細者濕。緩澀血少，緩滑內熱。濡小陰虛，弱小陽竭(19)。陽竭惡寒，陰虛發熱。陽微惡寒，陰微發熱。男微虛損，女微瀉血。陽動汗出，陰動發熱。為痛與驚，崩中失血(20)。虛寒相搏，其名為革(21)。男子失精，女子失血。

陽盛則促，肺癰陽毒(22)。陰盛則結，疝瘕積鬱(23)。代則氣衰，或泄膿血，傷寒心悸，女胎三月(24)。

【提要】該節段首次提出「數脈相兼」，其次扼要講解各種脈象的主病情況。

【注釋】

（1）浮脈主表，裏必不足：浮脈主表證，有時也主裏虛。

（2）浮遲風虛：陽氣虛損，肌表不固，可外傷於風邪，故見脈浮而遲。

（3）浮芤失血：芤脈主失血。失血過多，血不斂氣，氣浮於外，故又兼浮。

（4）浮滑痰熱：滑脈主痰飲、實熱。實邪壅盛於內，氣實血湧，故脈見浮滑。

（5）主寒主積：沉脈主裏寒，主積聚。《靈樞‧百病始生》曰：「積之始生，得寒乃生。」積聚，病證名。泛指腹腔內的有形積塊，多由於寒凝氣滯血瘀，聚積於內而成。

（6）沉牢痼冷：痼，意指經久難癒的疾病。寒凝於內，日久不癒，脈象可見沉牢。

（7）沉細痹濕：痹濕，即濕痹。症見周身關節疼痛、沉重。濕邪沉積於裏，阻壓脈道，故見沉細脈。

（8）沉弦飲痛：痰飲內停，阻滯氣機，氣血不暢，不通則痛。沉脈主裏，弦脈主痰飲，主痛。

（9）陰毒：病證名。是指陰寒之邪深伏於裏，寒凝血滯，氣血不通。症見皮膚青紫、周身劇痛等。

（10）主吐、主狂：數脈主熱證。邪熱犯胃，胃失和降，可見嘔吐。熱擾心神，可見躁狂。

（11）有力為熱，無力為瘡：數脈主熱證，實熱熾盛，脈數有力。邪熱內盛，腐肉成膿，傷及營血，正氣受損，故脈數而無力。

（12）下為蓄血，上為吐逆：滑脈主痰飲、食積。食積於胃，痰停於肺，故見嘔吐、氣逆。痰濁痹阻於下，阻礙氣血流通，故見下焦蓄血。

（13）反胃結腸：反胃，是指胃氣上逆，症見嘔吐。結腸，津傷便秘。劇烈嘔吐，陰津虛損，津虧血瘀，氣血不暢，故見澀脈。

（14）自汗厥逆：厥逆，病證名。見四肢厥冷或胸腹劇痛等症，總為寒凝血滯、氣機不暢、血行不利所導致，故可見澀脈。

（15）浮弦支飲：支飲：病證名。是指飲在胸膈，上迫於肺，導致胸悶氣喘不得平臥。浮脈主表主上，弦脈主痰主飲，故浮弦脈可見於支飲。

（16）沉弦懸痛：懸痛，是指懸飲導致的胸脅脹滿，咳唾引痛。因懸飲是飲在胸脅，病位在兩側偏下，故脈見沉弦。

（17）浮長風癇：風癇，癇病的一種，多因風痰上擾所致，症見突然昏倒、痙攣抽搐等。

（18）洪脈為熱，其陰則虛：洪脈主熱盛，熱盛傷陰，故日久可致陰虛。

（19）弱小陽竭：細小脈總為虛損不足。細小而弱者，多主陽氣虛衰。

（20）崩中失血：即崩漏失血。崩漏，婦科病證。指女人非經期的陰道流血。量多勢急者為崩，勢緩而淋漓不斷者為漏。

（21）虛寒相搏，其名為革：指革脈主陽虛寒侵，正邪相爭。

（22）肺癰陽毒：肺癰，病名。指肺部發生癰瘍而咳吐出膿血的病證。陽毒，指陽熱毒邪導致的咽喉腫痛、癰腫瘡癤等。因以上病證總為陽熱亢盛引發，故可見促脈。

（23）疝瘕積鬱：疝：病證名。其說不一，一般指某一臟器組織向周圍突出，引發較劇烈疼痛一類的病證。瘕，又稱為「瘕聚」。是指腹中積塊，時聚時散，多由氣滯導致。積，即癥積也，是指腹腔內積塊，質硬固定不移，多由血瘀引起。鬱，泛指氣、血、痰、火、濕、食等阻滯於體內的一種病證。《丹溪心法》稱此為「六鬱」，以越鞠丸治之。

（24）女胎三月：女子妊娠三月，有的可觸及代脈。一般認為是因妊娠惡阻，劇烈嘔吐，氣機逆亂，脈氣不相接續，故見代脈。也有人認為，女人妊娠，血聚養胎，經脈氣血不相接續而見代脈。

【語解】每一種脈均有不同的脈象和主病。幾種脈象相兼出現，即可診察各種病證。浮脈一般主表證，若病變在裏的多為虛損諸證。浮而有力為外感風熱，浮而無力為內傷血虛。浮遲脈為氣虛外感風邪，浮數脈為外感風熱。浮緊脈為外感風寒，浮緩脈為外感風濕。浮虛脈為傷暑，氣陰兩傷，浮芤脈為失血，血失脈空。浮洪脈為火盛陰傷，浮微脈為虛損勞傷。浮軟脈為陰精虛損，浮散脈為氣血虛極。浮弦脈為痰飲積聚，浮滑脈為痰熱內擾。

沉脈主裏證，又主裏寒、積聚。沉而有力為痰飲食積，沉而無力為氣鬱不暢。沉遲脈為虛寒內生，沉數脈為熱伏於裏。沉緊脈為寒凝冷痛，沉緩脈為痰飲內停。沉牢脈為沉寒痼冷，沉實脈為裏熱熾盛。沉弱脈為陰精虛損，沉細脈為濕邪痹阻。沉弦脈為飲停作痛，沉滑脈為宿食內停。沉伏脈為嘔吐腹瀉，或為陰寒毒邪聚積於內。

遲脈屬陰，多主五臟病變。陽氣伏潛，氣血運行遲緩。遲而有力為寒凝冷痛，遲而無力為虛寒內生。數脈屬陽多主六腑病變，又主胃熱嘔吐、心火發狂。數而有力為實熱，無力而數為瘡瘍。

滑脈主痰飲、食積。在下可為蓄血，在上可見嘔吐。澀脈主陰血虛少，或寒濕入血。臨證可見嘔吐、便秘，又可見自汗厥逆。

弦脈主痰飲，病位在肝膽。弦數多屬實熱，弦遲多為裏寒。浮弦脈可見於支飲，沉弦脈可見於懸飲。寸部弦脈可見頭痛，尺部弦脈可見腹痛。緊脈主寒證、痛證。浮緊脈為表寒證，沉緊脈為裏寒證。

長脈為平人之脈，短脈屬病氣之脈。脈短為氣虛血少，脈大可為正虛邪進。浮長脈屬風癇為病，沉短脈為宿食內停。氣血虛虧可見脈虛，氣血壅盛可見脈實。洪脈主熱證，熱盛則陰傷，細脈主濕證，又可見血液虛虧。

脈象緩大者主風病，緩細者主濕病。緩澀者為血液虛虧，緩滑者為火熱內生。脈象濡小者為陰精不足，弱小者為陽氣虛損。陽虛則外寒，陰虛則內熱。寸部微脈多主陽虛，故見怕冷，尺部微脈多主陰虛，故見內熱。男人微脈多主陽氣虛損，女人微脈多主失血傷陰。寸部為陽，寸部動脈多主汗出過多；尺部為陰，尺部動脈可見發熱、疼痛、驚悸、崩漏。革脈可因陽虛感寒，邪正相爭所致，在男人可見遺精，在女人可見失血。

促脈主陽盛，可見肺癰、陽毒。結脈主陰盛，可主疝氣、癥瘕積聚，氣血痰食內鬱。代脈主陽氣衰微。見下利膿血，陰寒內盛，心陽不足，心慌心跳，悸動不安。女人妊娠，有時也可觸及代脈，但不作病脈論。

【新解】

●相兼脈及其主病

原文「數脈相兼，則見諸證」說的就是這個意義。什麼是「相兼脈」呢？兩種或兩種以上的脈象同時出現在一個患者身上，即為相兼脈也。如浮數脈、弦滑數脈、沉細脈等。為什麼會有相兼脈呢？由於一個單一的脈象只能從一個側面反映人體的生理或病理信息。人體是一個複雜的有機整體，疾病過程又是一個複雜多變的過程。因此，在脈搏上就會出現多個脈象同時出現的情況。如外感風熱表證，脈見浮數，浮僅提示病在表，而數則提示熱，兩脈相合則為浮數脈，提示表熱證。所謂「相兼脈」，古稱「合脈」，是指兩種以上的脈象同時存在，但應注意不存在相反脈象相兼。如浮與沉，遲與數，滑與澀不能相兼。

怎樣才能判斷相兼脈的主病呢？可以從組成相兼脈的個脈主病之和來確定其主病。如弦滑數實脈，可判斷為肝膽濕熱實證。

此外，有的脈本身就是相兼脈。如弱脈，由虛、沉、小三脈合成；牢脈，由沉、實、大、弦、長五脈合成。這些皆屬於本書二十七脈之內。

●相類脈

是指與某脈相似並有某些共性的脈。七言脈訣中的各脈「相類詩」說的就是相類脈。如促、結、代三脈皆是節律不齊的脈，故可稱「相類脈」。相類脈要注意鑒別，而相兼脈則不必鑒別。相類脈與相兼脈不同，切不可混稱。

（十三）脈證的陰陽順逆

【原文】脈之主病，有宜(1)不宜，陰陽順逆(2)，凶吉(3)可推。

【提要】該節段是說「陰陽順逆」的臨證意義。

【注釋】

（1）宜：意合適、適宜。王符《潛夫論・相列》：「曲者宜為輪，直者宜為輿。」該處是說病與脈相合為宜，不相合則為不宜。

（2）陰陽順逆：陰與陽是指脈象與症狀的陰陽屬性；順與逆是指脈與症的陰陽屬性相合為順，熱象為陽，數脈陽，熱象得數脈為順；相反，脈證的陰陽屬性不相合，則為逆，如陽熱象見屬陰的遲脈即為逆。如《素問・平人氣象論》曰：「脈從陰陽，病易已；脈逆陰陽，病難已。」陽證得陽脈，陰證得陰脈，即為「脈從陰陽」；陰證得陽脈，陽證得陰脈，即為「脈逆陰陽」。「脈逆陰陽」，提示病情複雜，故而難治，預後較差而為逆；「脈從陰陽」，提示病情單純，故而易治，預後較好而為順。

（3）凶吉：病情重、預後差者為凶；病情輕、預後好者為吉。

【語解】脈象主病，應與症合參。脈證相合為宜，脈證不符為不宜。陰證、陽證，吉凶順逆，由脈證變化可進行推測。

（十四）外感風寒暑濕的脈象表現

【原文】中風(1)浮緩，急實則忌。浮滑中痰，沉遲中氣(2)，尸厥(3)沉滑，卒不知人。入臟身冷，入腑身溫。風傷於衛，浮緩有汗。寒傷於營，浮緊無汗。暑傷於氣，脈虛身熱。濕傷於血，脈緩細澀。傷寒熱病，脈喜浮洪，沉微澀小，證反必凶。汗後脈靜，身涼則安。汗後脈躁，熱甚必難。

【提要】這一節段主要是說外感六淫的各種脈象。

【注釋】

（1）中風：該處是指外感風寒表證的一個類型。以發熱、微惡風寒、汗出、脈浮緩為特徵的表證，稱為「中風」。《傷寒論‧辨太陽病脈證並治》曰：「太陽病，發熱，汗出、惡風，脈浮緩者，名曰中風。」此中風與今泛指「腦血管意外」諸病為「中風」根本不同。

（2）中氣：病證名。是指多由情志不遂以致氣機不暢，或怒動肝氣、氣逆上行所致。症見忽然仆倒、昏迷不省人事、牙關緊閉、手足拘攣等。

（3）尸厥：古病名，厥證之一。是指突然昏倒，不省人事，其狀如死的惡候。出自《素問‧繆刺論》曰：「其狀若尸，故曰尸厥。」張介賓曰：「尸厥，上下離竭，厥逆氣亂，昏憒無知，故名尸厥。」

【語解】中風患者，脈應浮緩，若見堅實急數之脈，則為所忌。脈象浮滑，則為中痰。脈象沉遲，則為中氣。

尸厥病變，脈象沉滑，突然昏倒，不省人事。邪中五臟，身涼肢冷。邪中六腑，則身體尚溫。風邪傷及衛分，則脈象浮緩，身有汗出。寒邪傷及營分，則脈象浮緊，腠理緻密無汗。暑邪傷人，直入氣分，脈見虛象，身體有熱。濕邪傷及血分，脈緩而細澀。傷於寒邪，入裏化熱，脈當出現浮洪。若見沉微澀小之象，則疾病反見凶象。汗出之後，脈來平靜，熱退身涼，則病趨痊癒。若汗出之後，脈來躁急，則熱勢加重，治療較難。

（十五）脈象變化與病情預後

【原文】陽病見陰，病必危殆(1)，陰病見陽，雖困無害。上不至關，陰氣已絕，下不至關，陽氣已竭。代脈止歇，臟絕傾危，散脈無根，形損難醫。

【提要】該節段是說陽病見陰脈預後較差，陰病見陽脈預後較好。

【注釋】

（1）殆：危險之意。

【語解】陽病見陰脈，病變必定轉危。陰病見陽脈，雖一時病重，但尚無大礙。脈跳僅見於尺而上不及關部者，說明陰氣衰絕於下。脈跳僅見於寸而下不及關者，說明陽氣竭絕於上。代脈有歇止，說明臟氣衰絕，生命將危。散脈散漫，無根可尋，說明形體衰損，難於醫治。

（十六）飲食勞倦內傷諸疾的脈象表現及預後情況

【原文】飲食內傷，氣口急滑。勞倦內傷，脾脈大弱。

欲知是氣，下手脈沉，沉極則伏，澀弱久深。火鬱多沉，滑痰緊食，氣澀血芤，數火細濕，滑主多痰，弦主留飲(1)，熱則滑數，寒則弦緊，浮滑兼風，沉滑兼氣，食傷短疾，濕留濡細，瘧(2)脈自弦，弦數者熱，弦遲者寒，代散者折。泄瀉下利，沉小滑弱，實大浮洪，發熱則惡。嘔吐反胃，浮滑者昌，弦數緊澀，結腸(3)者亡。霍亂(4)之候，脈代勿訝(5)，厥逆(6)遲微，是則可怕。

【提要】該節段是說飲食勞倦內傷諸疾的脈象及其預後情況。

【注釋】

（1）留飲：痰飲病的一種。出自《金匱要略・痰飲咳嗽脈證並治》，其曰：「留飲者，脅下痛引缺盆。」因飲邪日久不化，留而不去，故名。留飲積蓄部位不同，表現各異。

（2）瘧：病名，出自《素問・瘧論》，其曰：「瘧，先寒而後熱。」即指瘧疾病。指以間歇性寒戰、高熱、汗出為特徵的一種病患。

（3）結腸：是指腸道結滯不通。使六腑之氣不通，而失其通降之性，上可見嘔吐反胃，中可見脘脹滿痛，下可見大便不通等症。

（4）霍亂：病名，出自《靈樞・五亂》，其曰：「亂於腸胃，則為霍亂。」又有《素問・六元正紀大論》曰：「太陰所致為中滿，霍亂吐下。」是指以發病急驟，大吐大瀉，煩悶不舒為特徵的病患。以其「揮霍之間，便成繚亂」定名。

（5）訝：詫異、驚奇的意思。

（6）厥逆：病證名，是指四肢厥冷。《傷寒論・辨少陰病脈證並治》曰：「少陰病，下利清穀，裏寒外熱，手足厥逆，脈微欲絕。」

【語解】飲食失宜所致的內傷疾患，氣口多見急滑之象。勞倦太過所致之內傷疾患，脾脈大而無力。若是傷及於氣，則脈見沉象。沉脈進一步發展，則見伏象，若兼澀弱，則表明病久而深。火鬱於內不能外達，脈也可出現沉象。滑脈主痰，緊脈為傷食。澀脈主氣滯，芤脈為失血。數脈為有火，細脈為兼濕。滑脈痰飲內盛，弦脈是留飲不去。兼熱則脈滑而數，兼寒則脈弦而緊。脈象浮滑為兼有風邪，脈象沉滑為兼有氣滯。傷於飲食，則脈來短而疾；濕濁內阻，則脈來軟而細。弦脈主瘧，為瘧病應見之脈。弦而兼數為有熱，弦而兼遲為有寒，若見代、散之脈，則提示正氣大虧，病見危象。

腹瀉痢疾患者，脈象應見沉小滑弱。若見實大浮洪之象，並有身熱之症，則屬病重。嘔吐反胃患者，得浮滑之脈為佳，提示病情尚輕。若見弦數緊澀，腸結便秘，則屬正氣大虧，預後不良。霍亂的病變，若見代脈不必驚訝。若見四肢厥冷，脈象遲微，則是最為可怕的。

【新解】

●飲食勞倦內傷的要點

飲食失宜，主要包括飲食不節：過饑，饑不得食，渴不得飲，長期處於饑渴狀態，水穀攝入不足，氣血生化乏源，則易導致各種虛證，易感邪發病。過飽，飲食超量，或暴飲暴食，易傷脾胃腸，而致多病，在小兒最易釀成「疳積」。飲食不潔：易導致各種腸道感染性疾病、寄生蟲病，甚或「食物中毒」。飲食偏嗜：若五味偏嗜，易導致五臟之氣偏盛偏衰，而生多病。若寒熱偏嗜，過寒易傷陽助濕，過燙易傷陰助熱，均可導致多病。

●勞逸失度，包括過勞和過逸兩個方面

過勞：勞力過度，易耗傷正氣，「勞則氣耗」，從而導致正氣虛衰，除變生各種虛損之證外，還易感邪而多發病。勞神過度，最易勞傷心脾，而成「心脾兩虛」之證。房勞太過，最易耗精傷腎，導致各種腎虛證，或使生殖功能減退，或使成人早衰。過逸：過度安閑，不勞動、不活動，「人逸則氣滯」，既使氣血流行不暢，又易導致脾胃功能減退，而變生多病。此僅扼要說明，旨在提醒讀者，由是反觀之，要保持自身健康，減少得病機會，就要注意飲食適宜，勞逸適度。

（十七）咳喘的脈象表現及預後情況

【原文】咳嗽多浮，聚肺關胃(1)。沉緊小危，浮濡易治。喘急息肩，浮滑者順，沉澀肢寒，散脈逆證。病熱有火，洪數可醫。沉微無火，無根者危(2)。骨蒸發熱，脈數而虛。熱而澀小，必殞(3)其軀。

【提要】該節段是說咳嗽發病多與肺胃相關，咳喘脈及預後，在此首次提出無根。

【注釋】

（1）聚肺關胃：是指咳嗽發病多與肺胃相關。《素問·咳論》曰：「久咳不已……此皆聚於胃，關於肺。」這便是「聚肺關胃」說的本源所在。

（2）無根者危：無根，是指「無根脈」。無根脈的特徵是尺脈沉取，無脈動應指，便是無根，提示「先天之本」腎氣絕，病情危重。另外，寸、關、尺三部沉取無脈動應指也稱為「無根脈」，也提示病情危重。

（3）殞：意死亡，如「殞命」。同「隕」，墜落，如「隕落」。

【語解】咳嗽病變，病位在肺，脈多見浮象。是病邪聚於胃，上犯於肺所致。若見沉緊小象，為病危之兆；若見浮軟之象，則病輕易治。喘息急促，張口抬肩，脈見浮滑之象，為病順症輕之兆。若見脈呈沉澀之象而四肢寒冷，或兼見散脈，為病逆難治之象。火熱咳嗽，脈見洪數，為易治之象。若脈見沉微，則為虛火咳嗽；若脈來散漫，無根可尋，則為病危之象。

骨蒸發熱之病，脈數而無力。若發熱而見澀小之脈，則為生命危險之兆。

【新解】聚肺關胃：《素問・咳論》原作「此皆聚於胃，關於肺」。聚肺關胃，與聚胃關肺雖提法有別，但其基本意思是一致的。《素問・咳論》開篇便曰：「五臟六腑皆令人咳，非獨肺也。」這裏是說咳不止於肺。篇中全面論述五臟咳、六腑咳之後，總結全文時又強調，此皆「關於肺」，這是說雖咳不止於肺，但咳卻不離於肺。

為什麼強調「此皆聚於胃」呢？從開篇講感寒傷肺致咳的原因病機分析便使人明白了，其原文曰：「皮毛先受邪氣，邪氣以其合（指皮毛內合於肺）也。其寒飲食入胃（提示邪又可從口鼻而入），從肺脈上至於肺，則肺寒，肺寒則內外合邪，因而客之，則為肺咳。」寒邪的來源有兩種：一是皮毛感寒內舍於肺（肺外合皮毛）；二是「寒飲食入胃」，手太陰肺經起於中焦，胃中之寒就「從肺脈上至於肺」。這樣內外兩條途徑寒邪成「內外合邪」之勢，兩感於寒，重傷其肺而肺寒，肺失宣降則咳作矣。這便是強調「此皆聚於胃」的道理所在。

明・張介賓注曰：「肺脈起於中焦，循胃口上膈屬肺，故胃中飲食之寒從肺脈上於肺也。所謂形寒飲冷則傷肺，正此節之謂。」清・陳修園《醫學三字經》曰：「《內經》雖有五臟諸咳，而尤重者，在聚於胃，關於肺六字。」此六字，對從調理後天之本脾胃，增強免疫力入手，防治呼吸道疾病，「培土生金」，也有重要指導意義。

（十八）勞極諸虛、失血、瘀血的脈象表現及預後情況

【原文】勞極(1)諸虛，浮軟微弱，土敗雙弦，火炎急數。諸病失血，脈必見芤，緩小可喜，數大可憂。瘀血(2)內蓄，卻宜牢大。沉小澀微，反成其害。

【提要】該節段是說諸虛百損、出血、瘀血的脈象特徵及其預後情況。

【注釋】

（1）勞極：即「五勞」、「六極」之合稱。出自《金匱要略・臟腑經絡先後病脈證並治》，其曰：「陽病十八，何謂也？……五勞、七傷、六極，婦人病三十六，不在其中。」

五勞，《素問・宣明五氣》曰：「久視傷血，久臥傷氣，久坐傷肉，久立傷骨，久行傷筋。」又指志勞、思

勞、心勞、憂勞、疲勞。以上兩項均屬過勞性致病因素。又指心、肝、脾、肺、腎勞等五臟虛勞病證。《證治要訣》曰：「五勞者，五臟之勞也。」總之，過勞可導致虛勞之病。六極，指六種勞損的病證。極，《說文》曰：「燕人謂勞曰極。」據此，可認為「極」亦屬勞損之意。六極，《諸病源候論·虛勞候》曰：「六極者：一曰氣極……二曰血極……三曰筋極……四曰骨極……五曰肌極……六曰精極。」總之，勞極，統指由於勞形、勞神過度而導致的諸虛百損之證。

（2）瘀血：出自《神農本草經・丹皮》。病因、病證名。是指人體脈內或脈外有積存血液而未消散者。《說文》曰：「瘀，積血也。」

【語解】五勞六極諸種虛損之證，脈象應見浮軟微弱。若雙手關脈均見弦象，則為脾氣衰敗的表現。若見急數之脈，則為火熱內炎的表現。諸種失血病證，必然會出現芤脈。若脈來緩小，是一種較好的現象。若脈來數大，則為病情發展加重，令人憂慮之象。瘀血停於體內，脈象易見牢大。若是沉小澀微，則是病情較重的表現。

（十九）遺精、白濁、三消的脈象表現及預後情況

【原文】遺精白濁(1)，微澀而弱，火盛陰虛，芤濡洪數。三消(2)之脈，浮大者生，細小微澀，形脫(3)可驚。

【提要】這段是說遺精、白濁、三消的脈象及其預後情況。

【注釋】

（1）遺精白濁：遺精，病證名。出自《丹溪心法・夢遺》。亦稱為「失精」、「遺泄」。是指成年男人在不性交時，精液自行泄出，總稱遺精。有夢遺與滑精之分。或因淫思邪念致心火亢盛，引動相火妄動，心腎不交所引起；或因腎元虛損、精關不固而引起；或由下焦濕熱所引起；或由痰濕下注而引起；或由病後體虛而引起。夢遺多屬實證或虛實夾雜之證，而滑精只僅屬虛證。白濁：病證名，出自《諸病源候論・虛勞小便白濁候》。是指小便色白混濁，屬尿濁；或指尿道口常滴出白色濁物。小便澀痛明顯，但尿不混濁，此屬精濁。

（2）三消：上消、中消、下消的合稱。病證名，出自《丹溪心法・消渴》。消渴，出自《素問・奇病論》。是指以多飲、多食易饑、多尿、逐漸消瘦為主要特徵的一類疾病。可能包括今之「糖尿病」、「甲狀腺功能亢進」等病。總屬火熱證，但有實火、虛火之分。張從正曰：「三消當從火斷。」（《儒門事親》）

（3）形脫：是指形體消瘦。

【語解】遺精白濁之病，脈應微澀而弱。若是火盛傷陰，陰液虧虛，則脈必芤軟洪數。三消病變，脈象浮大，為脈證相應，尚可救治。若脈見細小微澀，形體消瘦，則為病重之象。

（二十）二便不暢的脈象表現

【原文】小便淋秘(1)，鼻頭色黃(2)，澀小無血，數大何妨。大便燥結，須分氣血，陽數而實，陰遲而澀。

【提要】這一節段是講從脈象測知二便不暢的性質。

【注釋】

（1）淋秘：病證名，出自《金匱要略·五臟風寒積聚病脈證並治》，其曰：「熱在下焦者，則尿血，亦令淋閉不通。」《素問·天元正紀大論》稱淋秘。淋，小便澀痛，淋瀝不爽。《顧松園醫鏡》曰：「淋者，欲尿而不能出，脹急痛甚，不欲尿而點滴淋瀝。」秘，閉塞不通的意思。是指小便秘澀難通。

淋秘，亦稱淋閉，與癃閉近義。

（2）鼻頭色黃：鼻頭，亦稱準頭，根據《靈樞·五色》記載，鼻頭屬脾。黃色主脾虛，主濕盛。脾主運化水液，今脾虛水液失於運化，而濕濁內生既礙脾運又阻氣機，均可使小便不利。故「鼻頭色黃」亦可提示「小便淋秘」之症。

【語解】淋秘的病證，鼻頭顏色發黃。脈來澀小，為精血大傷。脈來數大，為脈證相應，妨礙不大。大便乾燥秘結，要辨別屬氣屬血，在氣屬陽，脈微而實；在血屬陰，脈遲而澀。

（二十一）癲狂癇的脈象表現及預後情況

【原文】癲乃重陰(1)，狂乃重陽(2)，浮洪吉兆，沉急凶殃。癇(3)脈宜虛，實急者惡，浮陽沉陰，滑痰數熱。

【提要】該節段是說癲與狂的陰陽屬性不同，測其預後吉凶的脈象，以及癇病脈象的宜忌情況。

【注釋】

（1）癲乃重陰：癲，病名，出自《靈樞·癲狂》。

屬現代精神病的一種類型。多由痰氣鬱結所致。症見精神抑鬱，表情淡漠，或喃喃獨語或哭笑無常，或幻想幻覺，或不思飲食、不知穢潔、舌苔白膩、脈弦滑等，屬陰盛之證。《難經・二十難》曰：「重陰者癲。」「重陰」，兩種屬陰的事物重合到同一事物上之謂。

（2）狂乃重陽：狂，病名，出自《靈樞・癲狂》。亦屬現代精神病的一個類型。多由情志鬱結、氣鬱化火或火熱之邪入內，以致火熱與痰濁瘀血相合，擾心亂神所致。症見少臥不饑，狂妄自大，或喜笑不休，或怒罵叫號，不避親疏，或毆人毀物，力大倍常，越垣上屋，舌質紅、苔黃膩，脈弦滑數大而有力等，屬陽盛之證。《難經・二十難》曰：「重陽者狂。」「重陽」，兩種屬陽的事物重合到同一事物上謂之。

（3）癇：病名，出自《素問・大奇論》，其曰：「肝脈小急，癇瘛筋攣。」是一種發作性神志異常疾病。《備急千金要方》稱為癲癇，沿用至今，俗稱「羊癇風」。多因驚恐，或情志不遂，飲食不節，勞累過度，傷及肝、脾、腎三經，使風痰隨氣上逆而擾心亂神所致。症見暫短失神，面色泛白，雙目凝視，但迅速即可恢復常態；或見突然昏倒，口吐涎沫，兩目上視，牙關緊閉，四肢抽搐，或口中發出類似豬羊叫聲等。患者醒後，除覺疲勞外，一如常人，但不時發作。

【語解】癲病為陰邪太盛所致，狂病為陽邪盛極引起。脈象浮洪為脈證相應，是病順的表現。脈象沉急為脈證不合，是病逆的表現。癇病患者脈象宜虛，若見實脈則為凶象。脈浮為陽證，脈沉為陰證，脈滑為痰證，脈數為熱證。

【新解】癲、狂、癇的異同之處：在臨床表現方面，三者皆有精神失常之症，此其所同。癲與狂皆有語言、行為舉止和意識失常三個方面的表現，而狂的表現屬於亢奮性；癲的表現屬抑鬱性；癇則主要為陣發性意識障礙，猝然昏倒，不知人事，在發病症狀脈象等方面，癲與狂皆是持續性的神志失常，非短時可復常，而癇則是突發性，短時可復常，然可不時復發，在症候性質方面，狂屬陽熱實證，多兼痰瘀；癲屬陰證，或虛或實或虛實夾雜之證均可見及，多為痰濕蒙蔽心神，肝氣抑鬱之證；癇者，新病多實，久病漸虛，無論虛實，痰濕氣鬱互結，隨風上擾，皆可見及。在病因方面，癲、狂、癇都有痰濁作祟。狂，痰多與火結；癲，痰多與寒結，癇則多痰濕互結。所以祛痰是三病共同的治則治法。

（二十二）喉痹的脈象表現及預後情況

【原文】喉痹(1)之脈，數熱遲寒，纏喉走馬(2)，微伏則難。

【提要】該節段是說從脈之遲數，以辨喉痹之寒熱，若病情迅速發展，又見微脈或伏脈，則預後不良，而病難癒。

【注釋】

（1）喉痹：病名，出自《素問・陰陽別論》，其曰：「一陰一陽結，謂之喉痹。」一作「喉閉」說。各種咽喉腫痛病證，統稱為喉痹。

（2）纏喉走馬：纏喉，即「纏喉風」，病名，見《聖濟總錄·一百二十二卷》。多因臟腑積熱、邪毒內侵、風痰上擾所致。症見喉關內外紅腫疼痛，紅絲纏繞，若漫腫深延至會厭，則呼吸困難，痰鳴氣促，胸膈氣緊，牙關拘急。「走馬」，是指發病急速，勢如走馬，與清·易方《喉科種福》所說的「走馬喉風」類同。「走」，即跑，逃跑的意思。《孟子·梁惠王上》曰：「棄甲曳兵而走。」現代的「走」，古代稱「行」；現代的「跑」，古代稱「走」。「走馬」，即跑馬的意思，言其迅疾。

【語解】喉痹的脈象，數為有熱，遲為有寒。纏喉風、走馬喉痹，皆為喉痹重證，若脈來微伏，則為難治之病。

(二十三)眩暈頭痛的脈象表現及預後情況

【原文】諸風眩運(1)，有火有痰，左澀死血，右大虛看。頭痛多弦，浮風緊寒，熱洪濕細，緩滑厥痰，氣虛弦軟，血虛微澀，腎厥(2)弦堅，真痛(3)短澀。

【提要】這一節段是論述眩暈、頭痛的常見類型，以脈而辨之。

【注釋】

(1) 諸風眩運：風，既是病因概念，如風邪，又是症候歸類概念，如風證。臨床上凡見及類似於自然之風「善行數變」特點的主觀的「動」證（即患者自覺症狀）如痛癢走竄無定處、眩暈等，客觀「動」證（醫者診察到的體徵）如抽搐、震顫等，統歸屬「風證」。「眩運」即風證。眩暈，症狀名。是指眼睛視物旋轉，動搖不定；暈，指頭昏不爽，如乘舟車之感，而站立不穩。眩與暈雖然有別，但亦常相互影響，互為因果，故合併稱之。古有「無痰不作眩」、「無風不作眩」、「無虛不作眩」之說，本文所論，與此義同。

（2）厥：病證名。出自《素問・厥論》等篇。其具體所指，要者有三：一是泛指突然昏倒，不省人事，但大多能逐漸蘇醒的一類病證。歷代文獻中有尸厥、薄厥、煎厥、痰厥、食厥、血厥、氣厥等名稱。二是指四肢寒冷。《傷寒論·厥陰病脈證並治》曰：「厥者，手足逆冷是也。」有寒厥、熱厥、蛔厥之分。三是指「癃」（小便不利，點滴而出）之重證，出自《素問・奇病論》，其曰：「有癃者，一日數十溲……病名曰厥。」腎厥，腎氣厥逆，當指「癃之重證」。蓋腎主水，司開合，與小便的生成排泄密切相關。

（3）真痛：即「真頭痛」。出自《靈樞・厥病》，其曰：「真頭痛，頭痛甚，腦盡痛，手足寒至節，死不治。」

【語解】諸種內風眩暈，病因有火有痰。左脈見澀，多為瘀血，右脈見大，多為虛損。頭痛之脈，多見弦象。浮脈為風，緊脈為寒。有熱則脈洪，濕阻則脈細，暑傷則脈緩，痰停則脈滑。氣虛則脈弦而軟，血虧則脈微而澀。腎氣厥逆，脈來弦堅；真頭痛發作，則脈來短澀。

（二十四）心腹痛、腰痛、腳氣等的脈象表現及預後情況

【原文】心腹之痛，其類有九(1)，細遲從吉，浮大延久。疝氣弦急，積聚在裏，牢急者生，弱急者死。腰痛之脈，多沉而弦，兼浮者風，兼緊者寒，弦滑痰飲，濡細腎

著(2)，大乃臂(3)虛，沉實閃肭(4)。腳氣有四，遲寒數熱，浮滑者風，濡細者濕。

【提要】這一節段是講述九種心腹痛的脈象及其預後情況，腰痛，多由外感風寒濕或腎虛、外傷所致。以脈象測腳氣成因，主要由寒、熱、風、濕邪所致。

【注釋】

（1）心腹之痛，其類有九：心，古醫籍中亦多指胃之上脘部，如「心口痛」、「心下痞」、「心下痛」、「當心痛」等。如清·高學山曰：「心痛者，謂當心而痛，非心臟之中自痛也。」「九種心痛」說，本源於《金匱要略》，為後人概括提出。由於醫家分類不同，「九種心痛」，具體所指亦不一致。現僅舉清・程鍾齡《醫學心悟》所載九種心痛：氣心痛；血心痛；熱心痛；寒心痛；飲心痛；食心痛；虛心痛；蟲心痛；疰心痛。謹供讀者參考。

（2）腎著：病名。出自《金匱要略・五臟風寒積聚病脈證並治》。多由腎虛寒濕內著所致。症見腰部冷痛，重著，轉側不利，雖靜臥亦不減，逢陰雨天則症狀加重，以「腎著湯」（即甘草、乾薑、茯苓、白朮）用治。

（3）臂，疑「腎」之誤。有待詳考，權以此作注。

（4）肭：含緊縮不舒意。閃肭，解為由於動作伸縮俯仰不當而傷及腰部，似可合文意。有待於詳考，權以此解為注。

【語解】心腹疼痛，共有九種。脈來細遲的，可望速癒。脈來浮大的，將遷延難癒。疝氣之脈，弦急有力，為積聚在內所致。脈見牢急者，尚有生機。脈見弱急者，則為難醫。腰痛的脈象，多見沉弦。若兼浮者，為有風邪。

兼緊者，為有寒邪。脈弦滑者，為有痰飲。脈象軟細者，是為腎著。脈大為腎虛，沉實為閃挫外傷性腰痛。腳氣病變，分為四種。遲脈為寒，數脈為熱。浮而滑者為有風邪，軟而細者為有濕阻。

【新解】「瞖」的音意：瞖（音「潰」），突然傷腰致痛，謂瞖腰，出自《諸病源候論》。本為閃挫腰痛之意。核本節原文「大乃瞖虛，沉實閃朒」含腎虛腰痛和閃挫腰痛虛實兩層意思。「瞖」，若按外傷腰部解，則與下文「閃朒」義重，亦應屬實性腰痛，此與「瞖虛」不同。故疑「瞖」為腎之誤。「腎」繁體與「瞖」形似，傳寫過程中容易致誤。

（二十五）痿、痹的成因及脈象表現

【原文】痿病肺虛(1)，脈多微緩，或澀或緊，或細或濡。風寒濕氣，合而為痹(2)，浮澀而緊，三脈乃備。

【提要】這一節段以痿緣肺虛而成；痹由感受風寒濕邪氣而生作為論述要點，並兼及各自的脈象。

【注釋】

（1）痿病肺虛：《素問·痿論》中有「肺熱葉焦……則生痿躄」之說，即其所本也。「肺朝百脈」，主宣發肅降布散氣血津液於全身，若肺有熱，邪熱耗氣傷津，而致肺虛，則津液無從布達，氣血不得暢輸，於是五臟、五體失於溫潤滋養，則「痿」病由生。此即「痿病肺虛」之義也。痿，同萎義。是指四肢枯萎，不能運動。清·張志聰曰：「痿者，四肢無力痿弱，舉動不能，若萎棄不用之狀。」

（2）痹：《素問·痹論》曰：「風、寒、濕三氣雜至，合而為痹」之論，便是本義之源也。痹，病名。據《素問・痹論》載，當指由於外感風寒濕邪，內由營衛不調，而致氣血運行不暢，經絡失通，並由此引起以疼痛不仁等七種症狀為主要臨床表現的一類病證。

【語解】痿證的形成，主要是由於肺虛所致，脈象多見微緩。或兼見澀、緊、細、軟等脈象。風、寒、濕三邪侵犯人體，留而不去，就會引起痹證。痹證的脈象，為浮、澀、緊三脈並見。

【新解】痹並不等同於當今之關節炎：當今醫界存在著一種比較通行的說法，就是一提起中醫學的「痹」，便與現代醫學的關節炎等同起來。其實，這種說法是很不全面的。因為「痹」所包括的病證範圍極廣，關節炎僅是其中之一。只要認真地閱讀《素問・痹論》原文所論的皮痹、脈痹、筋痹、肉痹、骨痹等習稱五體痹，心痹、肺痹、腸痹、胞痹等習稱五臟痹、六腑痹就清楚了。

從臨床實踐所見，「痹」包括了形體、臟腑在內的全身性多系統的許多病證。如原文所論的行痹、痛痹、著痹，除包括骨胳、運動系統的關節炎病外，還包括了屬神經系統疾病的多發性神經炎，屬膠原系統疾病的硬皮病等。又如心痹亦不是專指當今之冠心病，尚包括風心病、肺心病等在內。因此，凡使用中西醫學的名詞、術語等，不能簡單地生搬硬套，對號入座，而應認真研究，全面理解，方能正確運用，而不致以偏概全。

（二十六）五疸的脈象表現及預後情況

【原文】五疸(1)實熱，脈必洪數，澀微屬虛，切忌發渴。脈得諸沉，責其有水，浮氣與風，沉石或裏，沉數為陽，沉遲為陰，浮大出厄，虛小可驚。

【提要】該節段是講述五疸可由實熱、水濕、氣鬱、風邪或正虛所致，其脈象各異並論述其預後情況。

【注釋】

（1）五疸：病證名。出自《金匱要略・黃疸病脈證並治》。是指黃疸、穀疸、酒疸、女勞疸、黑疸。後人合稱「五疸」。

【語解】疸病有五，為實熱所致，所以脈象必見洪數。若兼澀微，則為虛熱。若又見口渴，則為熱盛液虧之象，病變惡化，最忌出現。水濕致疸，脈見沉象。得浮則為風邪或氣鬱致疸，得沉則為水濕在裏，沉而數者為陽黃，沉而遲者為陰黃。脈象浮大，為向愈徵兆。脈象虛小，為病重表現。

（二十七）脹滿的脈象表現及預後情況

【原文】脹滿脈弦，土制於木，濕熱數洪，陰寒遲弱，浮為虛滿，緊則中實，浮大可治，虛小危極。五臟為積(1)，六腑為聚(2)，實強者生，沉細者死。中惡(3)腹脹，緊細者生，脈若浮大，邪氣已深。

【提要】該節段是講述脹滿可由肝鬱、濕熱、積聚等原因所引起，其脈象各異，預後不一。

【注釋】

（1）五臟為積：積的形成多與五臟相關。《張氏醫通》曰：「積者，五臟之所生。」積，病證名，出自《靈樞・百病始生》，其曰：「積之始生。」是指腹腔結塊，或脹或痛的病證。一般以積塊明顯，痛脹較甚，固定不移者為積。積與癥類同。《難經》根據積的病機、部位、形態等，用五臟來區分，提出心積、肺積、肝積、脾積、腎積，合稱為五積。

（2）六腑為聚：聚的形成多與六腑相關。《張氏醫通》曰：「聚者，六腑之所成。」聚，亦為病證名。出自《靈樞・厥病》，其曰：「中有盛聚。」亦指腹腔結塊。一般以包塊隱現、攻痛作脹、痛無定處者為聚。聚與瘕類同。

（3）中惡：病名，出自《肘後方・救卒中惡方》。原本指中邪惡鬼祟致病。該處是指由穢濁惡毒不正之氣所中為病。

【語解】脹滿的病變，脈見弦象，為脾受肝乘所致。若由濕熱所致，則脈象洪數。若由陰寒引起，則脈象遲弱。脈浮為虛脹，脈緊為實脹。脹滿脈見浮大者為可治之脈，脈見虛小者則為病危之脈。積病在五臟，聚病屬六腑。脈見實強者，病情較輕；脈見沉細者，病變極重。中惡出現腹脹，脈象緊而細者，病輕尚有生機存在。脈象若見浮大，則提示邪氣入裏已深，病重。

（二十八）癰疽的脈象表現及預後情況

【原文】癰疽(1)浮數，惡寒發熱，若有痛處，癰疽所發。脈數發熱，而痛者陽。不數不熱，不疼陰瘡。未潰癰疽，不怕洪大，已潰癰疽，洪大可怕。肺癰已成，寸數而實。肺痿之形，數而無力。肺癰色白，脈宜短濇，不宜浮大，唾糊嘔血。腸癰實熱，滑數可知，數而不熱，關脈芤虛，微澀而緊，未膿當下，緊數膿成，切不可下。

【提要】這一節段是講述癰疽的性質、表現，其脈象宜與不宜及治療要點。

【注釋】

（1）癰疽：病名，出自《靈樞・癰疽》，該處泛指一切瘡瘍。另癰與疽又有區別。瘡面深而惡者為疽；瘡面淺而大者為癰。自《靈樞・癰疽》以來，由於分類角度不同，又有多種名目的癰與疽。

【語解】癰疽發病時，惡寒，發熱，脈浮數。癰疽未潰時，脈洪大。癰疽潰破時，脈洪大就很危險了。肺癰發生後，寸脈數而實。肺痿的脈象，數而無力。肺癰患者，面色發白，脈象宜見短澀，不宜出現浮大。若見浮大之脈，還會出現咳唾濁痰、膿血等。腸癰屬實熱病變，脈象應見滑數。若數而無力，則非實熱，關脈芤而虛。若脈象微澀而緊，則是尚未成膿，應當用下法治療。脈見緊數，則是已經成膿，切不可用下法治療。

（二十九）婦人妊產的脈象表現及預後情況

【原文】婦人之脈，以血為本。血旺易胎，氣旺難孕。少陰動甚，謂之有子，尺脈滑利，妊娠可喜，滑疾不散，胎必三月，但疾不散，五月可別，左疾為男，右疾為女，女腹如箕(1)，男腹如釜(2)。欲產之脈，其至離經，水(3)下乃產，未下勿驚。新產之脈，緩滑為吉，實大弦牢，有證則逆。

【提要】該節段主要是敘述婦人的生理特點，測知胎兒性別的脈象，以及臨產或產後的脈象順逆情況。

【注釋】

（1）箕：簸箕之義。

（2）釜：古代的鍋。

（3）水：是指孕婦胞宮內的羊水。

【語解】女性的生理活動以血為本，血氣旺盛則易於受胎，陽氣過旺卻難以受孕。少陰之脈搏動數急，往來流利，為有孕之脈。脈滑利，則為妊娠之象。滑數而兼散象，則受孕已達三月。只有疾脈而不散，則懷胎已五月有餘。左脈疾數者胎兒為男，右脈疾數者胎兒為女。腹部脹大如箕的，預示胎兒可能為女性；腹部膨隆如釜者，預示胎兒可能為男性。臨產之脈，其至數與常人之脈有別。羊水得下即可生產，羊水未下也未必驚慌。生產之後，脈以緩滑為吉。若見實大弦牢，並伴有不適感的，則屬逆證。

【新解】憑脈測孕尤應注重「四診合參」：脈診對於確定婦人是否懷孕，抑或懷男懷女，肯定有一定的參考價值，但絕非脈診所能獨斷。

現今初孕或停經疑孕者，大多都要請中醫摸摸脈以確認。且大多對某些中醫大夫切脈斷孕或診懷男懷女之術深信不疑。有鑒於此，再溫習李時珍《瀕湖脈學》序中所說一段話，十分必要。序文說：「世之醫、病兩家，咸以脈為首務，不知脈乃四診之末，謂之巧者爾。上士欲會其全，非四診不可！」

醫者當診得滑脈等提示懷孕之脈時，還當問明月經既往是否正常，本次停經時間多久，結婚與否，若已婚與丈夫是分居兩地工作，近期飲食喜惡有何變化，有無噁心、嘔吐等情況，綜合判斷，提出是否懷孕或懷男孕女的初步參考診斷意見，並要建議求診者作進一步科學檢驗，以予確診。不可專憑「少陰動甚，謂之有子；尺脈滑利，妊娠可喜」、「左脈滑大為男」、「右脈滑大為女」等論述而妄加斷言。

（三十）診小兒脈

【原文】小兒之脈，七至為平，更察色證(1)，與虎口紋(2)。

【提要】該節段是講述小兒正常脈象偏數，「七至為平」。並強調對小兒要重視望色與詳察指紋。

【注釋】

（1）更察色證：診小兒病尤要重視望色，亦稱色診。色診主要是觀察面部的色澤變化。

（2）虎口紋：是指小兒示（食）指外側的脈絡（即細小的血管），隱現於虎口處。亦稱望指紋。今人稱望小兒示（食）指脈絡。

【語解】小兒的脈象，一息七至屬正常。臨證之際，更應注意觀察面部色澤、指紋的變化。

【新解】

●「察色證」的要點

主要觀察面部的顏色與光澤。光澤主要反映臟腑精氣的盛衰，對判斷病情輕重和預後有重要的參考價值。

診察面部顏色首當知道「常色」的特點是明潤、含蓄。知常而達變。還要知道「五色主病」的要點所在。白色主虛、主寒，脫血，奪氣；黃色主脾虛、主濕；赤色主熱，虛熱與實熱均可見赤色，尤當細辨；青色主寒、痛、血瘀、氣滯與驚風；黑色主腎虛、寒證、水飲與瘀血。此僅提示色診要點，非色診全部內容。欲知其詳，請參閱《中醫診斷學》教科書或其他有關望診專著。

●**察「虎口紋」的要點**

望小兒指紋是觀察小兒示（食）指掌側前緣淺表脈絡（小血管）的形色、位置變化來診察病情的方法。主要適用於3歲半以下的小兒。

該法源於《靈樞·經脈》診魚際絡脈法，始見於唐·王超《水鏡圖訣》一書。

小兒示（食）指按指節分為三關：示（食）指第一節（掌橫紋至第二節橫紋間）為「風關」；中間一節為「氣關」；示（食）指端一節為「命關」。正常指紋隱現於「風關」之內，若紋線逐漸向「氣關」、「命關」發展，則提示病情逐漸加重，故有三關測輕重之說。指紋浮顯，提示病邪在表；指紋沉隱，提示病邪在裏，故有浮沉分表裏之說。指紋色鮮紅，提示外感風寒；紋色紫紅，則提示為裏熱。固有紅紫辨寒熱之說。紋色淺淡色白，多提示脾虛，氣血不足，而紋色深黯滯者，多提示為實證，又有「淡滯定虛實」之說。

上述所言，權為概要，僅供臨證參考。

（三十一）奇經八脈病變的脈診

【原文】奇經八脈(1)，其診又別。直上直下，浮則為督，牢則為衝，緊則任脈。寸左右彈，陽蹻可決；尺左右彈，陰蹻可別；關左右彈，帶脈當訣。尺外斜上，至寸陰維(2)；尺內斜上，至寸陽維(3)。

督脈為病，脊強癲癇(4)。任脈為病，七疝(5)瘕堅。衝脈為病，逆氣裏急。帶主帶下，臍痛精失。陽維寒熱，目眩僵仆(6)。陰維心痛，胸脅刺築(7)，陽蹻為病，陽緩陰急；陰蹻為病，陰緩陽急(8)。癲癇瘈瘲(9)，寒熱恍惚(10)。八脈脈證，各有所屬。

【提要】該節段敘述奇經八脈的脈象與主病。

【注釋】

（1）奇經八脈：是指經脈系統中有異於十二正經的八條經脈，有督脈、任脈、衝脈、帶脈、陰蹻脈、陽蹻脈、陰維脈、陽維脈。

（2）尺外斜上，至寸陰維：陰維脈病變，其脈從尺部外側（大指側）斜上至寸部診候。

（3）尺內斜上，至寸陽維：陽維脈病變，其脈從尺部內側（小指側）斜上至寸部診候。

（4）脊強癲癇：脊強，脊柱強直。癲癇，病名。可分為癲病與癇病。癲為精神失常，表現為精神錯亂，舉止失常。癇為大腦功能失常的病變，發作時可見突然昏倒，四肢抽搐，口吐涎沫。民間將此病證稱為「羊角風」。督脈循脊上行入腦，故督脈有病，可見脊柱和腦部異常。

（5）七疝：七疝，七種疝病。疝病歷代說法不一，《素問・骨空論》載七疝為：沖疝、狐疝、癩疝、厥疝、瘕疝、㿗疝、癃疝。《諸病源候論》有石、血、陰、妒、氣疝，五疝。《儒門事親》有寒、水、筋、血、氣、狐、癩，七疝。《素問・注證發微》為狐、㿗、心、肝、脾、肺、腎，七疝。由於疝的發病多與肝經有關，故有諸疝皆屬於肝之說。其臨床表現一般以體腔內容物向外突出引發疼痛等病證居多。

（6）目眩僵仆：頭暈眼花，突然昏倒，身體僵直。

（7）胸脅刺築：意指胸脅刺痛，心中悸動不安。

（8）陽蹻為病，陽緩陰急；陰蹻為病，陰緩陽急：肢體內側為陰，外側為陽。緩為經脈弛緩，急為經脈拘急。查考《難經・二十九難》，其曰：「陽蹻為病，陰緩而陽急；陰蹻為病，陽緩而陰急。」與該說不同，錄此備參。

（9）瘈瘲：指肢體抽搐。

（10）恍惚：是指神思不定，慌亂無主。

【語解】奇經八脈的診法又有不同。其脈直上直下，若浮為督脈病變，牢為衝脈病變，緊為任脈病變。寸部脈左右彈動為陽蹻脈病變；尺部脈左右彈動為陰蹻脈病變；關部脈左右彈動為帶脈病變。尺部脈向外側斜上至寸為陰維脈病變；尺部脈向內側斜上至寸部為陽維脈病變。

督脈為病，見頸項脊背強直，或見癲證與癇證。任脈為病，見於各種疝證或體內積塊。衝脈為病，見氣逆上沖，心腹急痛。帶脈為病，主女人帶下，男人遺精。陽維脈為病，見惡寒發熱，眩暈昏厥。陰維脈為病，見心胸兩脅刺痛。陰陽蹻脈為病，既可見經脈拘攣，又可見經脈弛緩。至於癲癇、肢體抽搐、惡寒發熱、精神恍惚，均分屬奇經八脈病變。

【新解】奇經八脈的脈象和主病，其理論較為獨特，有些在現代臨床中也較少應用。具體臨證時，不可拘泥於個別字句，而應四診合參，正確辨治。

（三十二）平人無脈

【原文】平人無脈，移於外絡，兄位弟乘，陽谿列缺(1)。

【提要】這一節段是講述寸口脈的生理異位。

【注釋】

（1）陽谿列缺：經穴名。陽谿穴屬手陽明大腸經；列缺穴屬手太陰肺經。

【語解】正常人在寸口部觸及不到脈搏，可能脈位移於外側，若出現在陽谿、列缺等部位，稱為反關脈或斜飛脈。

（三十三）真臟脈的脈象及其意義

【原文】病脈既明，吉凶當別。經脈之外，又有真脈(1)。肝絕之脈，循刀責責(2)。心絕之脈，轉豆躁疾(3)。脾則雀啄(4)，如屋之漏(5)，如水之流，如杯之覆(6)。肺絕如毛，無根蕭索(7)，麻子動搖，浮波之合(8)。腎脈將絕，至如省客(9)，來如彈石，去如解索(10)。命脈將絕，蝦游魚翔(11)，至如湧泉，絕在膀胱(12)。真脈既形，胃已無氣(13)，參察色證，斷之以臆。

【提要】該節段講述真臟脈的脈象及其臨證診斷意義。

【注釋】

（1）真脈：即真臟脈。「真臟脈」，出自《素問・玉機真臟論》，其曰：「諸真臟脈見者，皆死不治也。」又稱為怪脈、死脈、敗脈、絕脈，為五臟真氣敗露的脈象，可見於疾病的危重階段。

（2）肝絕之脈，循刀責責：肝的真臟脈，猶如觸摸在刀刃之上，堅細而無柔和之象。

（3）心絕之脈，轉豆躁疾：心的真臟脈，觸之如豆旋轉，躁急而無從容和緩之象。

（4）脾則雀啄：脈在筋肉間，連連數急，如雀啄食之狀，此為脾的真臟脈，預示脾胃之氣將絕。

（5）如屋之漏：即「屋漏脈」。即脈來如屋漏殘滴，時斷時續，節律不勻。

（6）如水之流，如杯之覆：是指脾的真臟脈如水流不返，杯覆不收，脈氣不得接續。

（7）肺絕如毛，無根蕭索：肺的真臟脈，其脈象如飄浮的羽毛一樣，觸之無根，無有生氣。

（8）麻子動搖，浮波之合：肺的真臟脈，如麻子仁轉動，短小而不柔和，又如水波疊合，至數模糊不清。

（9）腎脈將絕，至如省客：腎的真臟脈，有如不速之客，來去無常，至數不勻。

（10）來如彈石，去如解索：即「彈石脈」和「解索脈」。彈石脈，是指脈來如彈石，堅勁而乏柔和。解索脈，是指脈象去時如解開的繩索，散亂而無根。

（11）命脈將絕，蝦游魚翔：即指「蝦游脈」和「魚翔脈」。蝦游脈，是指脈在皮膚如蝦游水，時隱時現，難以辨識。魚翔脈，是指脈來如魚游水中，頭定而尾搖，似有似無，無有定跡。命門的真臟脈可見「魚翔脈」和「蝦游脈」。

（12）至如湧泉，絕在膀胱：膀胱的真臟脈，脈來如湧出的泉水，有去無來，浮散無根。

（13）真脈既形，胃已無氣：真臟脈即為無胃氣脈，即不像常人之脈之節律均勻，從容和緩。

【語解】病脈的脈象和主病都已明曉，預後吉凶則應當可以區分。而常脈之外，還有真臟脈應予區分。肝的真臟脈，脈來如循刀刃，堅硬而乏柔和；心的真臟脈觸之如豆旋轉，躁急而少從容；脾的真臟脈如鳥雀啄食，連連數急，又如屋漏殘滴，時斷時續。又如水流不返，杯覆不收，脈氣不繼；肺的真臟脈，如觸之鳥毛，飄浮無根，缺少生氣；腎的真臟脈，如不速之客，來去無常，來如彈石，堅勁而乏柔和，去如解索，散亂而無根基；命門的真臟脈，如蝦之游在波，時隱時現，如魚之翔在水，似有似無；膀胱的真臟脈，如湧出的泉水，有去無來，浮散無根。真臟脈預示胃氣已無，是為危重之證，但也應四診合參，結合其他見症，綜合病機分析，作出判斷。

【新解】真臟脈的臨床意義：真臟脈一般提示臟腑之氣衰竭，胃氣敗絕的危重症候。有的醫家認為真臟脈見，病情危殆，不可救治。但從臨床實踐來看，有少數心臟功能紊亂者，也可暫時出現所謂的「真臟脈」，並不預示病情危重。

現代醫學認為，疾病的危重階段，可見「真臟脈」。而真臟脈大多見於器質性心臟病導致的心律紊亂。此外，無器質性病變而心臟功能性失調者，有時亦可出現「真臟脈」，當與胃氣衰敗、病情危重的「真臟脈」有別。

真臟脈的基本特徵是節律不整、無胃氣、無神、無根之脈，所以從總體上來說，凡久病或重病之人出現真臟脈，還是提示病情危重，預後較差，甚或生命垂危，應積極救治。

附錄

一、李治民先生脈學金口訣

發明脈，是先賢，去蕪存精幾度研，綱舉目張明如鏡，此篇執簡可馭繁。

切脈法，有真傳，二十八脈不一般，浮沉遲數四綱脈，各脈分屬要精研。

有些脈，浮沉兼，浮統五脈要明勘，沉含四脈重方得，浮中沉裏四脈焉。

浮脈：浮輕取，重按無，浮如木在水中浮，浮而有力多風熱，浮而無力是血虛。

沉脈：沉重按，脈才顯，如石投水必下潛，沉而有力為冷痛，沉而無力是虛寒。

遲脈：遲脈來，一息三，脈來極慢記心間，遲司臟病或多寒，虛實之間仔細研。

數脈：數脈來，息六至，脈來快速用心記，浮沉虛實須分別，君相之火不同治。

虛脈：虛脈形，皆無力，浮大而軟無根砥，脈虛身熱為中暑，氣虛正虧身無力。

實脈：實脈形，大而長，三候充實力最強，新病見實邪氣盛，久病見之病主殃。

滑脈：滑脈狀，頗費猜，如盤走珠應指來，宿食痰熱胸中滿，女脈調時應有胎。

澀脈：澀脈狀，刮竹形，細遲短滯似欲停，血少津枯氣血痹，女人非孕即無經。

洪脈：洪滿指，似波瀾，來時雖盛去悠然，洪主病進邪氣盛，脹滿胃反治頗難。

微脈：微如絲，按若無，欲絕非絕微脈呼，五勞六極諸虛病，猝病有生久難圖。

緊脈：緊如索，是脈形，拘急彈指切如繩，寒傷內外病主痛，浮沉表裏要分明。

緩脈：緩四至，是脈形，從容和緩號為平，或因脾虛風濕病，是病非病仔細評。

濡脈：濡脈形，浮柔細，水面浮棉弱無力，產後病中見猶可，平人無根須憂慮。

弱脈：弱脈形，沉柔細，如棉在水力不濟，陽氣衰微精血虛，老人猶可少壯忌。

長脈：長迢迢，過本位，指下按之柔為貴，長主心腎根本壯，長大急硬火之罪。

短脈：短縮縮，喻如龜，藏頭縮尾脈中推，短主諸病皆難治，蓋因真元氣多虧。

芤脈：芤脈形，中間空，芤脈按之軟如蔥，火犯陽經血上溢，熱傷陰絡下流紅。

弦脈：弦脈形，脈挺然，弦脈端直似琴弦，弦應肝膽痰飲痛，大小單雙分輕重。

散脈：散脈候，浮而亂，中候漸無按不見，產為生兆胎為墮，久病逢之魂欲斷。

細脈：細脈候，細如線，沉取極細終不斷，憂勞過度氣血虧，濕邪鬱結也常見。

伏脈：伏脈狀，仔細求，下指推筋著骨頭，氣鬱寒凝食內結，欲吐不吐邪閉由。

動脈：動脈跳，數在關，無頭無尾豆形圓，動脈主病痛與驚，少陰動甚妊子焉。

革脈：革浮取，脈繃急，革脈形如按鼓皮，女人半產並崩漏，男人營虧或夢遺。

牢脈：牢沉取，脈堅強，牢形實大合弦長，積聚內結寒疝痛，奔豚痃癖氣為殃。

促脈：促脈數，時一止，如馬急行偶失蹄，炎炎火盛亡津液，喘嗽狂斑毒最急。

結脈：結脈緩，時一止，結脈形狀記心裏，疝瘕鬱結寒氣盛，情志不遂也致之。

代脈：代脈止，不即還，良久方來是真傳，久藕見代病難治，孕者生兮癇者安。

疾脈：疾脈來，躁而急，脈來一患七八至，亢陽無制真陰竭，喘促聲嘶病危矣。

注：該口訣摘自《光明中醫雜志》1987年第3期，原著為吉林省已故老中醫李治民先生，由李維賢、李維學整理。李老享年86歲，行醫61載，此為其課徒之作，讀來朗朗上口，便於記憶，適於初學者學習。

二、有關中藥計量單位的說明

古代中醫藥著作中經常使用一些特殊或模糊的計量單位，給現在人們的使用帶來諸多不便。某些部分為保持原方的完整性，編寫時未作改動，現就本書中出現的計量單位作以下說明，供參考。

1. 方寸匕　古代盛藥的一種計量器具，猶如現在的藥匙。《證類本草》曰：「方寸匕者，作匕正方一寸，抄散取不落者為度。」方寸匕約等於現今2.7mL，盛金石藥末約為2g，草木藥末約為1g。

2. 錢匕　古代量取藥末的器具。用漢代的五銖錢幣盛取藥末至不散落者為1錢匕；用五銖錢幣盛取藥末至半邊者為半錢匕；錢五匕者，是指藥末蓋滿五銖錢邊的「五」字至不散落為度。1錢匕約現今5分6厘，折合2g多一點兒；半錢匕約2分8厘，折合1g多一點兒；錢五匕約為1錢匕的1/4，約現今1分4厘，折合0.6g。

3. 刀圭　古代量取藥末的器具。《證類本草》引陶弘景《名醫別錄》曰：「凡散藥有云刀圭者，十分方寸匕之一，準如梧桐子大也。」明董穀《碧里雜存‧刀圭》曰：「形正似今之剃刀，其上一圈正似圭璧之形，中一孔即貫索之處。蓋服食家舉刀取藥，僅滿其上之圭，故謂之刀圭，言其少耳。」

4. 一字　古以唐「開元通寶」錢幣抄取藥末，將藥末填滿錢面四字中一字之量，即稱一字，約合現今0.4g。

5. 雞子黃大　這是對某些藥物採用取類比象的方法而作為用藥分量的。如《傷寒論》大青龍湯中的石膏，「如雞子黃大」。一雞子黃大略等於40顆梧桐子大，折合約9g。

6. 枚　果實記數的單位。隨品種不同，亦各有其標準，如棗12枚，則可選較大者為1枚之標準。

7. 握、把　部分草本類藥物的一種約略計量單位。

8. 束　部分蔓莖類藥物的一種約略計量單位。以拳盡握之，切去其兩端超出部分，稱為1束。

9. 片　亦為一種約略計量單位。如生薑1片，約計1錢（3g）為準。

10. 盞、杯、碗、盅　為藥液（或水、酒）的約略計量單位。通常的容量折合150～300mL。

11. 斤、兩、錢　舊制1斤（500g）為16兩，1兩為10錢，1錢為10分，以此計算則1兩為33.3g，1錢為3.3g，1分為0.33g。

12. 斗、升、合　《漢書・律曆志上》載：「十升為斗，十斗為斛（石）。」《辭海》解釋為：1石為10斗，1斗為10升，1升為10合（音「葛」），1合為10勺，1勺為10撮。

另外，在古代方書中，或在民間用藥時，還有一些模糊的計量名稱，如一拈、一撮、一指撮等，無非是言其少，約為幾克的量（引自黃成漢，胡獻國主編《常見病對藥妙治》）。

三、有關中藥劑量的換算

歷代度量衡迭有變更，以致用藥的計量名稱和分量很不一致，今人如不熟悉古今換算，難以搞清確切劑量。內治古方對劑量要求嚴格，為遵求原貌，諸如《方劑大辭典》等，多按原書，不予修訂或換算。雖不曲解原意，但對臨床參考使用帶來不便。相對而言，外治方不似內治方那樣對劑量要求嚴格。所以，為便於今人臨床參考使用，書中大部分劑量依據有關研究予以換算成現代計量單位。

個別沒有換算的，如匙、盞、碗等，可酌情確定。古方常用的計量單位與現代臨床用量的關係，介紹如下。

古代衡器古稱（漢制）以黍、累、銖、兩、斤計量，而無分名。即10黍為累，10累為銖，積24銖為1兩，16兩為1斤。

至晉代，則以10黍為1銖，6銖為1分，4分為1兩，16兩為1斤，即以銖、分、兩、斤計量。

隋代開皇以漢、晉古稱3斤為1斤，亦即唐代的「大稱」。至大業中又恢復漢、晉之古稱，此即唐代的「小稱」，實為大稱的1/3。醫方中仍沿用漢晉古稱作計量。

宋代設立兩、錢、分、厘、毫之目。即10毫為厘，10厘為分，10分為錢，10錢為兩，積16兩為1斤。

元、明至清代，沿用宋制，很少變易。

李時珍說：「今古異制，古之1兩，今用1錢可也。」（見《本草綱目・第一卷・陶隱居名醫別錄合藥分劑法則》）現今用藥一般多從其說，即漢之1兩，可用3g（1錢）。

1. 古代衡器 古代衡器的大小歷代雖有變化，但進制基本不變：

1石＝120斤　　1斤＝16兩

1兩＝10錢＝24銖　　1錢＝10分

2. 古代容器 古代容器有石、斛、斗、升、合之名，其大小歷代也有變易。容器古容量的基本進制為：

1石＝2斛　　1斛＝10斗（戰國時期至唐代）

1斛＝5斗（宋代至清代）

1斗＝10升　　1升＝10合

3. 為臨床使用古方劑量折算方便，現將臨床應用古方時常用的漢、晉與目前劑量的一般折算方法對照介紹如下表。

漢、晉與現代劑量折算表

漢、晉度量衡值	現今折合值
3斤	500g（1斤）
1兩	9g（3錢）
1尺	23cm（6寸9分）
1斗	2L
1升	220mL
1雞子黃大	約合9g（3錢）

公制與市制計量單位的折算：根據中國國務院的指示，中國從1979年1月1日起，全國中醫處方計量單位一律採用以「g」為單位的公制。

現摘錄常用的十六進位市制與公制計量單位的換算關係如下：

1斤（16兩）＝0.5kg＝500g

1兩＝10錢＝31.25g

1錢＝10分＝3.125

1分＝10厘＝0.3125g＝312.5mg

1厘＝10毫＝0.03125g＝31.25mg

（引自滕佳林，米杰《外治中藥的研究與應用》）

參考文獻

〔1〕楊志忠，陳一鳴。圖解中醫脈診入門〔M〕。2版。汕頭：汕頭大學出版社，2006。
〔2〕曹增琳。詳談細論二十八脈〔M〕。2版。太原：山西科學技術出版社，2006。
〔3〕劉文琴，劉彤宇。花小錢治大病——家庭巧用偏方治百病〔M〕。太原：山西科學技術出版社，2007。
〔4〕林政宏。一目了然學中醫叢書・脈診一學就通〔M〕。廣州：廣東科技出版社，2007。
〔5〕譚同來，姚遠林，張咏梅。中醫脈診與用藥〔M〕。太原：山西科學技術出版社，2007。
〔6〕楊洪明，楊紹戊。脈理探邃〔M〕。北京：中醫古籍出版社，2007。
〔7〕傅文錄。脈診趣話〔M〕。北京：中國醫藥科技出版社，2008。
〔8〕柳紅芳，晏軍。中醫脈診一點通〔M〕。北京：軍事醫學科學出版社，2009。
〔9〕鄒運國。六脈玄機〔M〕。北京：人民軍醫出版社，2009。
〔10〕劉文龍，劉興仁，張保春。瀕湖脈學白話解〔M〕。4版。北京：人民衛生出版社，2009。
〔11〕向宗暄。中醫辨脈之治精編〔M〕。武漢：長江出版社，2010。
〔12〕王際然，張麗。李時珍教切脈——詳細講解二十八種脈象的切法與用法〔M〕。重慶：重慶出版社，2010。
〔13〕周幸來。脈診入門圖解〔M〕。瀋陽：遼寧科學技術出版社，2012。

歡迎至本公司購買書籍

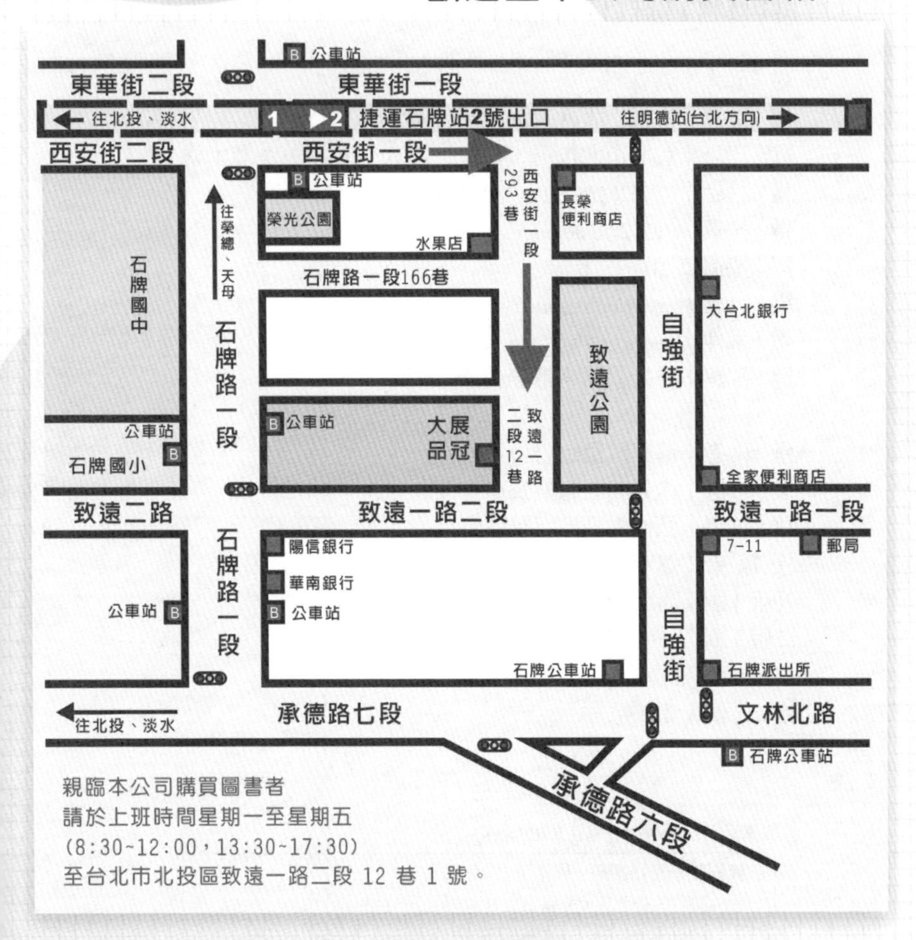

親臨本公司購買圖書者
請於上班時間星期一至星期五
(8:30~12:00，13:30~17:30)
至台北市北投區致遠一路二段 12 巷 1 號。

建議路線

1.搭乘捷運・公車

淡水線石牌站下車，由石牌捷運站 2 號出口出站(出站後靠右邊)，沿著捷運高架往台北方向走(往明德站方向)，其街名為西安街，約走100公尺(勿超過紅綠燈)，由西安街一段293巷進來(巷口有一公車站牌，站名為自強街口)，本公司位於致遠公園對面。搭公車者請於石牌站(石牌派出所)下車，走進自強街，遇致遠路口左轉，右手邊第一條巷子即為本社位置。

2.自行開車或騎車

由承德路接石牌路，看到陽信銀行右轉，此條即為致遠一路二段，在遇到自強街(紅綠燈)前的巷子(致遠公園)左轉，即可看到本公司招牌。

瀕湖脈學應用新解

主　　編｜周幸來
責任編輯｜壽亞荷

發 行 人｜蔡森明
出 版 者｜大展出版社有限公司
社　　址｜台北市北投區（石牌）致遠一路 2 段 12 巷 1 號
電　　話｜(02)28236031．28236033．28233123
傳　　真｜(02)28272069
郵政劃撥｜01669551
網　　址｜www.dah-jaan.com.tw
電子郵件｜service@dah-jaan.com.tw
登 記 證｜局版臺業字第 2171 號

承 印 者｜傳興印刷有限公司
裝　　訂｜佳昇興業有限公司
排 版 者｜弘益電腦排版有限公司
授 權 者｜遼寧科學技術出版社
初版1刷｜2013 年 8 月
二版1刷｜2023 年 9 月

定　　價｜450 元

國家圖書館出版品預行編目 (CIP) 資料

瀕湖脈學應用新解 / 周幸來主編
—初版—臺北市，大展出版社有限公司，2013.08
面；21 公分—(中醫保健站；47)
ISBN 978-957-468-964-4 (平裝)
1.CST: 脈診
413.23　　102011178

大展好書　好書大展

品嘗好書　冠群可期

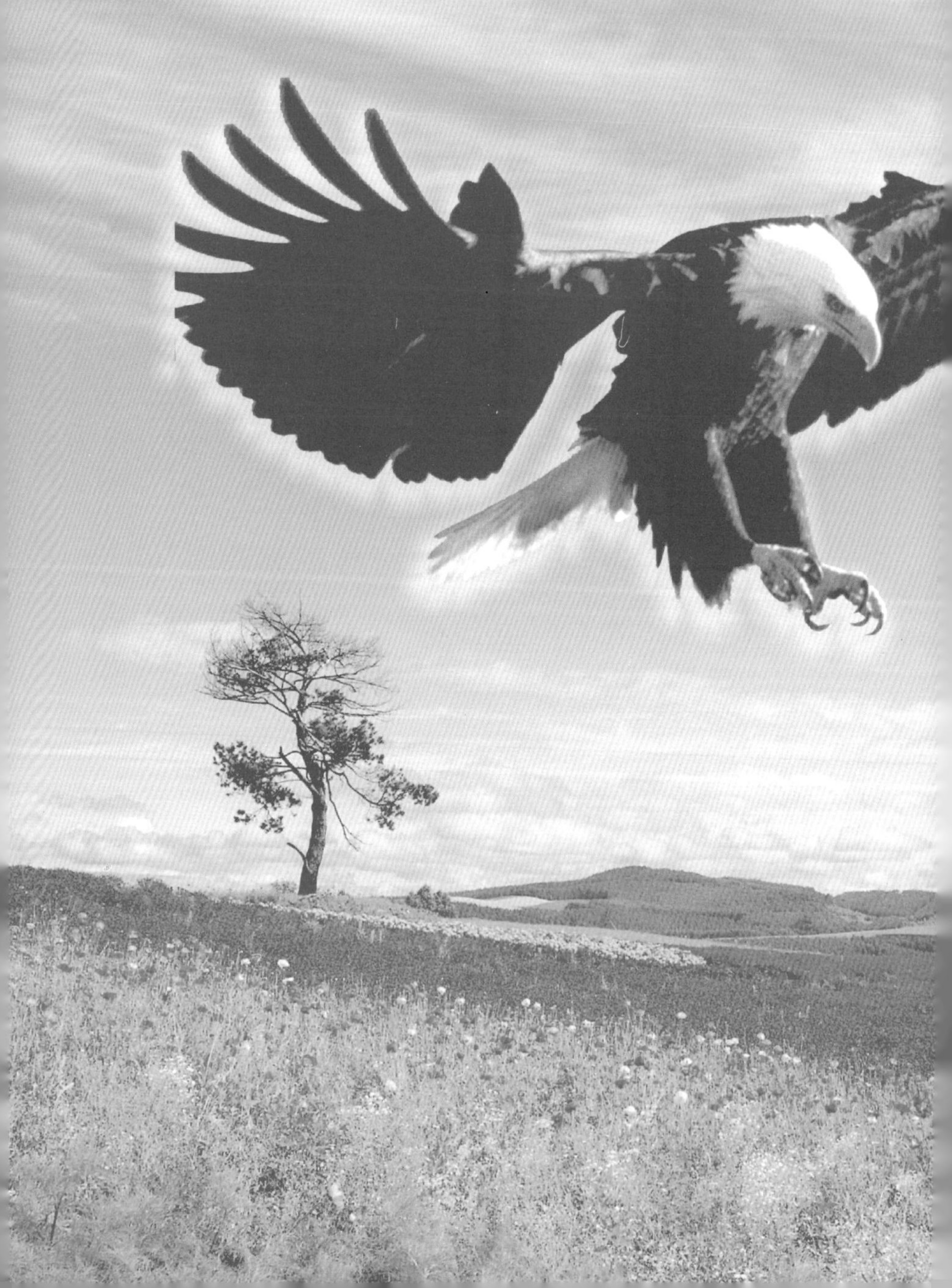

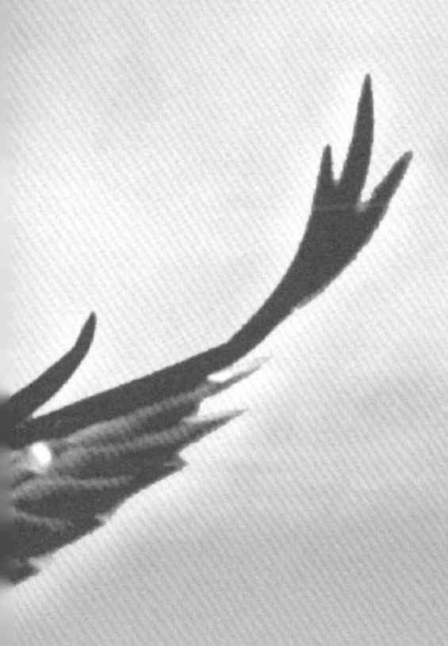